Ernährungs-Doc Dr. med. Jörn Klasen
Dr. med. Keihan Ahmadi-Simab

GEMEINSAM GEGEN RHEUMA

Unter Mitarbeit von Franziska Pfeiffer

INHALT

SANFTES TRAINING GEGEN SCHMERZEN

BESSER LEBEN TROTZ BESCHWERDEN

DIE SYMBOLE BEI DEN REZEPTEN

Glutenfrei
Vegan
Vegetarisch
Laktosefrei
Low Carb

RHEUMA RICHTIG BEHANDELN – GEMEINSAM GEHT'S AM BESTEN

Um Rheuma zu bekämpfen, ist heute nicht nur ärztliches Wissen gefragt. Jeder Patient kann selbst lernen, mit der Krankheit gut umzugehen und seine Lebensqualität zu verbessern. Wir haben die Erfahrung gemacht: Je mehr die Patienten wissen, desto erfolgreicher verlaufen ihre Therapien. Erfahren Sie in diesem Buch, was aus Expertensicht bei der Rheumabehandlung im Team heute alles möglich ist.

Rheuma – wohl jeder hat von dieser Volkskrankheit schon etwas gehört. Doch kaum jemand kommt darauf, wenn unspezifische Beschwerden auftreten. In vielen Fällen dauert es zu lange, bis die Betroffenen zum Facharzt gehen und die richtige Diagnose bekommen. Das hat verhängnisvolle Folgen, die schlimmstenfalls zu Invalidität führen. Dabei ist es heute möglich, mit Rheuma ein weitgehend beschwerdefreies Leben zu führen, wenn die Therapie individuell angepasst wird. Dass dies nicht immer gelingt, hat vor allem einen Grund: Die Erkrankung ist sehr vielschichtig. Diagnose und Zuordnung sind nicht einfach, die ersten Anzeichen selten eindeutig. Wer denkt schon an Rheuma, wenn Bewegungen Beschwerden verursachen, der Rücken wehtut, der Appetit nachlässt, Fieberschübe auftreten, Hautausschlag mit Gelenkschmerzen einhergeht oder man sich plötzlich müde und antriebslos fühlt?

Dieses Buch soll Ihnen oder Ihren Angehörigen dabei helfen, frühzeitig die richtige Diagnose und Therapie zu bekommen, um mit der Krankheit gut zu leben. Unser Wissen als Ärzte und die Erfahrungen in unserer Praxis zeigen uns immer wieder, dass ein weitgehend beschwerdefreier Alltag möglich ist. Wir, der Rheumatologe Dr. Keihan Ahmadi und der Ernährungs-Doc Dr. Jörn Klasen aus der gleichnamigen NDR-Fernsehserie, waren viele Jahre lang leitende Ärzte in verschiedenen Krankenhäusern und arbeiten nun gemeinsam im Medizinicum Stephansplatz in Hamburg. Im Mittelpunkt unserer täglichen Arbeit steht die Idee einer Medizin, die den aktuellen Bedürfnissen der Menschen entspricht. Wir behandeln nicht nur nach den neuesten Möglichkeiten der modernen Schulmedizin, sondern betrachten unsere Patienten auch ganzheitlich. Wo immer es sinnvoll ist, ergänzen wir die notwendige klassische Therapie mit Behandlungen aus der Naturmedizin und unterstützen unsere Patienten mit einem Netzwerk aus Experten dabei, mit ihrer Erkrankung zu leben und ihren persönlichen Lebensstil zu verbessern. Unser Motto lautet: gemeinsam für eine bessere Medizin.

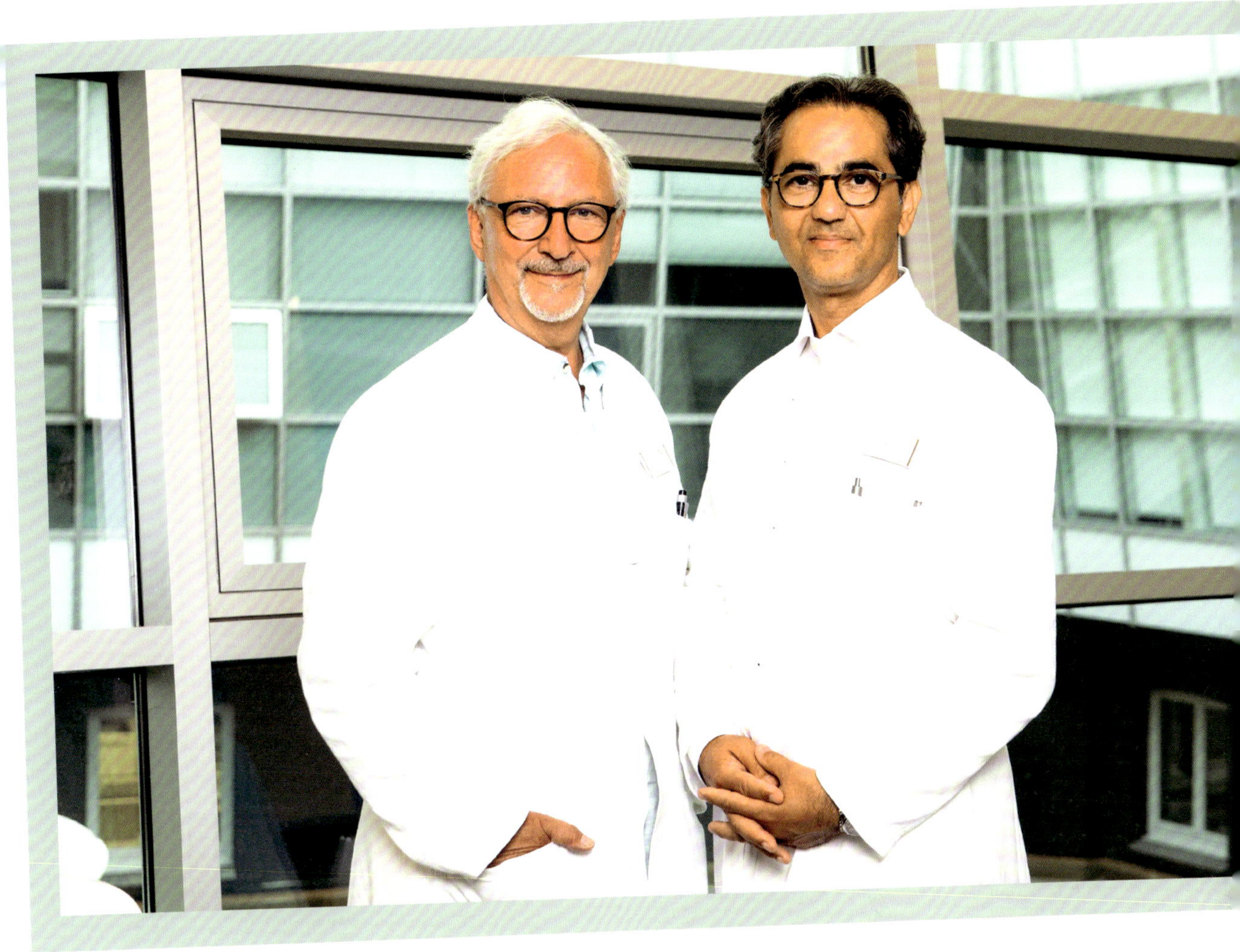

Im ersten Kapitel dieses Buches geht es um grundsätzliche Fragen zu Rheuma. Der Einfluss von Heilpflanzen, von Anwendungen mit Wärme und Kälte oder von unterstützenden Ritualen steht im Mittelpunkt des zweiten Kapitels. Dann wenden wir uns den verbreitetsten rheumatischen Erkrankungen zu. Allen voran der Rheumatoiden Arthritis, die am häufigsten vorkommt. Wir nennen typische Symptome, mögliche Diagnosemethoden und Therapien und erzählen aus unserem Praxisalltag von Menschen und ihren Krankheitsverläufen. Weitere große Themen sind Ernährung, Bewegung und die Bewältigung des ganz normalen Alltags, der mit einer chronischen Krankheit nicht einfach ist.

Wir hoffen, Ihnen mit diesem Buch helfen zu können.

Jörn Klasen   Keihan Ahmadi

IM TEAM GEGEN RHEUMA

WAS HILFT, WENN DIE GELENKE SCHMERZEN?

Rheuma – der umgangssprachliche Name für die vielen Formen dieser Krankheit ist zwar gut bekannt, doch ein Großteil der Patienten wird nicht angemessen behandelt. Viele leiden unnötig unter Schmerzen, weil sie keine wirksame Therapie bekommen. Erfahren Sie hier, warum die unheilbare Krankheit entgegen allen Mythen doch gut behandelbar ist, wie die Diagnose gestellt wird und was Rheumatologen heute wissen. Vielleicht finden Sie mit unserem Test „Habe ich tatsächlich Rheuma?" erste Antworten auf Ihre Fragen.

RHEUMA – DIE RÄTSELHAFTE KRANKHEIT

Hinter dem Namen „Rheuma" verbergen sich Erkrankungen mit vielen Gesichtern, denn es gibt mehr als 400 Krankheitsformen. Der „fließende Schmerz" kann jeden treffen und führt häufig zu einer langen Odyssee von Arzt zu Arzt. Für eine zeitgemäße Therapie bringen wir das Beste aus Natur- und Schulmedizin zusammen. Richtig behandelt, ist ein Leben ohne Schmerzen möglich.

Die ersten Symptome zeigten sich bereits vor fünf Jahren. Ulrike S. spürte Schmerzen, die sie sich nicht erklären konnte. Mal taten die Schultern weh, mal die Handgelenke, dann die Knie, die Leiste und die Füße. Die Schmerzen kamen und gingen, gerieten zwischenzeitlich in Vergessenheit – traten aber plötzlich wieder auf. Die 45-jährige Architektin verdrängte das so gut es ging. Dann half sie sich selbst mit Schmerztabletten. Als das nicht mehr ausreichend wirkte, begann eine Odyssee von Arzt zu Arzt. Der Orthopäde gab etwas gegen Entzündungen. Als Müdigkeit und Fieber dazukamen, verschrieb der Hausarzt Antibiotika. Nichts half langfristig. Gelenke schwollen an, die Schmerzen wurden immer stärker.

INDIVIDUELLE BEHANDLUNG MIT SYSTEM

Schmerzen ignorieren, Zähne zusammenbeißen, still auf Besserung warten und auf ein Wunder hoffen – Ulrike S. ertrug viel, weil niemand wusste, was ihr helfen könnte beziehungsweise, was sie überhaupt hatte. Eher zufällig landete sie schließlich in einer Rheuma-Ambulanz, in der sie erstmals eine Diagnose bekam: Rheumatoide Arthritis. Sie wusste nun, dass sie an einer entzündlichen Gelenkerkrankung leidet, die schubweise verläuft. Und dass sie der Krankheit nicht hilflos ausgeliefert ist. Die ersehnte Wunderheilung von heute auf morgen stellte sich zwar nicht ein, doch dank einer individuellen und integrativen Behandlung ist Ulrike S. heute so gut wie beschwerdefrei.

BIS ZU 20 MILLIONEN BETROFFENE

Das kann längst nicht jeder Betroffene von sich sagen. Mehrere Millionen Menschen leiden in Deutschland an der Volkskrankheit Gelenkrheuma (der Begriff stammt aus dem Griechischen und steht für „fließenden Schmerz"). Viele haben starke Beschwerden, aber keine Diagnose. Etwa ein Viertel aller Deutschen hat gelegentlich Schmerzen, die mit Rheuma zusammenhängen könnten. Nach Angaben der Deutschen Rheuma-Liga haben somit bis zu 20 Millionen Deutsche eine rheumatische Erkrankung. Frauen trifft es häufiger als Männer. Die Folgen sind in manchen Fällen harmlos, können aber auch dramatisch sein – sie reichen bis zur Invalidität. Zusätzlich führen chronische Entzündungen zu schwerer Erschöpfung, sodass viele Betroffene ihren Alltag kaum noch bewältigen können. Die chronische Erkrankung gilt im schulmedizinischen Sinne als nicht heilbar. Das Fortschreiten der Entzündungen lässt sich aber bremsen oder zumindest verlangsamen. Es gibt heute immer bessere Therapien, sodass ein Alltag ohne Beschwerden ein realistisches Ziel bei der Behandlung ist. Ein Wesenszug unserer „menschengemäßen“ Medizin ist die Verbindung von Naturmedizin und Schulmedizin. Das heißt: Auf der einen Seite setzen wir auf die Heilkräfte der Natur, die sich jahrtausendelang bewährt haben; auf der anderen Seite nutzen wir die moderne, naturwissenschaftliche Medizin, die in den vergangenen 150 Jahren großartige Erkenntnisse in der Diagnostik und Therapie von Erkrankungen gebracht hat. Im Team bringen wir das Beste aus beiden Welten zusammen.

INTEGRATIV-GANZHEITLICHES KONZEPT

75 Prozent der Deutschen wollen ein Miteinander von Schulmedizin und ergänzenden (im Fachjargon: komplementären) Behandlungen aus der Naturmedizin. Dazu gehören unter anderem Naturheilverfahren, die Anthroposophische Medizin, Akupunktur, Ernährungsmedizin und Homöopathie. Es gibt inzwischen zahlreiche Forschungsergebnisse, die den Wert und Nutzen der Naturmedizin nach den heute geforderten Kriterien einer beweisgestützten Medizin belegen – und das nicht alternativ zur Schulmedizin, sondern zusätzlich im Sinne eines integrativ-ganzheitlichen Behandlungskonzepts.

BESTE METHODE IM SINNE DER WHO

Für die Erforschung der Integrativen Medizin hat sich in den USA ein eigenes Forschungsnetzwerk gegründet, das „Academic Consortium for integrative Medicine“ unter Beteiligung von Universitäten wie Harvard und Stanford. Wie die Grafik auf der nächsten Seite zeigt, ist das ganz im Sinne der Weltgesundheitsorganisation (WHO), wenn sie von der Integrativen Medizin als beste Methode („Best Practice“) spricht. Das ist auch der Grund, warum wir dieses Buch gemeinsam schreiben. Wir möchten Ihnen anhand von rheumatischen Erkrankungen zeigen, dass die Zukunft in der Versorgung der Patienten in einem Sowohl-als-auch und nicht in einem Entweder-oder liegt. Das zeigt sich gerade bei Rheuma. Die entzündlich-rheumatischen Erkrankungen sind sehr vielfältig: Sie treffen nicht nur die Gelenke, sondern können auch die Wirbelsäule versteifen, Drüsen und Bindegewebe schädigen, Hautausschläge entstehen und Finger anschwellen lassen. Entzündete Blutgefäße, ausgetrocknete Augen oder ein trockener Mund gehören ebenfalls zu den Symptomen.

RHEUMA TRITT MEIST IN SCHÜBEN AUF

Mediziner kennen etwa hundert verschiedene Rheumaerkrankungen; zu den rheumatischen Erkrankungen gehören mehr als 400 Rheumaformen. In den meisten Fällen tritt Rheuma in Schüben auf. Das heißt, dass Schmerzen, Funktionseinschränkungen, Schwellungen und andere Beschwerden plötzlich da sind, eine Zeit lang (manchmal Wochen, manchmal Monate) anhalten und dann in ihrer Intensität wieder nachlassen. Unsere integrativen Therapien setzen sich aus einer Mischung aus Medikamenten, die Schmerzen lindern und Entzündungen hemmen, Physiotherapien, einem gesunden Lebensstil, einer möglichst antientzündlichen Ernährung und psychologischen Begleitprogrammen zusammen. Wird Rheuma frühzeitig und richtig behandelt, verliert die Krankheit ihren Schrecken. Symptome wie verbogene Hände gehören zum Glück der Vergangenheit an. Passende Behandlungen ermöglichen den Patienten heute lange beschwerde- und tablettenfreie Phasen.

VERSCHIEDENE VERFAHREN IM ÜBERBLICK

KONVENTIONELLE THERAPIEVERFAHREN
Konventionelle Therapien sind Verfahren, die als anerkannt und/oder überprüft gelten (Mainstream).

INTEGRATIVE MEDIZIN
Zusammenführung von konventionellen und komplementären Therapien (WHO: Best Practice).

UNKONVENTIONELLE THERAPIEVERFAHREN
Unkonventionelle Therapien sind alle Verfahren, die als nicht anerkannt und/oder überprüft gelten.

KOMPLEMENTÄRE MEDIZIN
Komplementärmedizinische Verfahren werden als Ergänzung zu konventionellen Standardtherapien angewendet.

ALTERNATIVE MEDIZIN
Verfahren, die die konventionellen Standardtherapien ausschließen.

THERAPIE MUSS FRÜH BEGINNEN

Es ist wichtig, dass die Diagnose so früh wie möglich gestellt wird. Denn die Chancen auf Erfolg sinken, wenn die chronisch entzündlichen Prozesse länger dauern. Als optimal gilt heute ein „therapeutisches Fenster" von 12 bis 16 Wochen. Das heißt, dass eine Therapie in diesem Zeitraum beginnen sollte. Leider sieht die aktuelle Praxis in Deutschland derzeit anders aus: Im Durchschnitt dauert es fast zwei Jahre, bis Patienten erstmals zu einem Rheumatologen kommen und mit einer zielgerichteten Therapie beginnen. Gefragt sind dafür nicht nur gute Rheumatologen, sondern auch aktive, informierte Patienten, die motiviert sind, selbst etwas zu tun, um das Leben trotz der Krankheit wieder genießen zu können. Wenn Arzt und Patient vertrauensvoll zusammenarbeiten, ist das die beste Voraussetzung für eine erfolgreiche Therapie.

URSACHEN NOCH UNBEKANNT

Die Diagnose Rheuma kann jeden treffen. Die Krankheit ist keine Alterserscheinung, wie es häufig angenommen wird. Erste Symptome zeigen sich schon bei Kindern und Jugendlichen. Ansonsten beginnt die chronisch entzündliche Erkrankung meist mitten im Leben: im Alter zwischen 35 und 50 Jahren. Die Ursachen sind noch nicht eindeutig geklärt; möglicherrweise sind sie ebenso vielfältig wie die verschiedenen Rheumaformen. Die am weitesten verbreitete Erkrankung, die Rheumatoide Arthritis, entsteht durch eine chronische Entzündung der Gelenkinnenhaut. Erwiesenermaßen sind Autoimmunprozesse an entzündlich-rheumatischen Erkrankungen beteiligt. Das heißt, dass sich Fehler ins Immunsystem einschleichen und die Körperabwehr, die normalerweise Viren, Bakterien, Gifte oder Krebszellen bekämpft, körpereigenes Gewebe angreift. Durch Fehlsteuerungen gelangen Immunzellen in die Gelenke, in denen sie unkontrollierbare Entzündungen auslösen. Sie werden dazu von speziellen Botenstoffen (u. a. Interleukinen) angeregt. In der entzündeten Innenhaut entstehen Vernarbungen und Wucherungen, die die Gelenke auf Dauer zerstören, wenn keine angemessene Therapie erfolgt.

KEINE EINDEUTIGEN ZUSAMMENHÄNGE

Zum einen dürften genetische Veranlagungen dabei eine Rolle spielen. Dieser Einfluss ist aber geringer, als die meisten glauben. Kommt Rheuma in der Familie vor, trägt man ein gewisses Risiko in den Erbanlagen. Das heißt aber nicht, dass die Krankheit ausbricht. Umwelteinflüsse und Lebensstil sind viel größere Risikofaktoren. Auch Störungen des Immunsystems, bestimmte Krankheitserreger, Stress und Überlastung gehören zu den möglichen Auslösern. Oft kommen mehrere Ursachen zusammen, die eventuell erst in Kombination gefährlich werden und einzeln keine entscheidende Rollen spielen würden. In diesem Buch stellen wir Ihnen Therapien und Maßnahmen vor, die Ihre Situation verbessern können. Sie sind dabei nicht immer auf die Unterstützung Ihres Rheumatologen angewiesen, sondern können auch selbst ausprobieren, was Ihnen guttut.

Nicht auslösend, aber begünstigend

Es gibt eine ganze Reihe von Faktoren, die nicht unbedingt auslösend, aber in manchen Fällen begünstigend wirken. Dazu gehören Nahrungsmittelunverträglichkeiten, Schilddrüsenprobleme, ungesunde Ernährung, Übersäuerung, Hormonstörungen oder auch ein Vitamin-D-Mangel. Rauchen und ein zu hoher Alkoholkonsum schwächen den Gesundheitszustand allgemein und machen damit auch anfälliger für Rheuma. Außerdem zeigten Forschungen, dass ...

- ... Babys, die länger als ein Jahr gestillt werden, später seltener Rheuma bekommen als diejenigen, die gar nicht oder nur kurz Muttermilch getrunken haben.
- ... eine frühe Menstruation und Übergewicht das Risiko erhöhen.
- ... Patienten mit entzündlichen Darmerkrankungen eher zu Rheuma neigen als Gesunde.
- ... dass bestimmte Bakterien aus Milch und Rindfleisch als Auslöser für Arthritis infrage kommen.

RHEUMA HEUTE:

„WIR KÖNNEN SO VIEL TUN – DIE PATIENTEN MÜSSEN UNS NUR FINDEN"

Ob mit der klassischen Schulmedizin oder mit Naturmedizin: Die Mögkeiten zur Rheumabehandlung sind heute besser denn je. Trotzdem leidet ein großer Teil der Betroffenen viel zu lange unter unnötigen Schmerzen. Was läuft falsch? Ein Gespräch mit Dr. Keihan Ahmadi und Dr. Jörn Klasen über einen gemeinsamen Ansatz mit zwei Schwerpunkten, Ärztemangel, Patientenängste und Türsteher vor entzündeten Zellen.

SIE SIND RHEUMASPEZIALISTEN. MACHT DER BERUF SPASS?

Dr. Ahmadi: Ja! Auch wenn es nach außen vielleicht nicht immer so aussieht, ist das ein unheimlich spannender Beruf. Bei etwa der Hälfte aller Fälle muss ich regelrechte Detektivarbeit leisten. Rheuma erfolgreich zu behandeln, ist eine sehr komplexe Tätigkeit. Es gibt keine festen Regeln und keinen Moment, in dem ich – auch nach 20 Jahren Berufserfahrung – einfach auf Autopilot stellen kann. Rheuma kann die Gelenke, die Organe, die Haut oder das Immunsystem treffen. Alles ist fließend, wie der Name „Rheuma" für „fließender Schmerz" schon sagt. Trotzdem – oder gerade deshalb – ist die Rheumabehandlung eine sehr dankbare Tätigkeit. Ich habe Patienten, die im Rollstuhl kommen und ein paar Monate später wieder tanzen können. Als Rheumatologe erlebe ich manchmal echte Wunder.

Dr. Klasen: Das kann ich bestätigen. Es ist ein toller Job – und das sogar noch nach mehr als 35 Jahren. Wir müssen kreativ sein, manchmal fantasievoll vorgehen, aber wir können viel erreichen. Und das nicht nur mit den Mitteln der Schulmedizin. Auch bei Rheuma betrachten wir den ganzen Menschen. Die Krankheit hängt mit sehr vielen anderen Dingen zusammen. Ob jemand Raucher ist, Übergewicht hat, sich schlecht ernährt oder unter seelischen Problemen leidet – all das spielt bei der Behandlung eine Rolle. Nichts verläuft nach dem gleichen Muster. Der Arzt muss sehr genau auf den Patienten eingehen, um ihn gut behandeln zu können.

WO ERGÄNZEN SIE SICH?

Dr. Klasen: Das lässt sich am besten mit Beispielen verdeutlichen. Eine Patientin, Anfang 40, kommt mit einem totalen Haarausfall zu mir. Die Blutuntersuchung ergibt einen bestimmten Verdacht. Ich gehe zu Herrn Dr. Ahmadi. Er bestätigt meine Verdachtsdiagnose. Es handelt sich um einen sogenannten kutanen Lupus erythematodes. Dr. Ahmadi empfiehlt mir noch eine Basistherapie, die ich durch anthroposophische Medikamente und komplementärmedizinische Maßnahmen ergänze. Eineinhalb Jahre später hat die Patientin wieder einen vollen, lockigen Haarschopf. Oder ein anderes Bei-

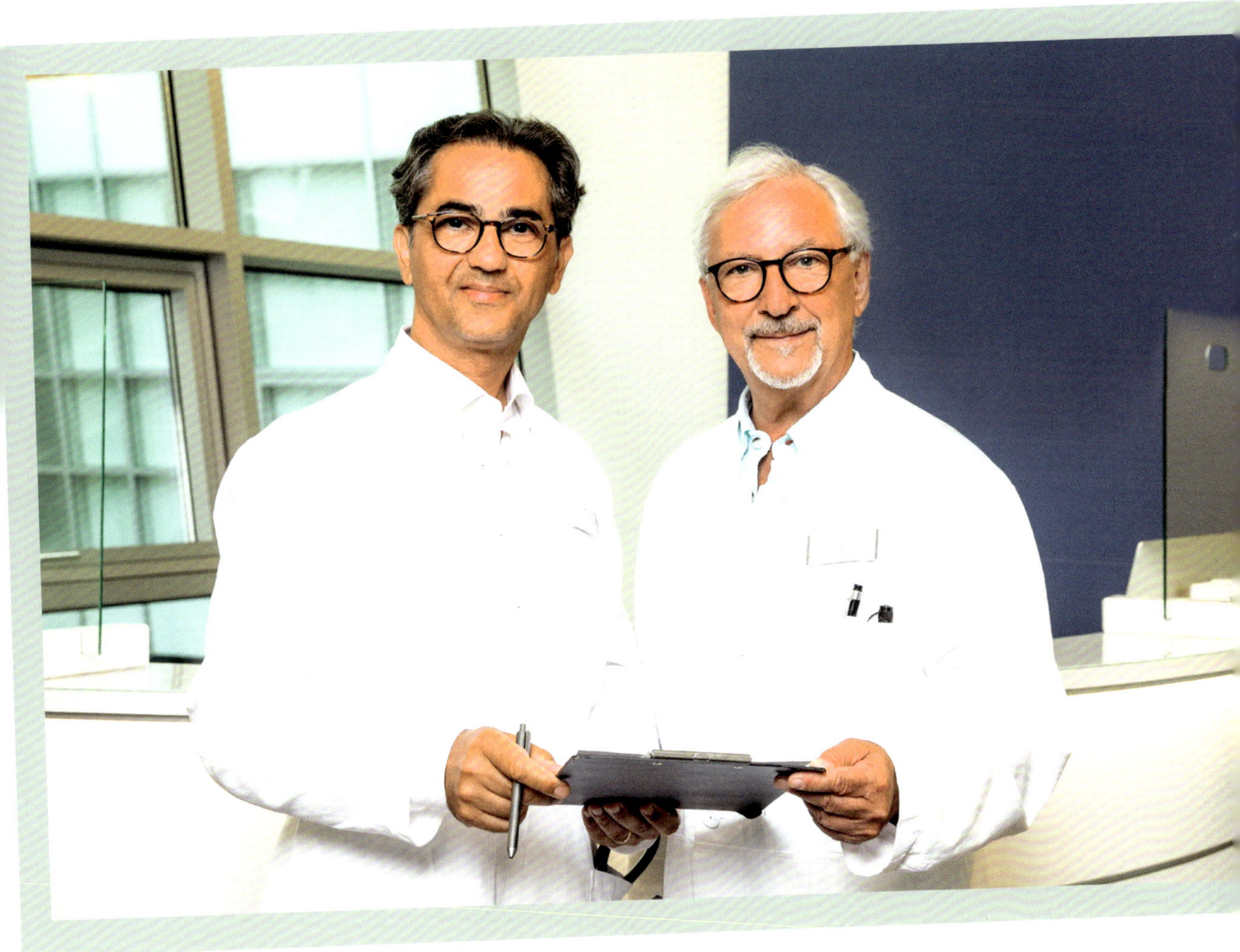

spiel: Dr. Ahmadi ruft mich an: „Ich habe einen Patienten mit Gelenkbeschwerden, der einfach nicht von seinem erheblichen Übergewicht herunterkommt. Können Sie helfen?" Selbstverständlich, denn der Patient muss unbedingt seine Ernährung umstellen. Nach einem Jahr hat er 17 Kilo abgenommen und seine Beschwerden sind deutlich gelindert. Noch ein weiteres Beispiel: Eine unserer Rheumatologinnen kommt vorbei und zeigt mir das Laborblatt eines Patienten, dessen Leberwerte unter Methotrexat deutlich angestiegen sind. Mit den anthroposophischen Mitteln Stibium und Mariendistel (siehe Seite 51) haben wir das in den Griff bekommen.

WARUM WISSEN VIELE BETROFFENE NICHT, WAS HEUTE ALLES MÖGLICH IST?

Dr. Ahmadi: Weil die nötigen Informationen über die Möglichkeiten, die wir heute haben, sie nicht erreichen. Das hat dramatische Folgen. Ein typisches Beispiel: Eine Frau wohnt in einer ländlichen Region, in ihrer Nähe gibt es keine rheumatologische Praxis. Da sie selbst nicht weiß, woran sie leidet, macht sie sich auch nicht auf die Suche im weiteren Umfeld. Seit acht Jahren hat sie unerklärliche Schmerzen, geht von einem Arzt zum nächsten, bekommt Medikamente auf Verdacht, wird mal auf dies, mal auf jenes behandelt, aber nichts hilft ihr. Man kommt nicht auf die Idee, dass es Rheuma sein könnte. Das Leiden geht weiter, obwohl es völlig unnötig ist. Ein Spezialist hätte ihr sofort helfen können.

MÜSSTE DER HAUSARZT SIE NICHT ZUM SPEZIALISTEN SCHICKEN?

Dr. Klasen: Theoretisch schon, aber die Hausärzte sind wegen des großen Andrangs der Schmerzpatienten auch oft hilflos. Sie können auf diesem Gebiet kaum Erfahrungen sammeln. Ein Hausarzt sieht vielleicht einmal in der Woche oder im Monat einen Rheumafall. Trotz der hohen Anzahl der Betroffenen gehört Rheuma mit seinen vielfältigen Formen im Vergleich zu anderen weitverbreiteten Zivilisationskrankheiten wie Diabetes oder Bluthochdruck zu den seltenen Erkrankungen.

GIBT ES ZU WENIG RHEUMATOLOGEN IN DEUTSCHLAND?

Dr. Ahmadi: Ja, es gibt bundesweit nur 600 bis 800 internistische Rheumatologen. Wer das Pech hat, so zu wohnen, dass er durch das weitmaschige Netz hindurchfällt, muss nicht nur viel zu lange Schmerzen ertragen. Es entstehen in dieser Zeit auch irreversible Schäden an den Gelenken und Organen, die man bei einer rechtzeitigen Behandlung leicht hätte vermeiden können. Um eine einigermaßen flächendeckende Grundversorgung zu gewährleisten, müsste es in Deutschland 1800 bis 2000 internistische Rheumatologen geben.

WAS SIND DIE GRÜNDE FÜR DIESEN MANGEL?

Dr. Ahmadi: Das beginnt schon bei der Ausbildung. Nur sechs Unikliniken in Deutschland haben Lehrstühle für Rheumatologie; dabei müsste eigentlich jede medizinische Fakultät einen haben. Zudem wollen nicht viele junge Ärzte Rheumatologen werden. Es ist schwer, einen Weiterbildungsplatz zu bekommen. Die Ausbildung ist – wie bei allen Ärzten – lang und teuer. Danach weiß der junge Kollege auch nicht, ob er davon einigermaßen leben kann. Es handelt sich bei der Rheumatologie um die sogenannte sprechende Medizin, die in unserem System schlecht bezahlt ist.

Dr. Klasen: Leider wird heute in vielen Krankenhäusern nur noch darauf geguckt, wie viel Gewinn eine Abteilung macht. Privatwirtschaftlich organisierte Krankenhäuser sind auf hohe Umsätze angewiesen. Dabei gilt: Je mehr technische Geräte zum Einsatz kommen, desto besser ist die Vergütung. Rheumabehandlung ist ärztliche Kunst, die für junge Ärzte nicht attraktiv honoriert wird.

WAS ERSCHWERT DIE BEHANDLUNG SONST NOCH?

Dr. Ahmadi: Hinzu kommt die Tatsache, dass die Vorselektion, die wir von Hausärzten erhalten, meistens nicht ausreicht, weil Hausärzte oft nicht genug Zeit aufbringen können. Ob Arthrose, chronische psychosomatische Schmerzen, Fibromyalgie oder Rheuma die Ursache der Beschwerden ist, muss im Vorfeld gut selektiert werden. Ist das nicht gegeben, müssen die Patienten sich beim Rheumatologen einer aufwendigen Diagnostik unterziehen, bei der eventuell herauskommt, dass es kein Rheuma ist. Das verstopft die rheumatologischen Praxen mit Patienten, die da gar nicht hingehören, während andere dringend Hilfe brauchen.

LÄSST SICH DAS NICHT ANDERS ORGANISIEREN?

Dr. Klasen: Das ist in jeder Praxis unterschiedlich. Wir haben zum Beispiel einen Fragebogen für Hausärzte und Patienten entwickelt, mit dem wir einen gewissen Anteil aller Anfragen vorab aussortieren. Ohne diesen Filter könnten wir nur Termine mit drei bis zwölf Monaten Wartezeit anbieten. Das wäre nicht im Sinne der Patienten, die wirklich unsere Hilfe brauchen. Niemand sollte so lange auf eine Behandlung warten müssen.

MÜSSTEN HAUSÄRZTE BESSER GESCHULT WERDEN?

Dr. Ahmadi: Das wäre hilfreich. Aus meiner Erfahrung haben auch viele Hausärzte Interesse, sich in diesem Bereich weiterzubilden. Ich halte Vorträge für Ärzte anderer Fachrichtungen. Sobald die Hausärzte geschult sind, verbessert sich die Versorgung, denn die Patienten kommen schneller zu einem Spezialisten. Nur so kann man den Patienten eine richtige Diagnose und Therapie zukommen lassen.

KÖNNEN SIE EIN BEISPIEL NENNEN?

Dr. Ahmadi: Ein Patient kam im Rollstuhl zu mir. Er war nicht nur gesundheitlich, sondern auch beruflich ruiniert, hatte seinen Lebensmut verloren. Die Diagnose war bis dahin nicht klar, daher hatte er Medikamente bekommen, die nicht zum Erfolg führten und auch eine ganze Menge Nebenwirkungen hatten. Der ehemals sportliche Mann war aufgeschwemmt. Er wog 20 Kilo mehr als vor der Krankheit. Zum Glück konnten wir rasch helfen. Richtig behandelt, waren schnell 10 Kilo Wasser weg. Der Patient konnte sich wieder bewegen und ist jetzt dabei, langsam in sein altes Leben zurückzukehren.

Dr. Klasen: In solchen Fällen spielen auch therapeutische Maßnahmen eine Rolle, die uns über die Schulmedizin hinaus heute zur Verfügung stehen, weil sie das Leben mit einer schweren Krankheit erleichtern. Das reicht von Physiotherapie über Ernährungsberatung bis zu schmerzlindernden Anwendungen und Entspannungsmethoden.

WIE SCHNELL KÖNNEN SIE HELFEN?

Dr. Klasen: Wer im Anfangsstadium, also noch in der Zeit, in der die größten Schäden entstehen, die bestmögliche Behandlung bekommt, kann nach kurzer Zeit beschwerdearm beziehungsweise beschwerdefrei sein. Es gibt Krankheitsfälle, die bereits nach Ablauf von einem Jahr zur Ruhe kommen; nach einer Behandlungsphase von ein bis drei Jahren kommt es in manchen Fällen zu einer Vollremission, also zum vorübergehenden oder dauerhaften Nachlassen der Symptome, sodass Medikamente gar nicht mehr nötig sind. Je früher die Behandlung beginnt, desto größer ist die Chance, dass die Beschwerden komplett zurückgehen.

> Wer im Anfangsstadium die bestmögliche Behandlung bekommt, kann nach kurzer Zeit beschwerdefrei sein.

WAS HEISST FRÜH?

Dr. Ahmadi: In der Regel sind die ersten Wochen sehr entscheidend. In dieser Manifestationsphase sind viele Fenster offen. Wir müssen früh an die Krankheit ran und sie sofort hart bekämpfen. Es ist die Zeit, in der die größten Schäden entstehen. Gelenke werden zerstört, Organe verlieren ihre Funktionen. Für den Behandler ist das die entscheidende Zeit. Hier kann ein Rheumatologe noch sehr viel bewirken. Die zweite Phase verläuft weniger problematisch. Ist der Patient gut eingestellt und sehr eng an die Arztpraxis gebunden, geht es ihm relativ gut. Manchmal sogar so gut, dass er seine Medikamente vergisst oder meint, sie nicht mehr zu brauchen („Ich kann das jetzt allein"). In dieser dritten Phase kann dann wieder viel schiefgehen. Nur durch engmaschige Kontrollen durch den Rheumatologen lässt sich feststellen, ob die Krankheit noch eine medikamentöse Therapie braucht oder nicht. Deshalb sollten Patienten unbedingt ihre Kontrolltermine einhalten und therapietreu bleiben. Wir versuchen, unsere Patienten weitestgehend so zu informieren, dass sie solche Entscheidungen besser nachvollziehen können. Unser Motto ist: Ein informierter Patient ist unser bester Partner.

IST DIESER ABLAUF BEI ALLEN PATIENTEN GLEICH?

Dr. Ahmadi: Wir sehen heute viele Patienten, die früher Invaliden geworden wären. Da geht es nicht immer nach dem gleichen Schema. Die ärztlichen Leitlinien geben zwar vor, was wann zu tun ist, lassen aber auch Ausnahmen zu, wenn die Gesundheit eines Menschen akut in Gefahr ist. In 10 bis 20 Prozent aller Fälle können wir nicht so vorgehen wie vorgesehen. Es gibt zum Beispiel einige Fälle mit Rheumatoider Arthritis bei jungen Frauen, in denen wir eine modifizierte Vorgehensweise auswählen müssen, damit die Patientinnen später keine bleibenden Schäden an den Gelenken zurückbehalten.

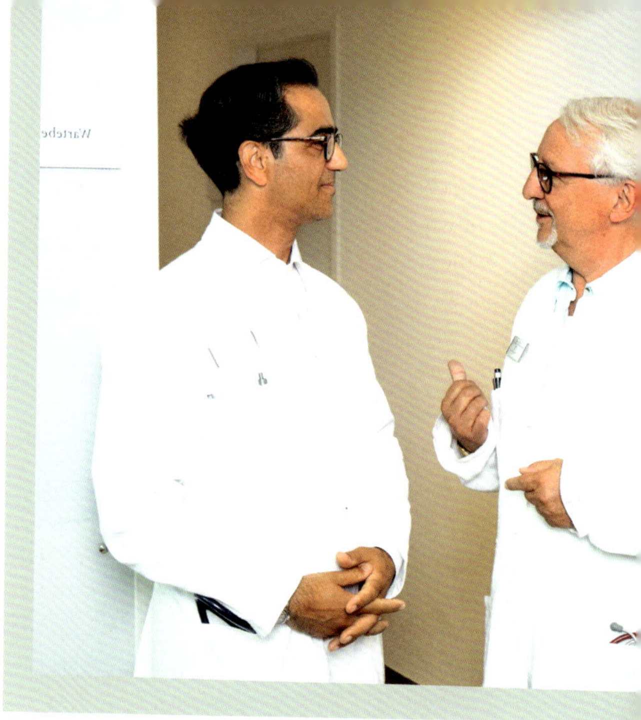

KÖNNEN PATIENTEN SELBST ETWAS TUN?

Dr. Klasen: Auf jeden Fall. Es ist bekannt, dass Patienten, die gute Kenntnisse über ihre Erkrankungen haben, viel besser mit den Symptomen umgehen. Wer umfassend betreut wird und zusätzlich selbst etwas macht, ist gelassener und hat längere beschwerdefreie Intervalle. Ernährung, Bewegung, ein gesunder Umgang mit Stress und ein guter Lebensstil können viel zur Verbesserung beitragen. Methoden aus der Naturmedizin wirken unterstützend und schmerzlindernd. Das sind relativ einfache Maßnahmen ohne Nebenwirkungen. Zum

Beispiel ist die Ernährung gar nicht so extrem eingeschränkt, wie es oft befürchtet wird. Was hilft und was schadet, ist gut benennbar. Ein Ernährungsmediziner ist bei der Rheumaschulung ein guter Berater.

ABER NICHT JEDER IST MOTIVIERT. GIBT ES HILFE?

Dr. Klasen: Wer Hilfe sucht, der findet sie auch, muss sie aber oft selbst organisieren. Optimal wäre ein Netzwerk aus Hausärzten, Rheumatologen, Physiotherapeuten, Enährungsmedizinern, Naturmedizinern und Psychologen. Der behandelnde Rheumatologe schickt den Patienten dann – je nach Notwendigkeit – zu den einzelnen Experten. In einem solchen Netzwerk, wie wir es im Medizinicum in Hamburg bereits haben, arbeiten alle Ärzte und Therapeuten zusammen, sodass sie sofort reagieren können, wenn eine chronische Entzündung wieder aufflammt.

NEHMEN PATIENTEN PSYCHOLOGISCHE UNTERSTÜTZUNG AN?

Dr. Ahmadi: Die Erkrankung wirkt sich aufs ganze Leben aus. In der Krebsbehandlung gibt es die Psychoonkologen. Auch für Rheuma wäre das in Deutschland hilfreich. Dafür brauchen wir aber auch mehr Psychologen und Psychiater, und die Patienten müssen es wollen. Erst wenn sie erkennen, dass ihnen Hilfe guttut und dass es nicht darum geht, jemanden zu stigmatisieren, klappt das in der Regel. Ob jemand diese Hilfe annimmt, ist oft eine Frage der Formulierung. Kaum jemand möchte sagen: „Ich gehe zum Psychologen“, aber mit dem Satz „Ich habe einen Lifestyle-Coach“ kommen die meisten prima klar.

WAS MACHEN SIE MIT PATIENTEN, DIE KEINE KLASSISCHE MEDIZIN WOLLEN?

Dr. Klasen: Die kommen natürlich erst einmal zu mir. Das ist kein einfaches Feld, denn es ist meine Aufgabe, den Patienten die bestmögliche Therapie zu vermitteln und dabei auch noch die Leitlinien zu beachten. Da sind zunächst die Patienten, die genau wissen, dass sie nur mit Natursubstanzen behandelt werden wollen und auch keine Kompromisse machen. Dann gibt es eine Gruppe, die gravierende Nebenwirkungen, von denen sie einmal gehört hat, vermeiden möchte. Und dann kommen Menschen, die einfach wissen wollen, was so ein „Naturarzt“ sagt. Bei der überwiegenden Anzahl der Patienten, die zu mir kommt, steht die Diagnose fest. Sie wünscht sich nur eine Auswahl an individuellen Therapiemöglichkeiten.

UND WENN ES ZWEIFEL AN DER DIAGNOSE GIBT?

Dr. Klasen: Dann muss ich von einer rheumatischen Erkrankung ausgehen und schicke die Patienten zu einem unserer Rheumatologen. Später höre ich nicht selten: „Ja, das war ja eine nette Kollegin, ich bin auch gleich für die Therapie dageblieben.“ Die Patienten aus der ersten Gruppe wollen die Therapie bei mir. Nachdem ich das intensiv geprüft habe – alle anderen gehen über kurz oder lang zum Rheumatologen oder ich behandle sie gemeinsam mit ihm –, beginne ich eine Behandlung aus der Anthroposophischen Medizin, unterstützt durch Naturheilverfahren und Ernährungsmedizin. Dafür gibt es keine Leitlinien, aber meine 35-jährige Erfahrung und die Ergebnisse der vergleichenden Rheumastudie durch das Bundesforschungsministerium, in der die Anthroposophische Medizin keineswegs schlecht abgeschnitten hat, helfen sehr gut.

GIBT ES TYPISCHE RHEUMA-PERSÖNLICHKEITEN?

Dr. Klasen: Früher wurden Körper und Psyche in der Medizin klar getrennt. Heute sehen wir, wie eins aufs andere wirkt, der Körper auf die Seele und die Seele auf den Körper. Als Ärzte erleben wir das tagtäglich. Viele Rheumapatienten schleppen etwas mit sich herum. Aus meiner Erfahrung mit Autoimmunprozessen spielen bei der Entstehung fast immer auch seelische Faktoren eine Rolle. Wir haben an einem Krankenhaus, in dem ich früher gearbeitet habe, eine Studie zur chronischen Polyarthritis gemacht und dabei festgestellt, dass viele Frauen mit dieser Krankheit Traumata aus der Kindheit haben.

Früher wurden Körper und Psyche in der Medizin klar getrennt. Heute sehen wir, wie eins aufs andere wirkt …

ZEIGT SICH EIN UNTERSCHIED ZWISCHEN MÄNNERN UND FRAUEN?

Dr. Ahmadi: In der Regel kommen die Autoimmunerkrankungen und entzündlich-rheumatischen Systemerkrankungen häufiger bei Frauen vor. Wir wissen aus der täglichen Praxis, dass Frauen sich deutlich mehr um ihre eigene Gesundheit kümmern als Männer. Frauen wollen daher auch mehr wissen. Ich habe männliche Patienten, die es ihren Frauen zu verdanken haben, dass Diagnosen noch rechtzeitig gestellt und die Behandlung eingeleitet wurde. Oft lesen Frauen im Internet, wo ihr Mann Hilfe findet, und bringen ihn zu uns. Frauen kümmern sich auch besser und umfassender um sich selbst. Die Einstellung „Wehwehchen sind etwas für Schwächlinge" ist bei Männern ausgeprägter – mit der Konsequenz, dass sie die Schmerzen ertragen, statt etwas dagegen zu tun.

WAS BEDEUTET DIE DIAGNOSE FÜR EINEN MENSCHEN?

Dr. Klasen: Natürlich freut sich niemand darüber. Doch viele Patienten, die jahrelang von einem Arzt zum anderen gelaufen sind und das Gefühl haben, dass niemand sie ernst nimmt, sind geradezu erleichtert, wenn ihre Schmerzen endlich einen Namen haben. Denn einen Namen zu haben, heißt, dass ihnen geholfen werden kann. Ich habe 20 Jahre Notfallendoskopie im Krankenhaus gemacht. Der weitaus größte Teil der Patienten kam mit Magenblutung bei unkontrollierter Einnahme von Schmerzmitteln. Auch deshalb ist die frühe Diagnose so wichtig. Denn wir haben bei den rheumatischen Erkrankungen heute so gute medikamentöse Möglichkeiten, dass Schmerzmittel häufig überflüssig werden.

WOVOR HABEN RHEUMAPATIENTEN ANGST?

Dr. Ahmadi: Leider oft ausgerechnet vor den Medikamenten, die ihnen helfen. Wenn sie den Beipackzettel gelesen haben, sagen viele: „Das ist ja Teufelszeug!" Zugegebenermaßen klingen die Nebenwirkungen bedrohlich; die Hersteller müssen sich damit absichern. Das geht nicht anders. Wir haben aber zusätzlich ein Merkblatt entwickelt, mit dem wir gründlich aufklären und die meisten Bedenken aus dem Weg räumen können.

WIE ENTWICKELT SICH DIE RHEUMA-BEHANDLUNG DERZEIT?

Dr. Ahmadi: Die Entwicklung geht rasant vorwärts. Verbogene Hände, die früher ein typisches sichtbares Rheumazeichen waren, sieht man heute fast gar nicht mehr. Auch hier geht es – wie in vielen anderen medizinischen Bereichen – immer weiter in Richtung personifizierte Medizin. Die erste große Revolution war Kortison in den Fünfzigerjahren des letzten Jahrtausends. In den Achtzigern kam Methotrexat dazu. Mit den Biologika, die zur Jahrtausendwende auf den Markt kamen, hat die Rheumatherapie eine echte Revolution erfahren. Wir können die Krankheit nun in der Tat so gut behandeln, dass keine bleibenden Schäden zurückbehalten werden – vorausgesetzt natürlich, dass rechtzeitig diagnostiziert wird. Aktuell versprechen die neueren Januskinase-Inhibitoren, auch JAK-Hemmer genannt, die im Gegensatz zu den klassischen Biologika als Tabletten verabreicht werden, weitere hervorragende Möglichkeiten.

WAS PASSIERT DABEI IM KÖRPER?

Dr. Ahmadi: Die modernen Medikamente gehen immer zielgerichteter in die Zellen oder an die Botenstoffe, ohne die Umgebung zu zerstören. Das ist vergleichbar mit einem Zimmerbrand. Stellen Sie sich vor, dass ein Türsteher den Eingang eines Zimmers blockiert. Früher wurde einfach das ganze Haus gelöscht. Dann lag das Zimmer in Schutt und Asche, die Entzündung war weg, der Türsteher tot, das Haus renovierungsbedürftig. Mit besseren Medikamenten konnten Ärzte später nur den Türsteher besiegen, um ins Zimmer zu kommen und dort zu löschen. Das Haus blieb erhalten. Inzwischen schicken wir Wirkstoffe ins Haus, die sich mit dem Türsteher anfreunden, sodass der sie freiwillig ins Zimmer lässt. Dabei handelt es sich um sogenannte Checkpoint-Inhibitoren, wie sie auch aus der Krebsbehandlung bekannt sind. Das ist viel schonender. Wir haben wirklich gute Therapieoptionen, die sich in den nächsten Jahren weiter rasant verbessern werden. Da ist noch einiges in der Pipeline. Die Patienten müssen nur rechtzeitig zu uns kommen.

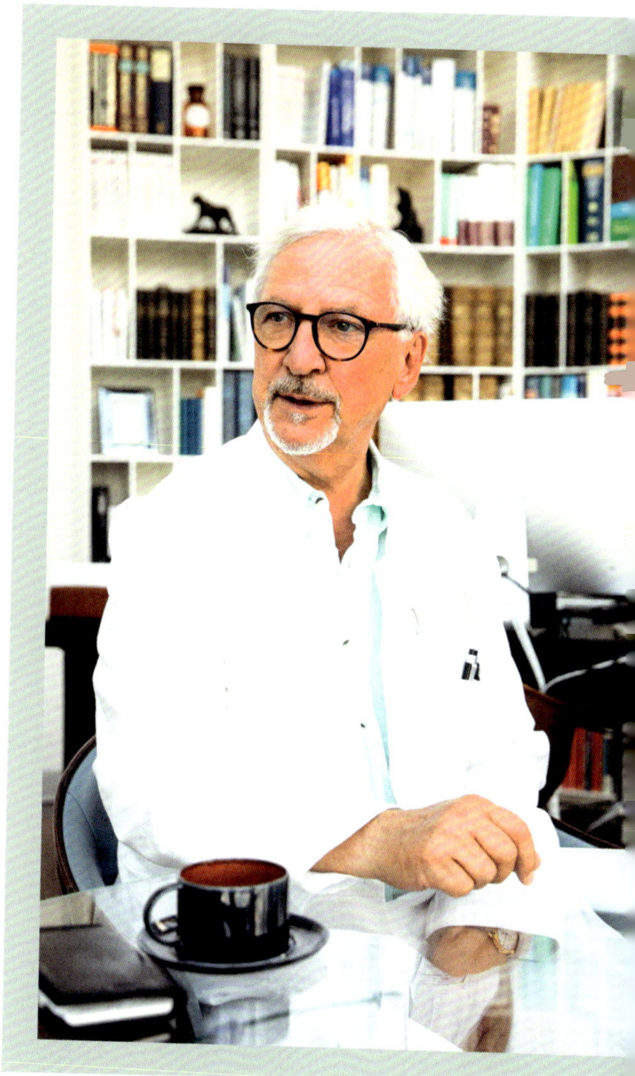

MYTHEN ÜBER RHEUMA

Um die Krankheit Rheuma kursieren viele veraltete Ansichten. Lassen Sie sich dadurch nicht verunsichern. Hier finden Sie Antworten auf typische Fragen und Richtigstellungen über weitverbreitete Mythen.

1.

RHEUMA IST EINE REINE ALTERSERKRANKUNG

Auch wenn es überwiegend Menschen in der zweiten Lebenshälfte trifft, ist die Aussage nicht richtig. Einige Rheumaformen treten nämlich auch schon in jungen Jahren auf. Die Kaufmännische Krankenkasse (KKH) ermittelte im Rahmen einer statistischen Erhebung, dass bundesweit etwa 15 000 Kinder und Jugendliche unter der sogenannten juvenilen idiopathischen Arthritis (JIA) leiden. Diese Krankheit ist die häufigste Form von Rheuma, die vor dem 16. Lebensjahr auftritt. Meistens sind die Gelenke betroffen, manchmal aber auch Organe. Mädchen erkranken doppelt so oft wie Jungen.

2.

BEIM FACHARZT BEKOMME ICH DOCH NUR KORTISON

Das stimmt nicht mehr. Bei der Behandlung von rheumatischen Erkrankungen spielen Kortisonpräparate zwar eine wichtige Rolle und bei längerer Einnahme geht es meist nicht ohne Nebenwirkungen. Das heißt aber nicht, dass es keine Alternativen gibt. Heute werden individuell maßgeschneiderte Therapiekonzepte angeboten, bei denen moderne Medikamente wie Biologika zum Einsatz kommen. Wenn Patienten keine Kortisonpräparate nehmen wollen, sollten sie mit ihrem Rheumatologen über Alternativen sprechen. Häufig helfen auch Medikamente aus der Naturmedizin, eine Ernährungsumstellung, ein gezieltes Bewegungsprogramm oder Verbesserungen des Lebensstils.

3.

NAHRUNGSERGÄNZUNGSMITTEL VERHINDERN SCHMERZEN

Das stimmt nicht! Es ist natürlich verständlich, dass Patienten große Hoffnungen in Präparate setzen, die Schmerzlinderung bei Rheuma versprechen. Dabei sollten sie allerdings skeptisch bleiben. Bei einer gesunden und ausgewogenen Ernährung (siehe Seite 116 ff.) brauchen Sie keine Nahrungsergänzungsmittel. Bevor Sie solche Mittel kaufen, sollten Sie die Einnahme mit Ihrem Arzt besprechen. Sonst besteht die Gefahr, dass Sie viel Geld für nutzlose Produkte ausgeben.

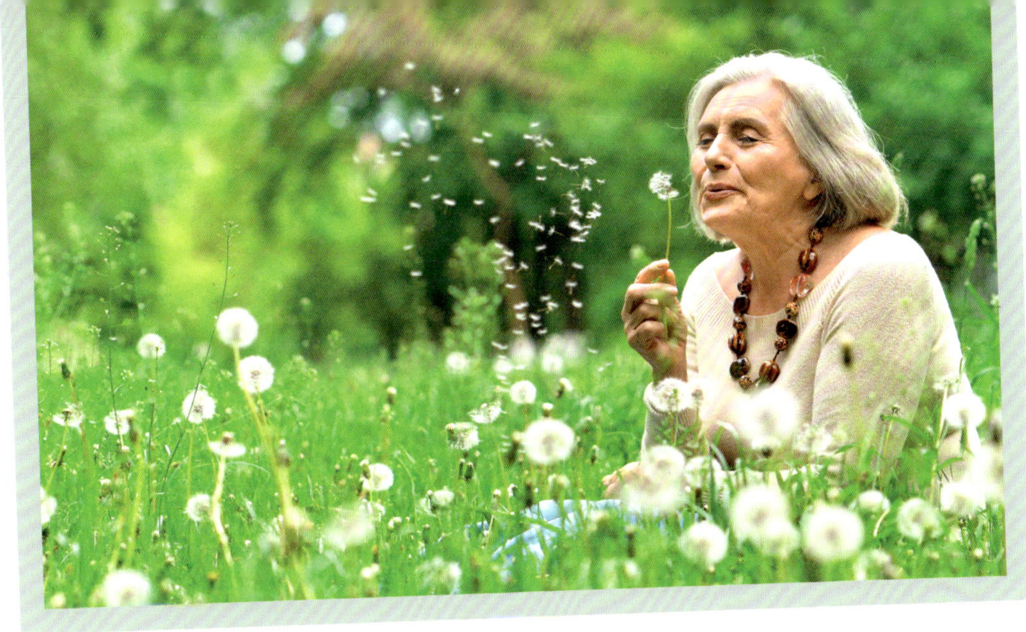

4.

JE WENIGER DIE GELENKE BELASTET WERDEN, DESTO BESSER

Das stimmt nicht. Im Gegenteil: Nichtstun ist die falsche Strategie. Lernen Sie stattdessen, wie Sie sich zielgerichtet und genau auf Ihre Probleme abgestimmt möglichst viel bewegen. Selbst ein akuter Schub kann milder verlaufen, wenn Sie währenddessen leichte Übungen machen und auch sonst körperlich aktiv bleiben (siehe Seite 172 ff.).

5.

KASTANIEN IN DER HOSENTASCHE SCHÜTZEN VOR RHEUMA

Schön wär's, doch das ist leider nicht so. Der Mythos dürfte entstanden sein, weil es früher schmerzlindernd wirkte, zwei Rosskastanien in der Hand kreisen zu lassen, die sich in der Hosentasche aufgewärmt hatten. Ein paar Fingerübungen mit glatten Kastanien als Handschmeichler in der Hosentasche schaden keineswegs, sind aber keine wirksame Prophylaxe.

6.

RHEUMA ENTSTEHT DURCH KALTE RÄUME

„Mach doch mal die Heizung an, sonst bekommst du Rheuma." Das ist nicht richtig, weil Rheuma als Autoimmunerkrankung nicht durch Kälte entsteht. Das Missverständnis kann aber darauf beruhen, dass kalte, feuchte Räume bei Rheumapatienten oftmals die Schmerzen verschlimmern, während kühle, trockene Zimmer sie lindern. Viele Rheumatiker klagen auch bei nasskaltem Wetter über zunehmende Schmerzen. Das liegt vermutlich aber nicht an der Kälte, sondern daran, dass Muskeln sich schneller verkrampfen, wenn sie nicht warm gehalten werden.

ERFOLGREICH MIT EXPERTENTEAM

Häufig gelingt es uns, auch sehr schwere Krankheitsverläufe zu verbessern, indem wir auf die Zusammenarbeit mit verschiedenen Fachärzten und Therapeuten setzen und das ganze Spektrum der Schul- und Naturmedizin nutzen. Drei Patientenfälle zeigen dies besonders deutlich.

Unsere Patientin hatte eine lange, schicksalhafte Vorgeschichte, die bereits bei ihrer Geburt begann. Sie kam in der 24. Schwangerschaftswoche, also viel zu früh, auf die Welt und musste zehn Tage lang beatmet werden. Mit 23 Jahren hatte sie einen Diabetes mellitus Typ 1, die Schilddrüsenerkrankung Hashimoto-Thyreoiditis, eine Rheumatoide Arthritis und zuletzt auch noch Morbus Bechterew. Als Spätfolge ihrer Frühgeburt und der Beatmung entwickelte sie einen grauen Star, eine Augenerkrankung, bei der das Sehvermögen langsam nachlässt und die normalerweise erst im Alter auftritt. Die junge Frau war so krank, dass sie nicht mehr arbeiten konnte.

VERSCHIEDENE FACHLEUTE FÜR MEHRERE KRANKHEITEN

Da so viele Krankheiten gleichzeitig behandelt werden mussten, standen wir bei der Suche nach der bestmöglichen Therapie vor großen Herausforderungen. Wir entschieden uns schließlich für ein ganzes Netzwerk von Fachleuten und zogen einen Diabetologen, eine psychologische Gesprächstherapeutin und eine Physiotherapeutin hinzu. Zunächst haben wir mit der Gesprächstherapie, regelmäßiger Physiotherapie und einer vegetarischen antientzündlichen Ernährung begonnen. Das zeigte schnell Wirkung: Unsere Patientin hatte weniger Schmerzen in der Wirbelsäule und in den Fingergelenken; sie wurde zunehmend beweglicher. Dem Diabetologen gelang es, die Blutzuckerwerte gut einzustellen. Die Schilddrüsenwerte konnten wir mit Glandula thyreoidea D6 Tropfen aus der Naturmedizin konstant normal halten. Kortison mussten wir komplett vermeiden, da es für Patienten mit grauem Star nicht geeignet ist. Deshalb galt es, die Zeit zu überbrücken, bis Basistherapeutika wirken würden. Unsere Patientin nahm in diesem Zeitraum Arnica-Levisticum comp. D3 Injektionen s.c., Aconit Schmerzöl und gelegentlich Coxibe. Heute ist sie durch Basistherapeutika und Naturmedizin gut versorgt und kann wieder arbeiten.

MUSKEL- UND GELENKSCHMERZEN

Kürzlich behandelten wir einen 77-Jährigen, der bis dahin keine Diagnose, aber viele Symptome hatte, wie seine Anamnese zeigte: Er hatte acht Kilo abgenommen, obwohl er nicht weniger aß als sonst. Ein Jahr nach einer Prostata-Operation bekam der Patient Schmerzen im unteren Rücken, die bis in die Beine ausstrahlten, und deutlich erhöhte Entzündungszeichen: CRP 100 mg/l (normal unter 5). Mit der Reduktion des Kortisons (es wurde abgesetzt, vier Monate bevor der Patient unsere Praxis aufsuchte) kam es zu weiteren Beschwerden: Bei der Erstvorstellung bei uns klagte der Mann über Schmerzen im Schulter- und Kniegelenk, in den Hüften und im Sprunggelenk rechts. Hinzu kamen Muskelschmerzen im Schulter- und Beckengürtel; er fühlte sich zunehmend schwächer. Das CRP schwankte zwischen 20 und 50 mg/dl, war aber in der ganzen Zeit nie normal geworden.

DIE ANAMNESE IST ENTSCHEIDEND

Wir waren verwundert, dass bisher keine eindeutige Diagnose gestellt werden konnte. Die Sache war nämlich eindeutig: Es handelte sich um eine Polymyalgia rheumatica. Um diese Erkrankung zu diagnostizieren, ist die Anamnese entscheidend. Eindeutige objektive Parameter existieren nicht, sie können lediglich die Diagnose untermauern. Der Patient erhielt von uns eine Kortisontherapie mit 40 mg beginnend und nimmt heute, sieben Wochen später, noch 7,5 mg täglich. Seine Beschwerden und Schmerzen sind verschwunden. Seine Kraft ist zurückgekehrt, sodass er wieder in der Lage ist, im Garten den Rasen zu mähen und seine Hecken zu schneiden. Sein Gewicht hat sich nicht weiter reduziert. Dem anfänglich angedachten Methotrexat (MTX) als Kortisoneinsparer stand der Patient kritisch gegenüber. Deshalb erhielt er eine Begleitbehandlung aus der Naturmedizin mit Solum Globuli 10-10-10-10, Ferrum sidereum D20 1-0-1-0 Tabletten und Vitis comp. 0-0-0-3 Tabletten. Er ernährt sich inzwischen weitgehend vegan und antientzündlich. Ob eine Therapie mit MTX erforderlich ist, wird der weitere Verlauf zeigen.

ICH WEISS, WAS GUT FÜR MICH IST

Mit ihren 84 Jahren war eine unserer Patientinnen erstaunlich fit. Bewegung gehörte für sie zum Leben, doch schützt Sport leider nicht vor jeder Krankheit. Unsere Patientin hatte eine Polymyalgia rheumatica und litt unter Schmerzen in den Schultern, in den Armen und im linken Hüftgelenk. Die damit verbundenen Einschränkungen ärgerten sie. Schmerzmittel lehnte sie jedoch kategorisch ab. „Keine Medikamente mit Chemie", lautete ihr Credo. „Nach meinem langen Leben weiß ich selbst am besten, was gut für mich ist." Wir begannen eine Behandlung mit Phosphorus D5, Apis mellifica D20 und Solum Inject. Zusätzlich gaben wir ihr das Mistelpräparat Abnova Viscum Crataegi D10. Heileurythmische Übungen mit den Armen und Beinen lernte sie schnell. Erwartungsgemäß absolvierte sie ihr Bewegungsprogramm motiviert und regelmäßig. Auch rhythmische Massagen trugen dazu bei, dass die Schmerzen fast vollständig abklangen. Zu einem Rückfall kam es, als wir versuchten, Solum Inject auszulassen. Dabei stiegen auch die Entzündungsparameter wieder. Wir veränderten einzelne Präparate und passten jeweils die Dosis an, bis sich der Zustand unserer Patientin nachhaltig besserte und nach drei Monaten alle Beschwerden verschwunden waren.

DIAGNOSE: IST ES WIRKLICH RHEUMA?

Je früher Rheuma erkannt wird, desto besser. Allerdings ist die Diagnose im Anfangsstadium schwierig, weil zuerst meist unspezifische Symptome auftreten. Verschiedene Untersuchungen und bildgebende Verfahren müssen deshalb zeitig eingesetzt werden.

Früher wurde die Therapie der Rheumatoiden Arthritis in der Regel erst spät begonnen. Wir wissen heute, dass die Zerstörung der Gelenke in den ersten Monaten der Erkrankung am stärksten voranschreitet. Wird die Krankheit dann erst erkannt, ist schon viel verloren. Die besten Ergebnisse hat eine wirksame Behandlung, wenn sie in den ersten drei Monaten nach Krankheitsanfang begonnen wird. Dazu werden sogenannte Basistherapeutika eingesetzt. In der Leitlinie „Management der frühen Rheumatoiden Arthritis" der Deutschen Gesellschaft für Rheumatologie wird empfohlen, bei Schwellungen und Schmerzen in mindestens zwei Gelenken spätestens nach sechs Wochen einen Rheumatologen aufzusuchen.

WICHTIGE FRAGEN ZUR ANAMNESE

Die Diagnosestellung kann zu Beginn der Erkrankung sehr schwierig sein, weil in den ersten Tagen und Wochen häufig nur unspezifische Symptome wie Müdigkeit, Unwohlsein, Appetitlosigkeit, Gewichtsverlust und leichtes Fieber vorliegen können. Treten nach dieser Phase Gelenkschwellungen und -schmerzen auf, sollte man sofort einen Facharzt aufsuchen. Der Rheumatologe wird die Krankengeschichte (Anamnese) erfragen und verschiedene Untersuchungen (Labor und Bildgebung) veranlassen. Bei der Anamneseerhebung sind folgende Fragen wichtig:

- Wann traten zum ersten Mal Gelenkschwellungen auf?
- Welche Gelenke sind betroffen?
- Treten die Gelenkschwellungen und -schmerzen immer nur an denselben Gelenken auf oder wandert die Krankheit von Gelenk zu Gelenk?
- Wann treten die Gelenkschmerzen auf: morgens, nachts, in Ruhe?
- Werden die Schmerzen durch Belastungen, Bewegung, Kälte oder Wärme beeinflusst?
- Ändern sich die Schmerzen im Laufe des Tages?
- Haben Sie am Anfang der Erkrankung besondere Auffälligkeiten festgestellt – zum Beispiel Infektionen, Durchfall oder andere Krankheiten?
- Sind weitere Symptome wie Bauchschmerz, Kopfschmerz oder Fieber aufgetreten?
- Sind oder waren weitere Familienmitglieder von einer Rheumatoiden Arthritis oder anderen rheumatischen Erkrankungen betroffen?

KRITERIEN, DIE RHEUMA WAHRSCHEINLICH MACHEN

Nach der Anamnese folgt die körperliche Untersuchung. Dabei gibt es einige Kriterien, die eine Rheumatoide Arthritis wahrscheinlich machen:

- Der Patient hat mehr als zwei geschwollene Gelenke.
- Es liegt eine symmetrische, druckschmerzhafte, weiche Schwellung der Fingergrund- und Fingermittelgelenke vor.
- Die Fingergrund- und Zehengrundgelenke reagieren auf leichten Druck schmerzempfindlich.

Wenn die Gelenke morgens länger als eine halbe Stunde steif bleiben (Morgensteifigkeit), ist die Wahrscheinlichkeit, dass es sich um eine rheumatische Erkrankung handelt, deutlich erhöht. In solchen Fällen sind Untersuchungen im Labor der nächste Schritt. Der Arzt kombiniert in dieser Situation alle Krankheitszeichen, um eine umfassende Diagnose möglich zu machen. Das ist manchmal wie ein Puzzle. Dabei spielen die einzelnen Laborwerte eine unterschiedlich wichtige Rolle.

ZEIGEN SICH ENTZÜNDUNGEN IM BLUT?

Zu den wichtigsten Entzündungswerten gehören die Blutsenkungsgeschwindigkeit (BSG) und das Entzündungseiweiß C-reaktives Protein (CRP). Ist einer dieser Werte oder sind beide erhöht, deutet dies darauf hin, dass im Körper eine Entzündung vorliegt. Ein erhöhtes Entzündungseiweiß C-reaktives Protein hilft möglicherweise dabei, Arthrose von Rheuma zu unterscheiden, denn der Knorpelverschleiß kann ähnliche Beschwerden auslösen wie eine Rheumatoide Arthritis, zeigt aber fast nie eine Entzündung im Blut. Wichtig zu wissen: 10 bis 30 Prozent der Patienten mit einer Rheumatoiden Arthritis weisen am Anfang der Erkrankung keine erhöhten Entzündungswerte auf.

IST DER RHEUMAFAKTOR NACHWEISBAR?

Ein weiterer Baustein in der Diagnose vieler rheumatischer und nicht rheumatischer Erkrankungen ist der Rheumafaktor (RF). Er ist zwar ein wichtiger Parameter, aber nur 65 bis 80 Prozent der Patienten mit einer Rheumatoiden Arthritis haben ihn im Blut (seropositiv). Bei einem nicht unerheblichen Teil der Betroffenen ist dieser Faktor nicht nachweisbar (seronegativ). Ist er vorhanden, weist das nicht eindeutig auf eine Rheumatoide Arthritis hin, denn er kann auch bei anderen Rheumaformen auftreten. Mehr als die Hälfte der Patienten mit einer Leberentzündung und 15 Prozent der Bevölkerung über 65 Jahre weisen den Rheumafaktor auf.

ANTIKÖRPER ALS VERLÄSSLICHER WERT

Zur Diagnose der Rheumatoiden Arthritis kann die Konzentration der Antikörper gegen citrullinierte Proteine (ACPA) bestimmt

Rheumascan

Diese noch wenig bekannte Methode einer fluoreszenzoptischen Darstellung der Hände kann entzündete Gelenke mit einem gut verträglichen Fluoreszenzmittel eindrucksvoll darstellen. Dadurch lässt sich insbesondere die Rheumatoide Arthritis in Abgrenzung zu degenerativen Veränderungen der Hände besser diagnostizieren. Mit dem Rheumascan erkennt der Arzt auch frühzeitig die Psoriasis-Arthritis und kann deren Verlauf gezielt kontrollieren.

werden. Diese CCP-Antikörper sind ein verlässlicher Blutwert für eine Rheumatoide Arthritis. Ist eine Blutuntersuchung für diese Antikörper positiv, liegt mit einer Wahrscheinlichkeit von 95 Prozent eine Rheumatoide Arthritis vor. Anders als beim Rheumafaktor kommen diese Antikörper bei anderen Erkrankungen sehr selten vor. Häufig können sie vor dem Ausbruch der Erkrankung nachgewiesen werden.

Weitere Antikörper

Neben den für eine Rheumatoide Arthritis typischen Antikörpern gegen citrullinierte Proteine gibt es noch weitere Antikörper, die für die Diagnose anderer rheumatischer Krankheiten wichtig sind:

- Antinukleäre Antikörper (ANA) sind gegen den Zellkern gerichtete Antikörper. Sie kommen regelmäßig bei Patienten mit einem systemischen Lupus erythematodes vor, sind aber nur bei zehn Prozent der Patienten mit einer Rheumatoiden Arthritis nachweisbar.
- Anti-Desoxyribonukleinsäure-Antikörper (Anti-DNS-Antikörper) deuten auf einen Lupus erythematodes hin.
- Anti-Neutrophilen-Cytoplasma-Antikörper (ANCA) weisen auf spezielle rheumatische Erkrankungen der Blutgefäße (Vaskulitis) hin.
- Der Zellbaustein HLA-B27 ist ein genetischer Marker und Hinweis auf eine entzündliche Krankheit der Wirbelsäule wie Morbus Bechterew (Spondylitis ankylosans).

FAHNDUNG NACH ANDEREN ERREGERN

Häufig zeigen rheumatische Krankheiten ähnliche Symptome an den Gelenken wie Gelenkerkrankungen, die eine ganz andere Ursache haben – nämlich durch Bakterien und Viren ausgelöst wurden. Das lässt sich mit Erregernachweisen im Blut feststellen. Der Arzt wird mithilfe von Blutuntersuchungen nach Erregern wie Borrelien, Chlamydien, Yersinien oder Salmonellen suchen. Wird an eine Infektion mit Ringelröteln gedacht, muss nach Antikörpern gegen Parvoviren gefahndet werden. Bei der Stoffwechselerkrankung Gicht, die vor allem Männer trifft, sammelt sich zu viel Harnsäure im Blut an, sodass Ablagerungen entstehen, die als Harnsäurekristalle in Gelenken, Schleimbeuteln, Sehnen, Knorpeln und in der Haut Entzündungen und Schädigungen hervorrufen. Erhöhte Harnsäurespiegel lassen sich mithilfe einer Blutuntersuchung aufdecken. Bei schmerzhaften Gelenkschwellungen mit lokaler Rötung sollte man ebenfalls Gicht in Betracht ziehen.

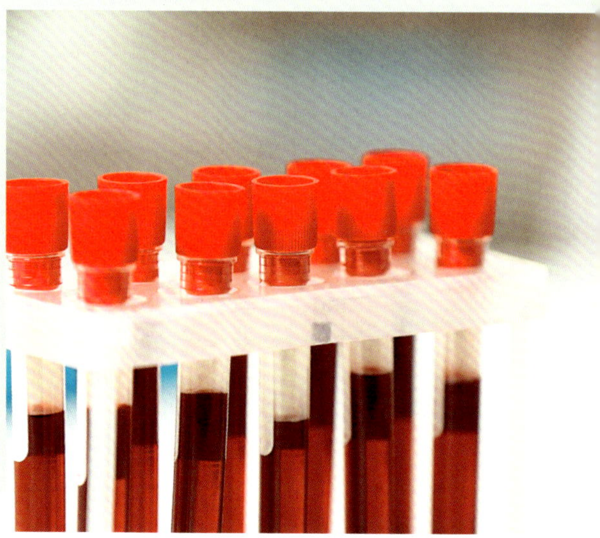

IM ÜBERBLICK: BILDGEBENDE VERFAHREN

Röntgen: Per Röntgen können Gelenkzerstörungen an Händen und Füßen genauso wie eine Entkalkung der Gelenkknochen gut sichtbar gemacht werden, allerdings erst recht spät. Die ersten per Röntgen erkennbaren Veränderungen treten frühestens nach einem Jahr auf. Für das Frühstadium eignet sich eine Kombination aus Ultraschall und Kernspintomografie deutlich besser.

Ultraschall: Mit der Gelenksonografie (Ultraschall) kann der Arzt Flüssigkeitsansammlungen in größeren und Entzündungen in kleineren Gelenken sehen, die von außen nicht zu erkennen sind. Mit einer Zusatzeinrichtung (Power-Doppler) kann er eine vermehrte Durchblutung messen, was auf eine Entzündung und eine größere Krankheitsaktivität hinweist. Sehnenscheidenentzündungen und Sehneneinrisse kann er ebenso erkennen wie Kalkablagerungen und Schleimbeutelentzündungen.

Kernspintomografie: Neben dem Ultraschall ist die Kernspin- beziehungsweise Magnetresonanztomografie zur Standardmethode in der Diagnostik der rheumatischen Erkrankungen geworden – speziell auch für die Früherkennung der Rheumatoiden Arthritis und Morbus Bechterew. Ohne Strahlenbelastung können Knochen und Weichteile gut beurteilt werden. Der Arzt kann Gelenk- und Sehnenentzündungen und deren Ausmaß ebenso feststellen wie Entzündungen im Knochen. Die Kombination aus Ultraschall und Kernspintomografie ist sehr gut dazu geeignet, eine exakte Diagnose zu stellen.

Gelenkszintigrafie: Mit der sogenannten Gelenkszintigrafie kann der Arzt den gesamten Körper des Patienten einem Screening unterziehen. Da andere bildgebende Verfahren schonender und besser sind, gibt es für die Gelenkszintigrafie heute nur noch sehr selten Gründe.

Kapillarmikroskopie: Mit dieser modernen Videomikroskopie beurteilen Ärzte die Durchblutung und die Beschaffenheit der kleinsten Blutgefäße (Kapillare), am besten im Bereich des Nagelbetts. Die Kapillarmikroskopie ist die beste Methode zur Unterscheidung des primären und sekundären Raynaud-Syndroms und wird insbesondere in der Frühdiagnostik der Kollagenosen, beispielsweise der Sklerodermie, eingesetzt. Denn Veränderungen der Kapillararchitektur können oft schon Jahre vor anderen Krankheitszeichen auftreten.

NEUES AUS DER RHEUMAFORSCHUNG

Die Rheumaforschung kommt schnell voran und führt immer wieder zu neuen Erkenntnissen. Zum Beispiel wurden bisher unbekannte Ursachen identifiziert oder die Wirkung von Kirschen erforscht. Lesen Sie hier das Neueste aus der Wissenschaft.

Gesunde Pflanzenfarbstoffe

SAUERKIRSCHEN GEGEN RHEUMA

Wissenschaftler aus Portland (USA) fanden heraus, dass Sauerkirschen rheumatische Beschwerden lindern. Sauerkirschsaft senkte bei den Studienteilnehmern die Entzündungswerte im Blut. Der Effekt beruht auf gesunden Farbstoffen (Anthocyanen), die nicht nur Entzündungen mildern, sondern auch wie Schmerzmittel wirken.

MEHR ZUFRIEDENHEIT

Positiv denken hilft! Zu dieser Erkenntnis kam eine portugiesische Studie, bei der erstmals die komplexen Zusammenhänge zwischen Krankheit, Alltag, Lebensqualität, Persönlichkeit und Zufriedenheit bei Patienten mit Rheumatoider Arthritis erforscht wurden. Wer eine lebensbejahende Grundeinstellung hat, ist trotz der Erkrankung zufriedener als jemand, der die Welt überwiegend aus einer negativen Perspektive sieht. Der Unterschied zwischen beiden Gruppen: Positiv denkende Menschen lassen der Rheumatoiden Arthritis weniger Raum in ihrem Leben und sind auch dann noch vergleichsweise zufrieden.

Lebensbejahende Grundeinstellung

Verdoppeltes Risiko

GEFÄHRLICHES RAUCHEN

Wissenschaftler der Universität Liverpool haben errechnet, wie stark Rauchen das Rheumarisiko erhöht. Wer 20 Jahre lang täglich eine Packung Zigaretten raucht, verdoppelt das Risiko, im Laufe des Lebens an einer Rheumatoiden Arthritis zu erkranken. Bei 40 Jahren erhöht es sich sogar auf das Sechsfache.

Autoimmunreaktion

PIGMENTBILDENDE ZELLEN IDENTIFIZIERT

Was ist bloß mit meiner Haut los? Diese Frage können Wissenschaftler Psoriasis-Patienten besser beantworten, nachdem Forscher des Klinikums der Universität München auf der Suche nach Ursachen für die Entstehung der Hautkrankheit einen entscheidenden Schritt weitergekommen sind. Das Forscherteam konnte erstmals nachweisen, dass die Schuppenflechte auf einer Autoimmunreaktion gegen die pigmentbildenden Zellen der Haut beruht, was den hautspezifischen Charakter der juckenden Erkrankung erklärt. Die Tatsache, dass die attackierten Zellen als pigmentbildende Zellen zweifelsfrei identifiziert werden konnten, dürfte langfristig zu neuen Psoriasis-Therapien führen.

IMMUNZELLEN AUFWECKEN

Auf der Suche nach Ursachen für die Rheumatoide Arthritis hat ein internationales Forscherteam der Universität Erlangen-Nürnberg eine Entdeckung gemacht, die die Behandlung möglicherweise enorm verbessern kann. Die Wissenschaftler stellten fest, dass sich bestimmte Immunzellen, die normalerweise Entzündungen stoppen, bei Rheumapatienten in einer Art Winterschlaf befinden. Bei diesen Zellen handelt es sich um sogenannte angeborene Lymphozyten. Gelingt es, sie zu „wecken", sind Patienten mit Rheumatoider Arthritis besser geschützt. Entzündungen werden gestoppt und Gelenkschädigungen beendet. „Durch Messung der angeborenen Lymphozyten im Blut kann frühzeitig eine individuelle, gezieltere Therapie begonnen und der Patient vor einem erneuten Krankheitsschub bewahrt werden", heißt es in der Studie. Das könnte ein neuer Ansatz für innovative Behandlungsmethoden bei Rheuma werden.

Innovative Behandlungsmethoden

Infektionsrisiko offenbar gehemmt

KEIN ERHÖHTES COVID-19-RISIKO FÜR RHEUMAPATIENTEN

Im Rahmen einer Studie aus Hamburg zeigte sich kein Hinweis darauf, dass einzelne rheumatologische Krankheiten zu einem höheren Risiko oder einem schwereren Verlauf von SARS-CoV-2 führen. Auch die Deutsche Gesellschaft für Rheumatologie kommt nach Auswertung der ersten Fallberichte, Registerdaten und Studien zur Corona-Pandemie zu dieser Erkenntnis. Die Entwarnung gilt allerdings nur mit Einschränkung. Es sollte nicht außer Acht gelassen werden, dass bei manchen Rheumapatienten allgemeine Risikofaktoren für schwere Verläufe höher sind. Dazu gehören Alter, Rauchen, starkes Übergewicht, Diabetes sowie Herz-, Lungen- oder Nierenerkrankungen. Wichtig: Eine gut eingestellte Rheumamedikation darf nicht allein aus Angst vor COVID-19 verändert werden. Selbstverständlich gelten die allgemeinen Hygiene- und Abstandsregeln auch für Rheumapatienten.

Ernüchternde Erkenntnis

HEILMITTEL MIT WENIG WIRKUNG

Rheumapatienten sollten vorsichtig sein und keine rezeptfreien Medikamente kaufen. Die gemeinnützige britische Organisation für Rheumaforschung „Arthritis Research Campaign“ hat die Wirkung von 21 frei verkäuflichen Heilmitteln gegen Rheumatoide Arthritis geprüft und kam zu einer ernüchternden Erkenntnis: 13 dieser Arzneien hatten keinen oder nur einen geringen Effekt, was Schmerzlinderung, verbesserte Beweglichkeit und das allgemeine Wohlbefinden angeht. Dabei setzen die Patienten offenbar große Hoffnungen darauf. Mehr als die Hälfte aller Rheuma- und Arthrosepatienten kaufen rezeptfreie Medikamente gegen ihre Beschwerden in Apotheken, Drogerien oder übers Internet.

SCHUTZ VOR ALZHEIMER

Gute Nachricht für Rheumapatienten: Menschen mit Rheumatoider Arthritis erkranken seltener an Alzheimer als Gesunde. US-amerikansiche Forscher stellten fest, dass Rheuma im Körper ein bestimmtes Eiweiß (GMCSF) freisetzt, das Ablagerungen im Gehirn abbaut, die typisch für Alzheimer sind. Dadurch schreitet der gefürchtete Gedächtnisverlust langsamer fort oder kann sogar rückgängig gemacht werden.

Schutz gegen Gedächtnisverlust

Silikate und Asbest unter Verdacht

BERUFE MIT ERHÖHTEM RISIKO

Wer beruflich mit Schadstoffen in der Luft in Kontakt kommt, hat offenbar ein erhöhtes Risiko für Rheumatoide Arthritis. Das ermittelte das Institut für Umweltmedizin am Karolinska-Institut in Stockholm im Rahmen einer Studie. Die Wissenschaftler stellten fest, dass Maurer und Betonarbeiter das höchste Risiko haben. Sie erkrankten fast dreimal häufiger als andere Beschäftigte. Auch Elektro- und Elektronikarbeiter sind überdurchschnittlich oft betroffen. Welche Stoffe im Einzelnen das Risiko erhöhen, konnte die Studie nicht klären. Im Verdacht stehen Silikate, Asbest, organische Lösungsmittel und Motorabgase.

WENIGER GEWICHT, WENIGER ENTZÜNDUNGEN

Wer unter Schuppenflechten-Arthritis (Psoriasis-Arthritis) leidet, hat bei Übergewicht häufig mehr Probleme. Die Entzündungen sind stärker, die Gelenke öfter geschwollen und in ihren Funktionen eingeschränkt. Eine Studie, über die die Deutsche Rheuma-Liga berichtet, macht deutlich: Wer es schafft, sein Gewicht innerhalb von sechs bis zwölf Monaten um 15 Prozent zu senken, kann die Entzündungsaktivitäten so stark eindämmen, wie es sonst nur ein gutes krankheitsmodifiziertes Medikament schafft. Auch Folgeerscheinungen wie ein erhöhtes Risiko für Bluthochdruck und Herz-Kreislauf-Erkrankungen fallen bei einem geringeren Körpergewicht weniger dramatisch aus. Die Forscher sehen damit die These bestätigt, dass Fettgewebe – insbesondere das Bauchfett - chronische Entzündungsprozesse fördern und das Immunsystem schwächen.

Weniger Folgeerkrankungen

HABE ICH TATSÄCHLICH RHEUMA?

Bei Rheumaerkrankungen treten viele verschiedene Symptome auf. Häufig dauert es sehr lange, bis die Patienten eine Diagnose und wirksame Hilfe bekommen. Mit diesem Fragebogen können Sie herausfinden, ob Ihre Schmerzen und Beschwerden eventuell rheumabedingt sind.

Wenn Sie noch unsicher sind, ob Sie oder Ihre Angehörigen tatsächlich Rheuma oder eine andere Krankheit haben, gibt Ihnen unser Test eine erste Orientierung. Nehmen Sie sich einen Moment Zeit, um die Fragen auf dieser und den nächsten Seiten zu beantworten. Je öfter Sie mit Ja antworten, desto höher ist die Wahrscheinlichkeit, dass es sich um Rheuma handelt. Natürlich ersetzt der Fragebogen keinen Arztbesuch. Sie können ihn aber zum Anlass nehmen, um mit Ihrem Arzt darüber zu sprechen. Wir verwenden ihn in unserer Praxis ebenfalls, um uns ein erstes Bild zu machen.

Bitte beachten Sie: Bei manchen Fragen geht es nicht nur um Ja oder Nein, sondern auch um spezifischere Symptome, die die Diagnose erleichtern. Notieren Sie in den dafür vorgegebenen Feldern oder auf einem Extrazettel Ihre Antworten für das nächste Gespräch mit Ihrem Hausarzt oder mit einem Rheumatologen.

1

Leiden oder litten Sie unter Gelenkschmerzen?

- ○ Ja
- ○ Nein

2

Leiden oder litten Sie unter Gelenkschwellungen?

- ○ Ja
- ○ Nein

3

Sind Ihre Gelenke morgens steif?

- ○ Ja
- ○ Nein

► Wenn ja, wie lange?

....

4

Haben Sie Rückenschmerzen, von denen Sie nachts aufwachen?

- ○ Ja
- ○ Nein

► Wenn ja, bessern die Schmerzen sich beim Aufstehen/Bewegen?

- ○ Ja
- ○ Nein

5

Leiden Sie unter nicht erklärbaren Muskelschmerzen oder Muskelschwäche?

- ◯ Ja
- ◯ Nein

▶ Wenn ja, hat dieses plötzlich eingesetzt?

- ◯ Ja
- ◯ Nein

6

Falls Sie Gelenkschmerzen haben oder hatten: Gab es vor Beginn dieser Beschwerden einen akuten Infekt der Atemwege oder eine Periode mit Durchfall?

- ◯ Ja
- ◯ Nein

7

Kennen Sie es, dass einzelne Finger oder die ganze Hand (oder auch Füße oder Zehen) vor allem bei kalter Witterung absterben, das heißt, dass sie sich richtig weiß (oder auch blau oder violettrot) verfärben und dabei heftig schmerzen?

- ◯ Ja
- ◯ Nein

8

Leiden Sie an Trockenheit von Mund oder Augen auch außerhalb der Heizungsperiode?

- ◯ Ja
- ◯ Nein

9

Gibt es in bei Ihren direkten Verwandten Fälle von

▶ **Schuppenflechte** (Psoriasis)?

- ◯ Ja
- ◯ Nein

▶ **schweren Augenentzündungen** (Iritis, Uveintis)?

- ◯ Ja
- ◯ Nein

▶ **Morbus Bechterew** (oder anderen Formen von Arthritis)?

- ◯ Ja
- ◯ Nein

▶ **chronisch entzündlichen Darmerkrankungen** (Morbus Crohn, Colitis ulcerosa)?

- ◯ Ja
- ◯ Nein

▶ Wenn ja, welche und bei wem?

....

10

Haben Sie regelmäßig wunde Stellen im Mund, die eventuell sehr schmerzhaft (vielleicht aber auch schmerzlos) sind und nur langsam abheilen?

- ◯ Ja
- ◯ Nein

11

Sind bei Ihnen Hautveränderungen aufgefallen, insbesondere: Schuppenflechte oder eine schmetterlingsförmige Rötung im Gesicht oder andere unklare Hautveränderungen?

- ◯ Ja
- ◯ Nein

12

Leiden Sie unter unerklärlicher Müdigkeit, die sich auch unter Bewegung oder Training nicht bessert?

- ◯ Ja
- ◯ Nein

13

Leiden Sie unter Haarausfall?

- ◯ Ja
- ◯ Nein

14

Leiden Sie unter Fieber, das auftritt, ohne dass Sie einen Infekt haben?

- ◯ Ja
- ◯ Nein

15

Haben Sie ungewollt Gewicht verloren?

- ◯ Ja
- ◯ Nein

► Wenn ja: wie viel in welcher Zeit?

....

....

16

Ist Ihnen im Urin Blut oder ein Aufschäumen aufgefallen?

- ◯ Ja
- ◯ Nein

17

Sind bei Ihnen unerklärliche Blutbildveränderungen (insbesondere Anämie, Mangel an weißen oder roten Blutzellen oder Blutplättchen) festgestellt worden?

- ◯ Ja
- ◯ Nein

18

Bemerken Sie blaue Flecken der Haut, ohne sich gestoßen zu haben?

- ○ Ja
- ○ Nein

▶ Falls ja, nehmen Sie Blutverdünner?

....

19

Hatten Sie schon einmal eine Thrombose, Lungenarterienembolie oder einen Schlaganfall?

- ○ Ja
- ○ Nein

20

Bei Frauen: Hatten Sie schon einmal eine Fehlgeburt?

- ○ Ja
- ○ Nein

21

Haben Sie häufig das Gefühl, Nahrung nicht richtig schlucken zu können oder dass die Nahrung in der Speiseröhre stecken bleibt?

- ○ Ja
- ○ Nein

22

Haben Sie regelmäßig Durchfall oder Verstopfung oder andere Stuhlauffälligkeiten?

- ○ Ja
- ○ Nein

▶ Wenn ja, gab es eine Darmspiegelung und wann?

....

....

23

Leiden Sie unter Depression oder Stimmungslabilität?

- ○ Ja
- ○ Nein

24

Leiden Sie unter Schlafstörungen?

- ○ Ja
- ○ Nein

25

Haben Sie außergewöhnlich häufig Infektionen (Nebenhöhlen, Bronchitis, Durchfälle etc.)?

- ○ Ja
- ○ Nein

26

Leiden Sie unter regelmäßigem Kribbeln oder Taubheit von Händen/Füßen oder anderen Körperregionen?

- ◯ Ja
- ◯ Nein

27

Leiden Sie unter Atemnot?

- ◯ Ja
- ◯ Nein

► Wenn ja, bei Belastung oder Ruhe?

....

28

Leiden Sie unter Kopfschmerzen?

- ◯ Ja
- ◯ Nein

► Wenn ja, in welchem Bereich vorne/hinten/links/rechts)?

....

29

Leiden Sie unter Hörverlust oder Ohrgeräuschen?

- ◯ Ja
- ◯ Nein

30

Hatten Sie schon häufiger blutig-borkigen Schnupfen?

- ◯ Ja
- ◯ Nein

31

Hat sich Ihr Sehen verschlechtert (ohne dass es dafür eine augenärztliche Erklärung wie Alter, Star oder Änliches gibt)?

- ◯ Ja
- ◯ Nein

32

Hatten Sie schon häufiger ein „rotes Auge"?

- ◯ Ja
- ◯ Nein

33

Hatten Sie einmal einen Zeckenstich?

- ◯ Ja
- ◯ Nein

34

Gibt es weitere wichtige Vorerkrankungen (Tumore, Herzkrankheit, Infarkte, OPs, Nervenleiden)?

- ◯ Ja
- ◯ Nein

Ist bei Ihnen eine Autoimmunerkrankung (systemischer Lupus erythematodes, Sklerodermie, Rheumatoide Arthritis, Morbus Wegener, Polymyalgia rheumatica, Arteriitis temporalis etc.) diagnostiziert worden?

- ○ Ja
- ○ Nein

▶ Wenn ja: wo und wann?

....

....

....

....

▶ Wie wurden Sie behandelt?

....

....

....

▶ Welche Behandlung besteht zurzeit?

....

....

....

....

....

▶ Welche Medikamente haben Sie schon genommen?

....

....

....

....

....

....

....

....

....

MEDIKAMENTE GEGEN RHEUMA

Zur Behandlung von rheumatischen Erkrankungen gibt es zahlreiche Medikamente, über deren Einsatz ein erfahrener Rheumatologe entscheiden sollte. Hier geben wir Ihnen einen Überblick und zeigen, in welche Gruppen die verschiedenen Medikamente eingeteilt werden.

Ob es um Rheumatoide Arthritis, Psoriasis-Arthritis, Morbus Bechterew, Kollagenosen, Vaskulitiden oder andere Rheumaformen geht, bei der Behandlung stehen folgende Ziele im Mittelpunkt: Medikamente sollen Schmerzen lindern, Entzündungen bekämpfen und die Zerstörung der Gelenke, der Muskeln, des Bindegewebes und der Organe stoppen oder bestenfalls ganz verhindern (wenn die Behandlung rechtzeitig beginnt). So lassen sich Funktionsverluste vermeiden. Hier setzen Ärzte auf eine frühe und aggressive Therapie (Hit-Hard-and-Early-Konzept). Für jedes dieser Ziele gibt es medikamentöse Therapien, die individuell ausgesucht werden. Ärzte versuchen heute im Sinne einer personalisierten Medizin, die Medikamente so auszuwählen, dass die betroffenen Patienten von der größten Wirkung profitieren und die geringsten Nebenwirkungen in Kauf nehmen müssen.

WIRKSAME KOMBINATION

Dabei wird zwischen Schmerzmitteln unterschieden, die kurzfristig helfen und die Symptome sofort positiv beeinflussen, und Medikamenten, die die Krankheit langfristig durch Entzündungshemmung behandeln (Basistherapeutika, Immunsuppressiva). Dazu gehört auch Kortison, das insbesondere zu Beginn und bei akuten Schüben für möglichst kurze Dauer eingesetzt wird.

Therapiekonzept im Überblick

Hier sehen Sie das Therapiekonzept bei rheumatischen Erkrankungen auf einen Blick:

- Kurzfristiger initialer Einsatz von Schmerzmitteln wie Paracetamol, NSAR und Coxibe
- Einleitung der Therapie mit Kortison: zu Beginn höhere Dosierung, im Verlauf Dosisreduktion und Ausschleichen
- Basistherapeutika und Immunsuppressiva (cDMARDs)
- Biologika (bDMARDs)
- JAK-Inhibitoren (tsDMARDs)

SCHMERZMITTEL WIRKEN SOFORT

Zu Beginn der meisten rheumatischen Erkrankungen leiden die Patienten an deutlichen Schmerzen der Gelenke und der Muskulatur. Um die Situation zunächst erträglich zu machen, werden Schmerzmittel eingesetzt, und zwar so lange, bis der Arzt die eigentlichen Medikamente ausgesucht und die Therapie eingeleitet hat und die Mittel Wirkung zeigen. Dabei kommen die sogenannten nichtsteroidalen Antirheumatika (abgekürzt NSAR) zum Einsatz. Sie lindern die Schmerzen und sind teilweise auch entzündungshemmend. Die Gelenke sind dadurch nicht mehr so steif und weniger schmerzhaft. Der große Vorteil: Diese Arzneimittel wirken sehr schnell, nämlich innerhalb von 30 bis 60 Minuten. Der Nachteil besteht darin, dass der Effekt nicht lange anhält und die Medikamente leider relativ große Nebenwirkungen haben. Schmerzmittel lindern also die Symptome für eine gewisse Zeit, haben aber keinen Einfluss auf den Verlauf der Krankheit. Deshalb ist die Behandlung damit allein nicht ausreichend.

NSAR MIT NEBENWIRKUNGEN

Viele Schmerzmittel und nichtsteroidale Rheumamedikamente gibt es als Tabletten, Tropfen oder Kapseln ohne Rezept in der Apotheke. Dazu gehören bekannte Schmerzmittel wie Ibuprofen, Diclofenac, Paracetamol, Novaminsulfon oder ASS (Acetylsalicylsäure). Die Tatsache, dass sie frei verkäuflich sind, sollte aber nicht dazu führen, dass Patienten sie ohne Absprache mit dem Arzt einnehmen. Ein paar Tage sind kein Problem, doch über einen längeren Zeitraum oder dauerhaft kann es zu unerwünschten Nebenwirkungen kommen. Dazu gehören Magen- und Darmblutungen, Nieren-, Leber- und Knochenmarksschäden, Bluthochdruck und Ödeme in den Beinen. Auch erhöht sich möglicherweise das Risiko für Herz-Kreislauf-Erkankungen. NSAR sollten immer so kurz wie möglich und gegebenenfalls zusammen mit Mitteln eingenommen werden, die die Magenschleimhaut schützen.

COXIBE: WIRKUNG GEGEN RISIKO

Sogenannte Coxibe (dazu gehören zum Beispiel Celecoxib, Etoricoxib und Parecoxib) wirken ebenfalls gegen Schmerzen und Entzündungen, haben aber weniger Nebenwirkungen auf den Magen. Als sie vor mehr als 20 Jahren auf den Markt kamen, galten sie deshalb zuerst als Revolution in der Schmerztherapie. Bis sich herausstellte, dass sie zwar für Patienten mit erhöhtem Risiko für Magen-Darm-Geschwüre besser geeignet sind, aber möglicherweise die Gefahr für Herz-Kreislauf-Erkrankungen erhöhen. Bei älteren Menschen und Patienten mit einem größeren Risiko für Schlaganfall und Herzinfarkt sollten sie deshalb nicht eingesetzt werden. Es bleibt daher immer die Aufgabe des Arztes und seines Patienten, die Wirkung und das Risiko gegeneinander abzuwägen.

AKUTBEHANDLUNG MIT KORTISON

Kortison hat eine besondere Fähigkeit. Es kann die Wirkung des körpereigenen Hormons Kortisol nachahmen und ist deshalb sehr wirksam. Es schützt bei einer akuten Erkrankung und Entzündungsschüben schnell und unübertroffen effektiv vor bleibenden Schäden. Bereits innerhalb von wenigen Stunden zeigt sich die Wirkung. Kortison lindert deshalb auch die Schmerzen, sodass die Patienten sich rasch wieder bewegen können und die entzündliche Erkrankung langsamer voranschreitet. Zu Beginn wird eine höhere Dosis an Kortison (zum Beispiel Prednisolon) eingesetzt und im Verlauf je nach Erkrankung schnell reduziert und meistens auch abgesetzt. Je nach Schweregrad kann Rheuma mit Kortison innerhalb von Tagen oder Wochen weitestgehend heruntergefahren werden. Bei einzelnen entzündeten Gelenken injiziert der Arzt es mit einer Spritze in das betroffene Gelenk. Vor einer Akutbehandlung mit Kortison muss also niemand Angst haben, denn der Nutzen ist dabei größer als der mögliche Schaden. Doch leider ist auch dieses Medikament kein Wundermittel ohne Nebenwirkungen.

ALS DAUERLÖSUNG UNGEEIGNET

Manche Patienten lehnen Kortison kategorisch ab. Sie sagen gleich zu Beginn ihrer Behandlung, dass sie es niemals nehmen werden. Andere wiederum sind begeistert und würden es am liebsten gar nicht mehr absetzen. An beiden Ansichten ist etwas dran. Es kommt aber – wie so oft in der Medizin – auf die Dosierung und die Alternative an. Während das Medikament auf der einen Seite lebensrettend sein kann, ist es auf der anderen Seite als Dauerlösung nicht geeignet. Es sollte immer nur so kurz wie nötig und so gering dosiert wie möglich eingesetzt werden. Langzeitanwendungen führen zu zahlreichen Nebenwirkungen, da Kortison in fast allen Zellen des Körpers seine Wirkung entfaltet. Die Nebenwirkungen reichen von Gewichtszunahme und Muskelschwäche über Hautveränderungen und erhöhtes Infektionsrisiko bis zu Osteoporose, Knochennekrose, erhöhten Blutzuckerwerten und Augenerkrankungen. Bei Patienten mit Bluthochdruck, Diabetes Typ 2, grauem oder grünem Star und chronischen Infektionen ist besondere Vorsicht geboten. Auch mögliche psychische Störungen sind nicht zu vernachlässigen.

Wichtig zu wissen: Setzen Sie Kortison nie abrupt von einem Tag auf den anderen ab. Das kann lebensgefährlich sein! Während der Kortisoneinnahme stellt die Nebenniere die Eigenproduktion von Kortisol ein. Bei langsamer Reduktion und Beendigung von Prednisolon kann die Nebenniere die Produktion von Kortisol jedoch wieder aufnehmen und damit wird eine nicht ungefährliche Nebennierenkrise (Addison-Krise) vermieden. Kortisonpräparate müssen langsam „ausgeschlichen" werden, also in der Menge Schritt für Schritt reduziert werden. Wer Kortison nimmt, sollte seinen Arzt immer darüber informieren.

BASISMEDIKAMENTE ALS GRUNDLAGE

Die Grundlage für die Behandlung bilden die sogenannten Basismedikamente, die durch ihre entzündungshemmende Wirkung den Krankheitsverlauf langfristig beeinflussen. Sie werden auch DMARDs (Abkürzung von Disease Modifying Anti-Rheumatic Drugs) oder krankheitsmodifizierende Antirheumatika genannt, greifen hemmend in Entzündungs- und Autoimmunvorgänge ein und verlangsamen beziehungsweise stoppen die Gelenkzerstörungen und Organschäden. Sie werden nicht nur im Akutfall vorübergehend eingesetzt, sondern dauerhaft. Es kann in der Regel ein paar Wochen, in seltenen Fällen sogar Monate dauern, bis sich die Wirkung dieser Therapien voll entfaltet und die Patienten eine Besserung spüren. Weil die meisten entzündlich-rheumatischen Systemerkrankungen einen chronischen Verlauf haben, müssen die Patienten ihre Basismedikamente dauerhaft nehmen, selbst wenn sie das Gefühl haben „Mein Rheuma ist geheilt". Ansonsten können die Beschwerden wiederkehren. Zur Gruppe der Basismedikamente beziehungsweise Immunsuppressiva, die es als Tabletten, Spritzen oder Infusionen gibt, gehören unter anderem folgende Mittel:

- Hydroxychloroquin, Chloroquin
- Sulfasalazin
- Methotrexat (MTX)
- Azathioprin
- Leflunomid
- Mycophenolat Mofetil
- Ciclosporin A

BIOLOGIKA GUT VERTRÄGLICH

Sogenannte Biologika gelten heute als verträglichste und hochwirksame Mittel gegen Rheuma. Dabei handelt es sich um biotechnologisch hergestellte Eiweißsubstanzen, die körpereigenen Substanzen ähneln, entzündungsfördernde Botenstoffe gezielt ausschalten können oder sich direkt gegen Immunzellen richten, ohne die Umgebung in Mitleidenschaft zu ziehen. In der Regel werden Biologika dann eingesetzt, wenn die Therapie mit einem oder mehreren Basismedikamenten nach einer gewissen Zeit (meist nach drei bis sechs Monaten) nicht ausreichend anschlägt. Häufig werden sie mit dem Basismedikament MTX kombiniert. Biologika müssen unter die Haut (subkutan, s.c.) oder in die Blutbahnen (intravenös, i.v.) gespritzt werden. Für Patienten sind diese neuen Wirkstoffe, mit denen Ärzte die Erkrankung wirksam und schnell aufhalten können, ein Riesenfortschritt. Welche Biologika derzeit auf dem deutschen Markt zur Verfügung stehen, zeigt der Kasten rechts.

ÄHNLICHE NACHAHMERPRODUKTE UNTER DEM NAMEN BIOSIMILARS

Dazu kommen seit 2015 auch noch sogenannte Nachahmerprodukte, die den Originalpräparaten zwar ähneln, aber nicht identisch mit ihnen sind. Sie werden unter dem Namen „Biosimilars" zusammengefasst und in aufwendigen Prozessen hergestellt, von Arneimittelbehörden geprüft und zugelassen. Ganz ohne Nebenwirkungen geht es auch mit Biologika nicht. Dazu gehören vor allem eine erhöhte Infektanfälligkeit und allergische Reaktionen. Eine Tuberkulose muss vor der Einleitung der Biologika ausgeschlossen werden.

Auf dem deutschen Markt erhältliche Biologika

TNF-Alpha-Blocker:
Adalimumab, Etanercept, Infliximab, Golimumab, Certolizumab

T-Zell-Inhibition:
Abatacept

Interleukin-1-Rezeptor-Antagonist:
Anakinra, Canakinumab

B-Zell-Inhibition (CD20-Antikörper):
Rituximab

Antikörper gegen BLyS:
Belimumab

Interleukin-6-Inhibitor:
Tocilizumab

Interleukin-17A-Inhibitor:
Secukinumab

Interleukin-12- und 23-Inhibitoren:
Ustekinumab

JAK-INHIBITOREN ALS TABLETTEN

Neu sind Januskinase-Inhibitoren (auch JAK-Hemmer genannt), die die Patienten – im Gegensatz zu Biologika – als Tabletten einnehmen können. Sie wirken innerhalb der Zellen entzündungshemmend. Auf dem deutschen Markt gibt es seit 2017 Tofacitinib, Baricitinib und Upadacitinib. Zu möglichen Nebenwirkungen zählen Atemwegsinfekte, Durchfall und Kopfschmerzen.

SANFTE HILFE AUS DER NATUR

TUN SIE SICH UND IHREM KÖRPER GUTES

Heilpflanzen können Schmerzen lindern und wirken gegen chronische Entzündungen. Doch das ist nicht die einzige „Waffe" der Naturmedizin. Garantiert frei von Nebenwirkungen sind auch Anwendungen, mit denen Sie sich die heilsame Wirkung von Wärme und Kälte zunutze machen können. Zudem gibt es eine ganze Reihe von Maßnahmen, die Ihnen dabei helfen, den Alltag mit der schweren Krankheit besser zu bewältigen: Das reicht vom Lebensrhythmus über Achtsamkeit und Leben im Augenblick bis zu segensreichen Ritualen.

WISSENSWERTES AUS DER ANTHROPOSOPHIE

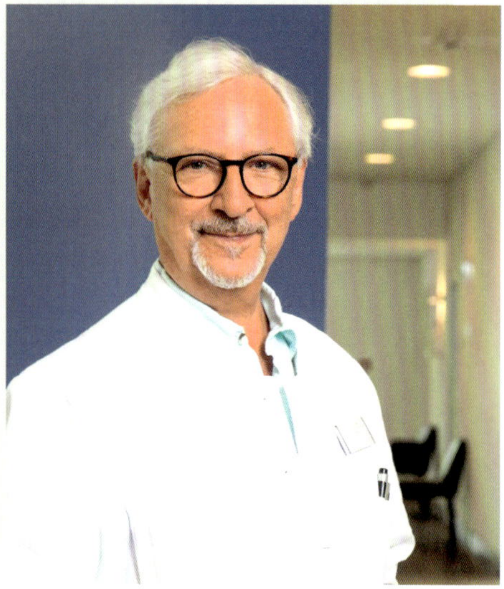

Das Zusammenspiel von Körper, Leben, Seele und Geist bestimmt das Menschenbild der Anthroposophischen Medizin. Lesen Sie hier, wie Rheumapatienten ergänzend zu konventionellen Therapien davon profitieren können.

Als Ganzheitsmediziner sehe ich bei Rheuma nicht nur die Möglichkeiten der Schulmedizin, sondern betrachte den Menschen auch aus geistig-seelischer Sicht. Das kann sehr hilfreich sein, denn Krankheit verändert. Wenn sie plötzlich auftritt, verliert das Materielle an Wert. Äußerlichkeiten, die uns oft vom Wesentlichen ablenken, treten in den Hintergrund. Es entstehen grundsätzliche Lebensfragen, bei denen vieles, was bisher im Mittelpunkt stand, nur noch eine untergeordnete Rolle spielt. Aus der ersten Überlegung („Wer bin ich?") ergibt sich die Suche nach Antworten auf weitere Fragen: Warum gerade ich? Was ist mir wirklich wichtig? Wie kann es weitergehen? Was will ich ändern? Wie gehe ich mit meiner Krankheit um? Die Anthroposophische Medizin nimmt den Menschen auf vier Ebenen wahr: der körperlichen, der lebendigen, der seelischen und der geistigen. Die vier sogenannten Wesensglieder physicher Leib, Lebensleib, Seelenleib und Ich-Organisation wirken dabei zusammen und sind die Grundlage für eine individuelle Ganzheitsmedizin.

DER PHYSISCHE LEIB

Um Erkenntnisse über den physischen Leib, also über den Körper eines Patienten, zu erlangen, führt der Arzt nicht nur Gespräche, sondern nimmt sein Gegenüber ganzheitlich wahr. Ob Atmung, Gewicht, Blutbild, Schlafrhythmus oder Stuhlgang – der Arzt sieht sich nicht nur den Menschen, sondern auch seine Befunde an. Dabei helfen technische Geräte wie Mikroskope oder Röntgen ebenso wie die eigenen Sinne. Allerdings lässt der physische Leib sich nie unabhängig vom Lebensleib, vom Seelenleib und von der Ich-Organisation betrachten, denn in reiner Form haben wir ihn nur nach dem Tod vor uns. Die Frage „Wie sind meine Befunde?" betrifft den physischen Leib.

DER LEBENSLEIB

Der Lebensleib kann Neues aufbauen, regenerieren, wachsen lassen und reproduzieren. Das erkennen wir an seiner Entwicklung: Kinder werden groß, wir regenieren nach Krankheiten und fühlen uns nach dem Schlafen wieder fit. Wunden heilen auf natürlichem Wege. Die Organe sorgen dafür, dass der Stoffwechsel in Gang bleibt. Auch Tiere und Pflanzen haben einen Lebensleib, der sie gedeihen lässt. Nach dem Zustand des Lebensleibes erkundigt sich der Arzt mit der Frage „Wie geht es Ihnen?“

DER SEELENLEIB

Mit der Fragen „Wie fühlen Sie sich heute?“ erfährt der Arzt etwas über den Seelenleib, der Menschen und Tiere von Pflanzen unterscheidet. Er ist für alles zugänglich, was mit Stimmungen, Bewusstsein, Inspiration und Sinnlichkeit zusammenhängt. Ob Sex, Essen, Trinken, Poesie oder Musik – der Seelenleib braucht seine Befriedigung, die allerdings nicht überborden darf, um Lebensziele im Auge zu behalten. Vor einem solchen Überborden schützt uns die sogenannte Ich-Organisation.

DIE ICH-ORGANISATION

Will der Arzt etwas über die Tätigkeit der Ich-Organisation erfahren, blickt er auf die Gesamtgestalt, achtet auf den Blick und die Kraft, mit der der Patient sich aufrichtet. Dazu erkundigt er sich nach dem Sinn des Handelns und nach der Biografie. Dabei erkennt er, wie präsent der Patient ist. Was er sagt und wie er denkt, ist die Basis für sein Selbstbewusstsein, sein Tun und seine Selbstverantwortung.

SEGENSREICHES ZUSAMMENWIRKEN

Das Zusammenwirken der vier Glieder lässt sich verdeutlichen: Der Mensch verwirklicht sich in seinem Lebenslauf, dirigiert vom Ich, durch den lebendigen Leib. Die Seele ist dabei der Vermittler. Durch Denken, Fühlen und Handeln baut das Geistig-Seelische als Träger von Bewusstsein und Selbstbewusstsein die Kräfte des lebendigen Leibes ab. Das spüren wir, wenn wir abends müde werden und im Schlaf (ohne Wachbewusstsein und Selbstbewusstsein) die Kräfte des lebendigen Leibes regenerieren. Wenn alles gut läuft, wachen wir am Morgen erfrischt auf und können ein neues Tagewerk beginnen. So haben wir einen lebendigen Körper, der beseelt und durchgeistigt ist. Wenn das Zusammenwirken der vier Wesensglieder im individuellen Gleichgewicht ist, ist der Mensch gesund.

THERAPIEN BESSER VERSTEHEN

Mithilfe dieses Menschenbildes lassen sich unsere Therapieverfahren besser verstehen. Mit chemisch definierten Medikamenten können wir tief in den Körper hineinwirken,

VIER FRAGEN – VIER EBENEN

Jeder, der mir als Patient gegenübersitzt, stellt sich entsprechend den vier Wesensgliedern mehr oder weniger bewusst vier Fragen:

Wie sind meine Befunde?
→ **Physischer Leib**
Wie ist mein Krankheitsgeschehen? → **Lebensleib**
Wie gehe ich mit meinem Befinden um? → **Seelenleib**
Was ist der Sinn?
→ **Ich-Organisation**

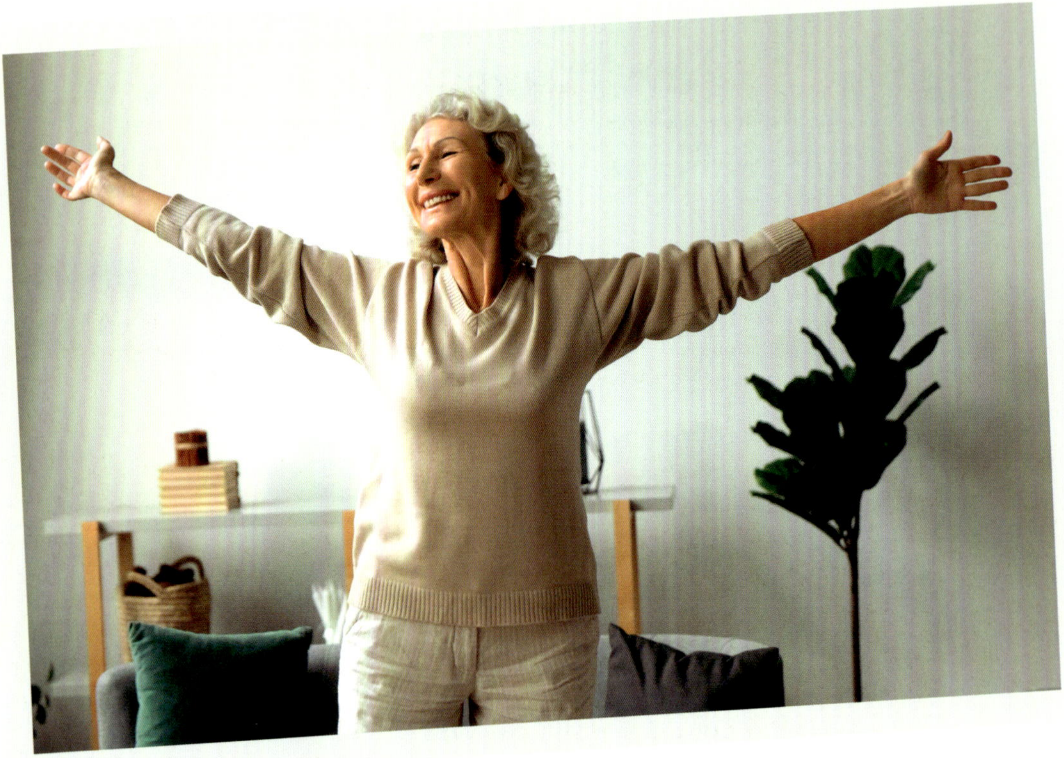

bis in die Bestandteile der Zelle, wo wir Einfluss auf Hormone oder Entzündungszellen nehmen. So wirken auch einige naturheilkundliche Medikamente – beispielsweise solche, die auf giftigen Pflanzen (spezielle Phytotherapeutika) basieren. Die meisten naturheilkundlichen Medikamente wirken auf den Lebensleib, indem sie Prozesse regulieren. Das geschieht auch durch äußere Anwendungen wie Wickel, Auflagen, Einreibungen, Physiotherapie, Osteopathie und andere Verfahren.

EIGENINITIATIVE IST GEFRAGT

Direkt auf den Seelenleib können wir mit den künstlerischen Therapien Einfluss nehmen. Für die Gesangs- und Musiktherapie ist das heute durch zahlreiche Studien belegt. Auch die Maltherapie, das plastische Gestalten und die Heileurythmie, bei der die Sprache in Körperbewegung umgesetzt wird, bieten besondere Möglichkeiten. Die Ich-Organisation des Menschen sprechen wir unmittelbar durch das ärztliche Gespräch oder im Rahmen von Gesprächs- und Psychotherapien an. Dazu gehören auch die Biografiearbeit, Achtsamkeitsübungen und Meditation. Eine wesentliche Aufgabe in der Behandlung eines Menschen mit einer chronischen Erkrankung besteht darin, ihn in seiner Ich-Organisation anzusprechen. Denn nur darüber ist er in der Lage, Eigenverantwortung zu übernehmen und so zur Harmonisierung seiner Glieder und damit zu seiner Gesundung beizutragen. Hier liegt das weite Feld der Eigeninitiative mit Ernährung, Bewegung und Umgang mit Stress.

DAS ZUSAMMENWIRKEN DER VIER WESENSGLIEDER

Welche Prozesse werden von welchem Wesensglied beeinflusst? In welchen physischen Instrumenten und Krankheitsprozessen drücken die einzelnen Elemente sich aus? In dieser Tabelle finden Sie alle vier Glieder noch einmal in einer Übersicht. Sie sind wichtig für das anthroposophische Verständnis von Autoimmun- und anderen Erkrankungen. Befinden sich alle vier Glieder im harmonischen Gleichgewicht, ist der Mensch gesund.

Wesensglied	Selbstwahrnehmung und künstlerisches Tun	Prozesse	Physische Instrumente und Krankheitsprozesse
ICH-ORGANISATION	Selbstbewusstsein, Denken, Zielsetzung, Initiative, Begeisterung, Sprach- und Dichtkunst	Präsenz (Anwesenheit), Integrationsprozesse, Gesamtgestaltung, Biografie	Wärme (-verteilung), Blick, Aufrichte, Gesamterscheinung, Herz/Kreislauf, Blut, Entzündung
SEELENLEIB	Bewusstsein, Gefühl, innere und äußere Bewegung, Musik und Gesang	Gestimmtheit, Differenzierung, abbauende Stoffwechselvorgänge, Ausscheidung und innere Sekretion (zum Beispiel Hormone)	Luft (-verteilung), Bewegung, Tonus (zum Beispiel Anspannung und Lösen des Muskels), Nieren, Nerven-, Hormon- und Immunsystem, Allergien und Autoimmunkrankheiten
LEBENSLEIB	Entwicklung und Gestaltung in der Zeit, Auftrieb, Schwerelosigkeit, plastisches Gestalten	Befinden, aufbauende Stoffwechselvorgänge, Wachstum, Regeneration	Wasser (-verteilung), Lymphe, Leber, Wucherung, Geschwulst
PHYSISCHER LEIB	Schwerkraft, Schwerpunkt, Gestaltung im Raum, Architektur	Befunde, Raumgestalt, Stillstand, Abnutzung und Zerfall, Ablagerungsprozesse	Das Feste, Dichte, Schwere, Gewicht, Lunge, Knochen, Verhärtung und Sklerose

DIE WICHTIGSTEN MEDIKAMENTE AUS DER NATUR

Wussten Sie, dass Misteln schmerzlindernd wirken, die rote Waldameise das Immunsystem stärkt, Moorextrakt Muskeln entspannt und Arnika gegen chronisch entzündete Gelenke hilft? Lernen Sie hier die wichtigsten Rheumamedikamente aus der Naturmedizin kennen.

DIE WEISSBEERIGE MISTEL (VISCUM ALBUM)

Die Mistel wächst in Kugelform auf Laub- und Nadelbäumen. Sie saugt verschiedenen Baumarten Wasser und Nährstoffe weg, was ihr die Bezeichnung „Halbschmarotzer" eingebracht hat. Über die Jahre nimmt sie mit ihren immergrünen Blättern die charakteristische Kugelgestalt an. Sie bildet keine Wurzel, entwickelt nur ein Blattpaar pro Jahr und blüht im Winter. Auch ihre Früchte, die weißlichen Beeren, reifen in der kalten Jahreszeit. Damit macht die Mistel fast alles anders als normale Pflanzen. In ihrem Entwicklungsprozess produziert sie Substanzen, die heute im Fokus der Forschung stehen. Dazu gehören beispielsweise Lektine und Viscotoxine, die das Immunsystem modulieren, sowie Triterpene, die antientzündlich wirken. Mit nahezu 130 klinischen und 50 präklinischen Studien ist die Mistel heute das wohl am besten untersuchte Phytotherapeutikum. Bekannt ist sie insbesondere durch die Krebstherapie geworden. Auch in der Behandlung von Autoimmunkrankheiten hat sie sich bewährt. Allerdings wird sie hier in deutlich geringerer Dosierung eingesetzt. Üblicherweise wird die Mistel unter die Haut (subkutan) injiziert. Das sollte bei Autoimmunkrankheiten nicht häufiger als zweimal pro Woche und in eher schwacher Dosierung erfolgen. Bei entzündlich-rheumatischen Erkrankungen wird bevorzugt Iscucin Salicis® Stärke A und C jeweils einmal pro Woche injiziert. Eine Mistelbehandlung sollte immer in Zusammenarbeit mit einem Arzt erfolgen, der Erfahrungen mit dieser Therapieform hat. Während der Behandlung können sich Entzündungsprozesse bessern, Schmerzen lassen nach und die Patienten erleben sich stärker durchwärmt. Wir empfehlen, diese Therapie kurartig durchzuführen, zum Beispiel vier Wochen Behandlung, gefolgt von vier bis acht Wochen Pause. Indiziert ist die Mistel bei allen Autoimmunprozessen.

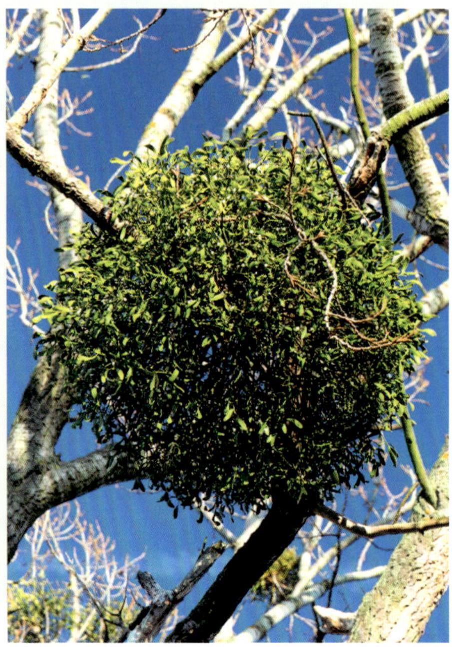

SUMPFPORST (LEDUM PALUSTRE)

Der Sumpfporst wächst am Rand von nordischen Hochmooren. Dieser Strauch, der bis zu einem Meter hoch wird, hat würzig-aromatisch riechende Blätter und leuchtend weiße Blüten. Damit wirkt er wie ein Gegenpol zur kargen Welt des Hochmoors, in der alles Leben zu ersticken scheint. Zwei bis drei Injektionen s.c. mit Ledum palustre D6® in Gelenknähe bei Ablagerungs- und Deformationstendenzen zeigen rasch Wirkung, insbesondere auf die Schmerzen. Der „Rosmarin des Nordens" wirkt besonders günstig bei derb-teigigen, eher kalten Schwellungen der Gelenke. Ebenfalls sehr gut ist die Wirkung des Sumpfports bei Arthritiden.

HONIGBIENE (APIS MELLIFICA)

Apis mellifica ist ein homöopathisches Arzneimittel, das aus Honigbienen hergestellt wird. Bei akut entzündetem Bindegewebe und akut geschwollenen, geröteten und überwärmten Gelenken ist die Honigbiene mit ihrem Gift ein gutes Sofortmittel. Entweder können Gelenke mit Apis mellifica 1% Salbe eingerieben werden oder es wird 1 Ampulle Apis mellifica D20 s.c. gespritzt. Durch die verschiedenen Wirkstoffkomponenten (wie Apitoxin und Melittin) kann die Honigbiene auch zur Harmonisierung des Wärmeorganismus genutzt werden. Nicht wenige Patienten mit rheumatischen Erkrankungen leiden unter innerem Kälteempfinden (Frösteln) und gleichzeitig Überwärmung, beispielsweise in den Gelenken. Da wäre die Indikation 1 Ampulle Apis mellifica D6 s.c. zweimal pro Woche zu empfehlen. Wichtig: Achten Sie immer auf eine Bienengiftüberempfindlichkeit.

ROTE WALDAMEISE (FORMICA RUFA)

Die Waldameise ist die ideale Ergänzung zur Honigbiene, vor allem dann, wenn der chronische Entzündungsprozess keine akute Phase durchläuft, sondern sich schleichend zerstörend ausbreitet und zu Ablagerungen führt. Die rote Waldameise ist gewissermaßen das Verdauungs- und Immunsystem der Wälder, indem sie abgestorbene pflanzliche und tierische Substanzen wieder in den Kreislauf des Lebens zurückführt. Sie reguliert in der Therapie das Immunsystem und gestörte Wärmeverhältnisse. Die Dosierung kann insbesondere bei den Kollagenosen und der Bechterew-Krankheit folgendermaßen aussehen: Dreimal wöchentlich 1 Amp. Formica D6 – D20 und/oder dreimal täglich 5 bis 12 Tropfen Formica D6 – D20. Achtung: Wenn Sie auf Ameisensäure überempfindlich reagieren, sollte Formica besser nicht eingesetzt werden.

GRAUSPIESSGLANZERZ (ANTIMONIT)

Stibium, gewonnen aus dem Grauspießglanzerz, ist ein zentrales Medikament bei Autoimmunerkrankungen. Überall dort, wo etwas in Auflösung gerät oder zerstört wird, kann Stibium diesen Vorgängen ein neu gestaltendes Prinzip entgegensetzen. Damit unterstützt es die formenden Fähigkeiten der Ich-Organisation (siehe Seite 45), wie sie bei den chronisch entzündlichen, die Struktur zerstörenden Prozessen der Autoimmunkrankheiten notwendig sind. Im akuten Schub einer Kollagenose oder Vaskulitis hat sich die Gabe von 10 ml Stibium metallicum praeparatum D6 i.v. bewährt. In der Langzeittherapie wird Stibium metallicum praeparatum D3 dreimal am Tag mit jeweils 1 Messlöffel eingesetzt.

MOOREXTRAKT (SOLUM ULIGINOSUM)

Solum ist ein Extrakt aus dem Hochmoortorf. Unter Zusatz von Schachtelhalm (Equisetum), das die Verbindung zur Niere herstellt und die Ausscheidungsfunktion unterstützt, und Rosskastanie (Aesculus), das eine lymphatische und venöse Entstauung bewirkt, ist dieses Medikament besonders gut wirksam bei entzündlichen Schwellungen und Schmerzen im Bewegungssystem (Gelenke, Sehnen, Muskeln). Solum kann Schmerzmittel, entzündungshemmende Mittel und auch Glukokortikoide einsparen oder ersetzen. Insofern hat es seinen Platz bei allen Arthritiden und beim Morbus Bechterew. Wenn Sie keine Injektionen mögen, können Sie bei akuten Schmerzen bis zu fünfmal täglich 30 Globuli unter der Zunge zergehen lassen. Die durchwärmende Wirkung von Solum kommt besonders zum Tragen, wenn Sie es äußerlich als Öl (mit Zusatz von Lavendel) anwenden.

PHOSPHOR

Phosphor ist das einzige Element, das sich an der Luft selbst entzünden kann. Der Name deutet auf diese Eigenheit: Phosphoros kommt aus dem Griechischen und bedeutet „Lichtträger". Licht und Wärme sind die Elemente, über die das Geistige (Ich-Organisation) im Physischen wirkt (siehe Seite 45). Phosphor ist eine Art Leitschiene für die Aktivität der Ich-Organisation im Stoffwechsel. Er leitet die Ich-Organisation dorthin, wo eine chronische Entzündung im Organismus auftritt und sich zerstörend auswirkt, um krankhafte Prozesse zu bremsen. Bei der Rheumatoiden Arthritis und den Kollagenosen wird Phosphorus D6 mit zweimal 5 bis 10 Tropfen täglich eingesetzt. Bei chronisch destruierenden Gelenkprozessen hat sich die Einreibung mit Phosphoröl 0,1% bewährt. Bitte beachten Sie: Phosphor ist nicht für die Selbstmedikation geeignet.

ZAUNRÜBE (BRYONIA)

In der Natur ist die Zaunrübe mit ihrer voluminösen und kompakten Wurzel in der Lage, viel Wasser zu binden und zu strukturieren. In diesem Sinne wirkt sie insbesondere bei entzündlich-ödematösen Schwellungen. Die abschwellende Wirkung wird erreicht durch täglich 1 Amp. Bryonia D3–D6 oder auch durch dreimal 10 Tropfen (oder dreimal 10 Globuli) Bryonia D3.

QUARZ

Quarz besteht aus Kieselsäure (Silicium) und ist das häufigste Mineral der Erde. Quarz vermittelt stark formende Kräfte. Am eindrücklichsten zeigt sich dies an der streng sechseckigen Form der Bergkristalle. Diese Formkräfte begrenzen die chronisch abbauenden Prozesse, die bei den meisten Autoimmunkrankheiten auftreten. Dies kann durch täglich dreimal jeweils 1 Messlöffel Quarz D30 geschehen. Wählen Sie eine niedrige Potenz wie D3, um Stoffwechselprozesse für eine Neugestaltung anzuregen, beispielsweise bei drohenden Deformierungen von Gelenken. Sollen bei primär verhärtenden Autoimmunprozessen wie der Sklerodermie oder dem Morbus Bechterew oder nach einem akuten Schub einer Rheumatoiden Arthritis die aufbauenden Prozesse angeregt werden, greift man am besten zu quarzhaltigen Pflanzen. Dazu eignet sich besonders der Schachtelhalm (Equisetum arvense). Am intensivsten wirksam ist die Form von Equisetum Silicea cultum. Dieses

Arzneimittel regt die aufbauenden Kräfte an und ist insbesondere dann angezeigt, wenn im Rahmen einer Autoimmunkrankheit die Niere beteiligt ist, beispielsweise beim systemischen Lupus erythematodes. Nehmen Sie dann dreimal täglich 10 Tropfen Equisetum Silicea cultum D3.

BITTERSTOFFHALTIGE ARZNEIEN

Es gibt etwa 200 Pflanzen, die Bitterstoffe produzieren. Dazu gehören Absinthium (Wermut), Gentiana lutea (Gelber Enzian) und Anagallis (Ackergauchheil). Diese Bitterstoffe regulieren die Darmtätigkeit, fördern die Sekretion und unterstützen unser Mikrobiom. Gerade dort, wo es zur Verfestigung wie bei der systemischen Sklerose oder zum Erliegen der Flüssigkeitsproduktion wie beim Sjögren-Syndrom kommt, sind diese Substanzen sehr hilfreich. So ist die Gabe von dreimal 10 Globuli Gentiana comp. bei Bewegungsstörungen der Verdauungsorgane im Rahmen der Sklerodermie indiziert. Chelidonium (Schöllkraut) hilft als Chelidonium Ferro cultum D3 mit dreimal 10 Tropfen beim Sjögren-Syndrom, die Drüsentätigkeit anzuregen.

ALRAUNE (MANDRAGORA)

Die Alraune gehört zu den Nachtschattengewächsen. Sie bildet einen fleischig-weichen Wurzelstock, mit dem sie bis zu 60 Zentimeter senkrecht in den Boden eindringt. Dieser Wurzelstock enthält Alkaloide wie Hyoscyamin, Scopolamin und Atropin. Die Alraune ist ein gutes Schmerzmittel bei degenerativen und entzündlichen Gelenkprozessen sowohl als Salbe (Mandragora 5%) als auch in flüssiger Form mit dreimal 10 Tropfen Mandragora comp.

KUPFERSALBE UND MARIENDISTEL

Kupfersalben als Cuprum metallicum 0,4% oder Kupfersalbe rot wirken exzellent beim Raynaud-Syndrom. Sie sind durchwärmend und krampflösend. Die Mariendistel (Carduus marianus) fördert die Entgiftungsfunktion der Leber und schützt die Leberzellmembran. Sie sollte in Form von täglich zwei- bis dreimal 1 Kapsel Legalon forte besonders während einer immunsuppressiven Therapie beispielsweise mit Methotrexat oder Azathioprin eingesetzt werden.

BERGWOHLVERLEIH (ARNICA MONTANA)

Arnika ist eine Pflanze, die oft auf Bergwiesen wächst und dort durch ihren aufrechten Stengel und die leuchtend gelbe Blüte auffällt. Sie hat eine gute Wirkung bei schmerzhaften, chronisch entzündlichen Gelenkprozessen wie bei der Rheumatoiden Arthritis. Versuchen Sie es mit dreimal 10 Tropfen Arnica planta tota D3 oder reiben Sie die Gelenke mit Arnika-Gelee oder Arnika-Salbe 10% ein.

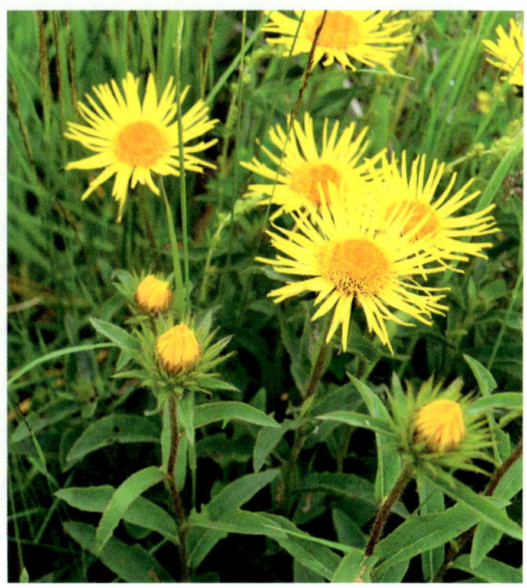

WOHLTATEN FÜR DIE GELENKE: WÄRME UND KÄLTE

Ob als Bad, Packung oder Kissen – angenehm warme Temperaturen können bei rheumatischen Beschwerden ebenso hilfreich sein wie Kühlung. Hier erfahren Sie, wie man die sogenannte Thermotherapie gezielt einsetzen kann, um Schmerzen zu lindern.

Rheumapatienten stehen immer wieder vor der Frage: Hilft meinen schmerzenden Gelenken Wärme oder Kälte? Denn das subjektive Gefühl sagt: In gewisser Weise wirkt beides. Und damit haben sie recht. Was in welchem Fall besser ist, hängt von der Art der Beschwerden ab. Hier gilt die Regel: Ein Gelenk, das akut entzündet ist (also rot, warm und geschwollen), reagiert positiv auf Kälte, die die „heiße" Entzündung kühlt. Niedrige Temperaturen wirken bekanntermaßen abschwellend, schmerzlindernd und entzündungshemmend. Ist die Gelenkentzündung jedoch chronisch, lassen die Beschwerden unter dem Einfluss von Wärme nach. Bei der Behandlung spricht man von Thermotherapie, wenn es darum geht, sich die heilende Wirkung hoher und niedriger Temperaturen zunutze zu machen.

MASSNAHMEN FÜR ZU HAUSE

Bevor Sie Kälte oder Wärme für Therapiemaßnahmen einsetzen, sollten Sie sich mit der richtigen Temperatur beschäftigen. Denn um eine heilsame Wirkung zu erreichen, darf es weder zu heiß noch zu kalt sein. Auch in diesem Bereich gilt keineswegs je extremer, desto besser, sondern: je angemessener, desto besser. Viele Patienten mit Autoimmunerkrankungen haben eine Wärmeverteilungsstörung und deshalb große Schwierigkeiten, angenehme Temperaturen zu finden. Während sie innerlich frieren, kommt es an äußeren Körperregionen zu gefühlten Überhitzungen. Warme Kleidung und gezielte Bewegung zwischendurch können Abhilfe schaffen.

KÄLTE: ZUSAMMENZIEHEN UND WEITEN

Bei Kälte sind die Spannen groß: Sie reichen von einer Temperatur von minus 110 °C, die man in speziellen Kältekammern ein paar Minuten lang überleben kann, bis zu sanften 15 °C plus, die für eine Selbsttherapie infrage kommen. Auch Maßnahmen mit mittleren Temperaturen lassen sich zu Hause durchführen. Sie haben den Effekt, dass sich die Gefäße zuerst zusammenziehen und dann wieder weiten. Hier einige Beispiele für wirkungsvolle Kälteanwendungen:

- Tauchen Sie schmerzende Körperteile in kaltes Wasser (12 bis 18 °C). Ein kühles Armbad wirkt gegen Müdigkeit und Erschöpfung. Dafür legen Sie beide Arme bis zur Mitte der Oberarme etwa eine halbe Minute lang ins Wasser, streifen die Arme dann ab und lassen sie an der Luft trocknen. Wichtig: Diese Anwendung ist bei koronaren Herzerkrankungen nicht geeignet.

- Tupfen Sie schmerzende Gelenke mit Eiswürfeln aus dem Gefrierfach ab oder legen Sie Eishandtücher auf.

- Setzen Sie auf klassische Kühlpacks oder Gelpackungen, die im Kühlschrank oder im Gefrierfach gekühlt werden. Zur Orientierung: Kältepacks können mehrmals täglich mit einem Abstand von etwa drei Stunden auf schmerzende Gelenke aufgelegt werden. Auf den Knie- und auf den Hüftgelenken sollten sie nicht länger als eine Viertelstunde wirken, an der Hand und an den Fingergelenken höchstens fünf Minuten. Kühlpacks und Co. können gefährlich werden, wenn man es übertreibt. Vermeiden Sie Erfrierungen. Umwickeln Sie die Packs mit einem Tuch und beenden Sie die Kühlung sofort, wenn ein Kälteschmerz auftritt.

POSITIVE ERFAHRUNGEN MIT KÄLTEKAMMERN

Eine besondere Form von Kältetherapien sind Kältekammern, die es in einigen Rehabilitationskliniken gibt. Hier wird ein Raum mit sehr trockener Luft auf minus 110 °C heruntergekühlt. Die Patienten gehen erst durch Vorkammern, die nicht ganz so kalt sind, und halten sich dann in Badekleidung (Ohren, Stirn, Hände und Füße werden gesondert geschützt) bis zu drei Minuten in der Kammer auf. Die Wirkung konnte zwar bisher noch nicht wissenschaftlich bewiesen werden, doch auch hier gilt: Was dem einen hilft, wirkt beim anderen nicht. Viele Patienten machen damit positive Erfahrungen. Vermutlich setzt Kälte mit ihrem intensiven Reiz auf die Hauptoberfläche Botenstoffe in Gang, die Schmerzen lindern und Entzündungen hemmen. Auch sogenannte Eissaunen erfüllen diese Funktion. Vorsichtig sollten Sie mit Kältetherapien bei Bluthochdruck, Durchblutungsstörungen, beim Raynaud-Syndrom und bei Kollagenosen sein.

Streicheln und Massieren

Berührungen machen nicht nur glücklich, sondern auch Schmerzen erträglicher. Ein mitfühlender Partner, der regelmäßig zärtliche Streicheleinheiten verteilt, kann dazu beitragen, dass Betroffene ihre Beschwerden weniger intensiv empfinden, fanden Mediziner aus den USA heraus. Leichte Bürstenmassagen über Arme, Beine, Rücken und Bauch haben einen ähnlichen Effekt. Die angenehmen Impulse werden über die gleichen Nerven weitergeleitet wie die Schmerzen und können diese offenbar zeitweise blockieren.

WÄRME: ENTSPANNUNG UND WOHLFÜHLEN

Ob im sonnigen Süden Europas oder in einer gut geheizten Wohnung auf dem Sofa: Rheumapatienten fühlen sich bei vergleichsweise hohen Temperaturen wohler. Schon daran kann man merken, wie gut Wärme bei Rheuma tut, wenn man keinen akuten Schub hat. Deshalb sollten Sie auf den richtigen Zeitpunkt achten. Wärmeanwendungen eignen sich eher gegen Verspannungen bei geringer Entzündungsreaktion. Dann lindern höhere Temperaturen Schmerzen, regen den Stoffwechsel und die Durchblutung an und entspannen die Muskeln. Um den Effekt zu verstärken, helfen Wärmeanwendungen zu Hause. Das können Sie tun:

- Nehmen Sie ein Wannenbad mit Lavendelöl oder Badezusätzen aus Arnika oder Heublume. Die Temperatur sollte zwischen 38 und 39 °C liegen. Baden

Sie nicht länger als 10 bis 20 Minuten und nicht bei einem akut entzündlichen Schub. Anschließend sollten Sie 20 bis 30 Minuten ruhen. Auch Teilbäder für einzelne schmerzende Gelenke sind hilfreich. Dazu gehören zum Beispiel aufsteigende Arm- und Fußbäder, die vor allem am Anfang eines Schubes sinnvoll sein können.

- Fangopackungen wirken bei zahlreichen Beschwerden. Auf die heilende Kraft des warmen Schlamms aus gemahlenem Vulkangestein setzten schon die alten Römer. Als tiefwirkende Wärmepackungen werden sie in Krankenhäusern, Praxen für Physiotherapie und in Kurbädern bei unterschiedlichen Problemen angewandt, dazu gehören auch rheumatische Erkrankungen, Gelenkbeschwerden und Wirbelsäulenleiden. Für zu Hause eignen sich Fango-Paraffin-Packungen, die vor der Anwendung im Backofen erhitzt und dann 20 bis 30 Minuten aufgelegt werden. Sie halten länger warm und können mehrmals verwendet werden. Auch warme Kissen (zum Beispiel mit Kirschkernen) oder Heilerdepackungen erleichtern den Alltag zu Hause.

- Ein warmes Duschbad (38 bis 40 °C) kann Verspannungen in der Rückenmuskulatur oder Gelenkbeschwerden lindern. Unter einem warmen Wasserstrahl fallen sanfte Bewegungen leichter.

- Ebenfalls hilfreich sind Besuche in der Sauna, Rotlicht- oder Heißluftanwendungen, Infrarotkabinen und Krankengymnastik mit heißen Rollen. Wärme kann die Durchblutung verbessern, sie lockert verspannte Muskeln und hilft, Schmerzen zu lindern.

Das freut die Hände

Kleine Wohltat und Trainingseinheit für die Hände: Wärmen Sie Reis oder Linsen in einer Schüssel im Backofen bei 50 bis 60 °C auf. Sobald sie eine angenehme Temperatur haben, nehmen Sie sie mit vor den Fernseher und wühlen mit den Händen darin herum, solange die Linsen oder Reiskörner warm sind. Auch Teigkneten ist eine gute Fitnessübung, damit die Hände trotz Rheuma beweglich bleiben.

ZUR BADEKUR INS SOLEHEILBAD

Im Rahmen einer Kur kommen noch andere Formen von heilsamen Bädern infrage. Dazu gehören zum Beispiel Solebäder, bei denen der sogenannte Totes-Meer-Effekt wirkt. Orte, die den Titel Sole-Heilbad tragen dürfen, verfügen über Quellwasser mit einer besonders hohen Natriumchlorid-Konzentration. Dieses Wasser enthält eine natürlich starke Kochsalzkonzentration und hilft bei Rheuma- und Gelenkschmerzen. Die Quellen sind deshalb nicht nur für die Salzgewinnung geeignet, sondern auch für Badekuren. Der Reiz für Rheumapatienten besteht darin, dass man im Salzwasser wie schwerelos ganz entspannt liegen kann und auch in der Bewegung kaum Schmerzen spürt – ein „Service", wie ihn sonst nur das Tote Meer bietet. Natriumchlorid, das sich aus der Sole (aus dem Mittelhochdeutschen für „Salzbrühe") löst, verstärkt den natürlichen Auftrieb des Wassers, Bewegungsabläufe fallen leichter und die Gelenke werden geschont. Im Körper weiten die gelösten Salze die Gefäße. Dadurch verbessert sich in der warmen Sole die Durchblutung, Muskeln und Gelenke entspannen. Wenn man Sole mit niedrigerer Kochsalzkonzentration inhaliert, lindert das Salzwasser auch Beschwerden bei Asthma und Bronchitis.

HEILSTOLLEN UND HEILQUELLEN

Wer mit Rheuma zur Kur geht, bekommt häufig die Empfehlung, Heilquellen oder Heilstollen zu nutzen, um die Beweglichkeit der Gelenke zu verbessern und Schmerzen zu lindern. Solche Quellen oder Stollen finden sich meistens in Kurorten. Die Wirkung ist schon sehr lange bekannt. Sie basiert zum einen auf der tragenden Kraft von warmem Wasser, das Bewegung ohne Belastungen ermöglicht, den Stoffwechsel anregt, die Selbstheilungskräfte aktiviert und neue Energie gibt. Zum anderen kommen beim Thermalheilwasser noch weitere Heilkräfte hinzu. Das Heilwasser stammt aus unterirdischen heißen Quellen, die durch ihre hohe Temperatur mehr Mineralien aufnehmen können als kaltes Wasser. Zu den heilenden Bestandteilen gehören Schwefel, Radium, Kalzium und Magnesium. Die Wirkung hält auch nach der Kur für einen längeren Zeitraum an. So berichten Patienten, dass sie nach einer Kur im Heilstollen ihren Schmerzmittelkonsum noch bis zu einem halben Jahr danach um mehr als die Hälfte reduzieren konnten.

MOOR: ALTBEWÄHRT GEGEN SCHMERZEN

Bereits der berühmte Arzt Paracelsus (1493 bis 1541) setzte auf die Heilkraft aus dem Moor und bewies, dass ein Bad im

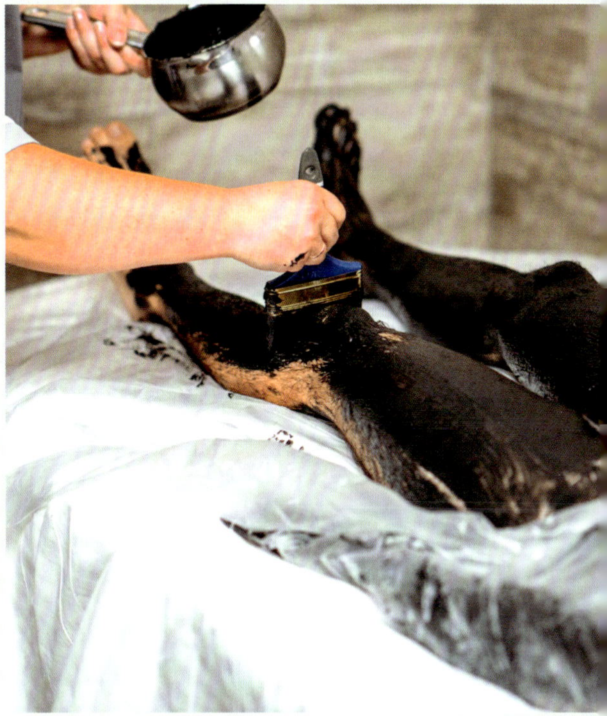

Moorschlamm auf sanfte Weise Schmerzen lindern kann. Die Anwendungen sind altbewährte Schmerzmittel aus der Natur, die bereits eine lange Tradition bei der Behandlung von Verspannungen haben. Das erste Moorbad in Deutschland entstand 1802 in Bad Pyrmont; heute gehören die Anwendungen in zahlreichen Kurorten zum Programm. Manche Krankenkassen bezahlen die Bäder, wenn sie Teil der Therapie sind. Warum Moorbäder funktionieren? Der Torf kann Wärme sehr lange halten und gibt sie dabei nur langsam an den Körper ab. Das macht es möglich, dass auch tiefer gelegene Regionen, Gelenke und Knorpel davon profitieren. Die Bäder enthalten unter anderem Magnesium, Kalzium, Natrium, Eisen und Kupfer. Dazu kommen noch verschiedene entzündungs- und damit auch schmerzhemmende Substanzen.

WICKEL GEGEN DIE SCHMERZEN

Wickel und Kompressen gehören zu den Klassikern unter den Hausmitteln, mit denen sich viele Beschwerden ohne Medikamente verbessern lassen. Sie sind Bestandteil der Ganzheitsmedizin und eignen sich gut für die Anwendung zu Hause.

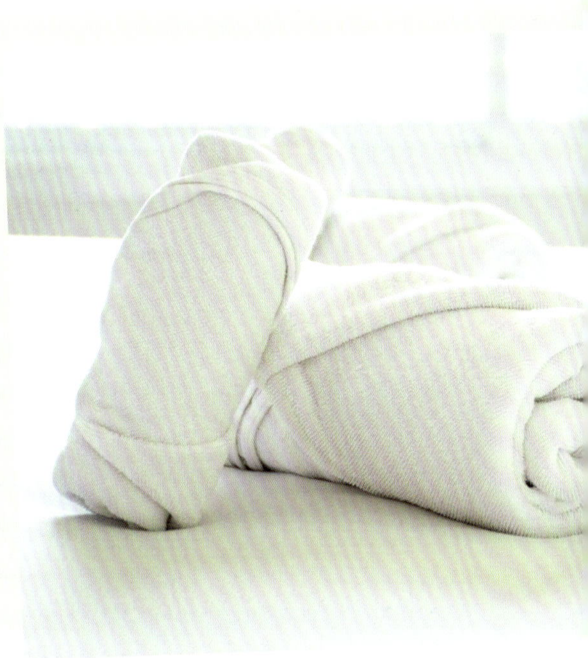

Wickel sind hochwirkame Helfer zur Linderung zahlreicher Beschwerden. Sie wirken wohltuend – und zwar direkt auf der Haut. Dabei gibt es einiges zu beachten. Erst einmal ist es wichtig, dass Sie sich genug Zeit nehmen. Ziehen Sie sich für Ihre „Wickeleinheit" zu Hause an einen ruhigen Ort zurück, an dem Sie nicht gestört werden. Nutzen Sie Tücher und Auflagen ausschließlich aus natürlichem Material (Baumwolle, Leinen, Molton). Sie brauchen zwei bis drei Tücher. Achten Sie darauf, dass das Innentuch, das auf die Haut gelegt wird, besonders saugfähig ist. Das Außentuch, mit dem die Auflage befestigt wird, muss etwas größer als das Innentuch sein. Legen Sie sich bei den Anwendungen am besten entspannt auf den Rücken und entlasten Sie dabei den Nacken und die Kniegelenke, indem Sie ein zusammengerolltes Handtuch darunterlegen.

So wird's gemacht

- Tränken Sie das Innentuch in der Wickellösung oder bestreichen Sie das Tuch gleichmäßig mit den entsprechenden Zusätzen.
- Umhüllen Sie nun das schmerzende Gelenk mit dem Innentuch (wenn Sie es stark getränkt haben, kann ein zweites Innentuch verhindern, dass der Wickel ausläuft).
- Dann befestigen Sie das Innen- mit dem Außentuch. Sie können Zusätze wie zum Beispiel Quark auch direkt aufs Gelenk auftragen und dann mit einem Tuch umwickeln.

◆ 1. ◆

WOHLTUEND KÜHLEN MIT QUARK

Für einen Quarkwickel tragen Sie Quark etwa fingerdick auf das schmerzende Gelenk auf, umhüllen es mit einem Wickeltuch und lassen es wirken, bis der Quark anfängt zu trocknen.

◆ 2. ◆

HEILERDE ZUR LINDERUNG

Sie gilt als Wundermittel der Natur und hat eine lange Tradition. Viele Rheumapatienten schwören auf Heilerde, um die Gelenke wieder beweglicher zu machen und Schmerzen zu lindern. Rühren Sie Heilerde nach Packungsbeilage an, tragen Sie sie auf die Haut oder auf das Innentuch auf, umwickeln Sie das Gelenk und lassen Sie die Erde wirken, bis sie fest wird.

◆ 3. ◆

ARNIKA BEI SCHWELLUNGEN

Arnikawickel sind ein bewährtes Hausmittel bei schmerzhaften Gelenkschwellungen bei Rheumatoider Arthritis. Geben Sie dafür einen Esslöffel Arnika-Essenz in 250 ml kühles Wasser und tränken Sie ein Wickeltuch darin. Wickeln Sie das Tuch um das betroffene Gelenk und lassen Sie den Arnikawickel 15 bis 20 Minuten wirken.

◆ 4. ◆

SCHACHTELHALM ZUM SCHLAFEN

Patienten mit systemischem Lupus erythematodes leiden oft unter Nierenproblemen und innerer Unruhe. Für sie ist eine beruhigende und schlaffördernde Nierenkompresse mit Schachtelhalm besonders geeignet. Übergießen Sie drei Esslöffel Schachtelhalm mit 500 ml kaltem Wasser und kochen Sie es wie einen Tee. Dann absieben und über das Innentuch gießen, das Sie mit einem weiteren Tuch auspressen. Mit den warmen Innentüchern bedecken Sie beide Nieren und befestigen das Ganze mit dem Außentuch (eventuell nehmen Sie eine flache warme Wärmflasche dazu). Lassen Sie die Kompresse 20 Minuten wirken und entspannen Sie dann noch einmal so lange.

◆ 5. ◆

KOHL GEGEN ENTZÜNDUNGEN

Ob Weißkohl oder Wirsing – das Gemüse eignet sich nicht nur zum Essen. Als Wickel wirkt Kohl abschwellend und schmerzlindernd. Dafür die Blätter vorsichtig ablösen, mit einer Glasflasche oder einem Nudelholz platt drücken, um das schmerzende Gelenk legen und mit einem Tuch oder einer elastischen Binde befestigen. Kohlwickel dürfen ein paar Stunden einwirken, am besten über Nacht. Eine Studie der Universität Duisburg-Essen zeigte, dass Kohlwickel bei Arthrose genauso wirken wie Schmerzsalben mit dem Wirkstoff Diclofenac.

DEN ALLTAG BESSER BEWÄLTIGEN

Damit Therapien und Behandlungen nachhaltig wirken, können Sie selbst eine ganze Menge tun. Denn Ihr alltägliches Leben hat großen Einfluss auf Ihr Wohlbefinden und Ihren Gesundheitszustand. Hier finden Sie Anregungen.

1.

REGELMÄSSIG SANFT BEWEGEN

Die meisten Menschen verbringen einen Großteil ihres Lebens im Sitzen. Das tut uns leider nicht gut, denn unser Körper ist für lebenslange Bewegung gebaut. Für den Wohlfühleffekt müssen Sie nicht unbedingt viel Sport treiben. Wenn Sie regelmäßig etwas in Schwung kommen, ist schon viel gewonnen. Machen Sie möglichst jeden Tag einen Spaziergang oder fahren Sie regelmäßig Fahrrad. Zusätzlich können Sie zu Hause ein paar Übungen machen. Das ist nicht nur für die Beweglichkeit prima, sondern verbessert auch die Stimmung.

2.

IM FESTEN RHYTHMUS LEBEN

Ist Ihnen eigentlich bewusst, dass alles Leben in einem bestimmten Rhythmus abläuft? Ein gesunder Organismus wird von vielen regelmäßig wiederkehrenden Abläufen durchzogen. Wir schlafen und wachen, essen und versorgen uns zum Beispiel in festen Zeitabständen. Auch die meisten Aktivitäten und Ruhephasen gelingen besser, sobald wir einen Rhythmus dafür gefunden haben. Unterbrechen wir ihn zu häufig, kehrt Unruhe ein. Achten Sie darauf, dass Sie ausreichend schlafen, dreimal täglich (nicht öfter) zu festen Zeiten essen und Ruhephasen bewusst einplanen.

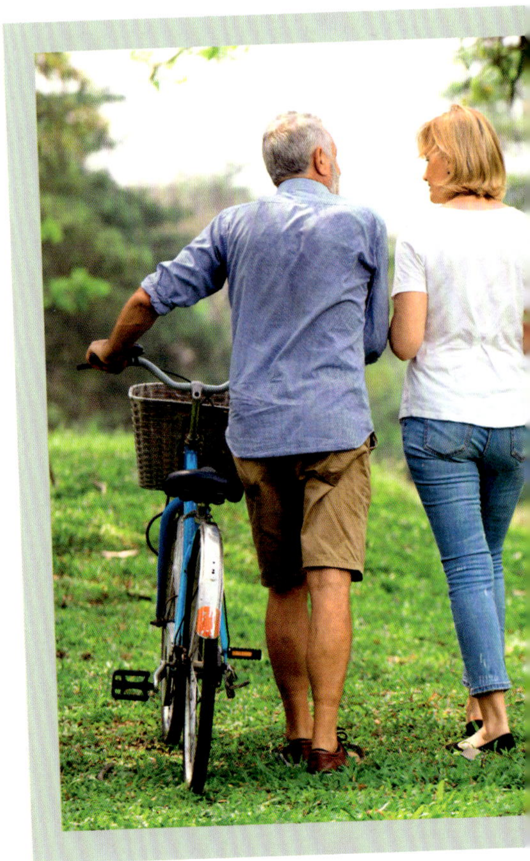

3.

ENTSPANNUNG TUT GUT

Entspannung? Das ergibt sich doch von allein, denken viele fälschlicherweise. Einfach nichts zu tun, kann zwar bequem sein, wirkt aber nicht so effektiv wie bewusste Entspannung. Dafür gibt es verschiedene Methoden. Zum Einstieg eignen sich relativ einfache Atemübungen am besten. Zu den Klassikern unter den Entspannungsmethoden gehören Feldenkrais, autogenes Training oder progressive Muskelentspannung nach Jacobson. Sie können sich diese Übungen selbst beibringen oder einen Kurs besuchen, wie ihn zum Beispiel Volkshochschulen anbieten.

4.

ACHTSAM DURCH DEN ALLTAG

Achtsamkeit ist in letzter Zeit ein Modebegriff geworden. Doch dahinter stecken alte Weisheiten, die derzeit glücklicherweise wiederentdeckt werden. Es geht dabei um Wahrnehmung mit allen Sinnen, um der allgemeinen Reizüberflutung etwas entgegenzusetzen. Das Prinzip: Achten Sie darauf, dass Sie sich so oft wie möglich auf das konzentrieren, was Sie gerade tun, und nicht gleichzeitig schon wieder etwas anderes im Kopf haben. Nutzen Sie dabei alle Sinne: Spüren Sie einen Atemhauch, fühlen Sie an Gegenständen, lauschen Sie dem Vogelgezwitscher in der Natur.

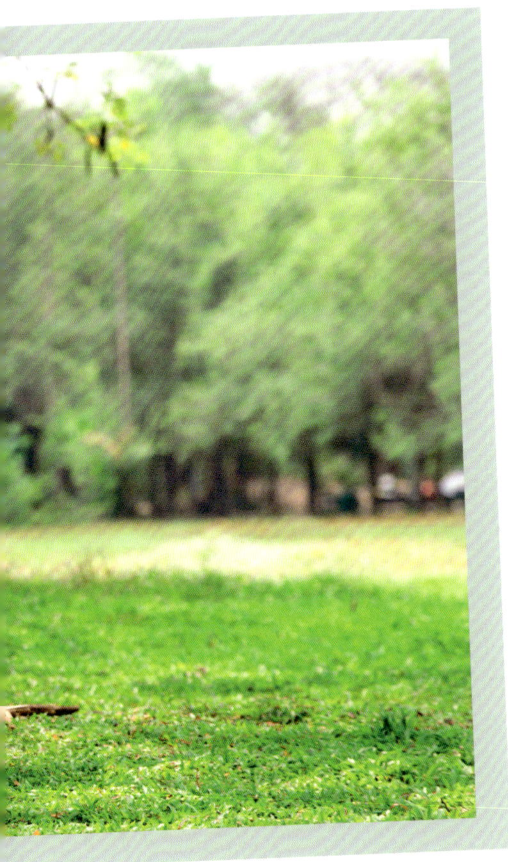

5.

PFLEGE UND WÄRME

Autoimmunerkrankungen führen oft dazu, dass wohltuende Wärme im Körper schlecht verteilt wird. Manchmal frieren die Patienten sehr schnell, dann fühlen sich einzelne Körperteile (zum Beispiel die Gelenke) plötzlich heiß an, weil der Stoffwechsel dort übermäßig aktiv ist. Um die Balance zwischen Kälte und Wärme wieder herzustellen, hilft etwas Bewegung zwischendurch, Dehnübungen und ausreichend warme Kleidung im Zwiebellook (also so, dass Sie zum Beispiel eine Jacke schnell aus- und wieder anziehen können). Für die Haut ist es wichtig, sich nicht zu oft zu waschen (zweimal täglich duschen ist zu viel und trocknet die Haut aus). Ebenfalls nicht vergessen: Trinken Sie genug – mindestens zwei Liter pro Tag.

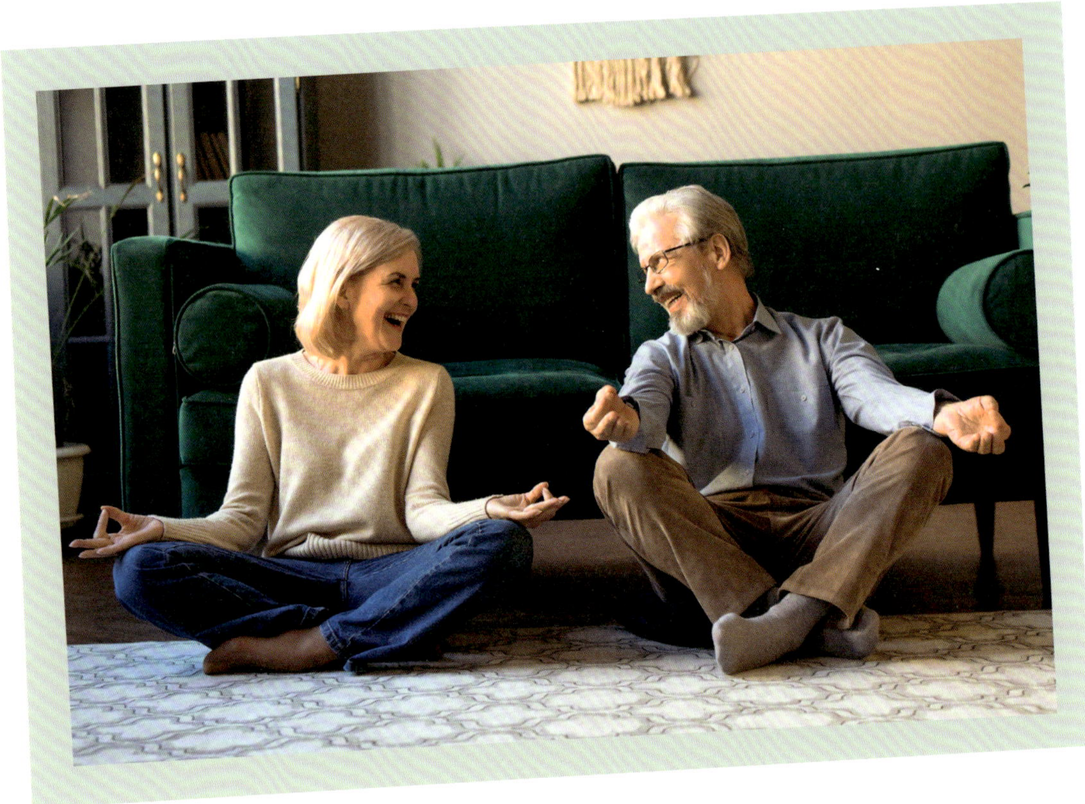

6.

AKTIV DENKEN

Das klingt etwas abstrakt, doch Sie sollten es ruhig einmal ausprobieren. Konzentrieren Sie sich möglichst jeden Tag etwa fünf Minuten lang auf eine Sache, mit der Sie sich sonst nicht beschäftigen würden. Betrachten Sie zum Beispiel einen Bierdeckel. Wie fühlt er sich an? Wann kommt er zum Einsatz? Aus welchem Material wurde er hergestellt? Was fällt Ihnen sonst noch dazu ein? Der Effekt dieser Übung besteht darin, dass Sie der Dirigent Ihres Denkens werden, konzentrierter zur Ruhe kommen und nicht länger das Gefühl haben, von außen gelenkt zu werden und zur Passivität verurteilt zu sein.

7.

IM AUGENBLICK LEBEN

Wer den Augenblick genießen kann, ist besonders zufrieden mit seinem Leben – und das macht stark. Während Kinder diese Fähigkeit von ganz allein ausleben, müssen viele Erwachsene sie erst wieder lernen. Denn meist beschäftigen wir uns gedanklich mit Zurückliegendem oder wir planen die nächsten Schritte. Sagen Sie Ja zu den Dingen, die Sie gerade tun. Verlangen Sie nicht von sich, „etwas hinter sich zu bringen", sondern betrachten Sie es als sinnvoll. Die Präsenz im Jetzt ist der Schlüssel zur Zufriedenheit. Sie kann Sorgen und Ängste reduzieren und positive Gefühle verstärken, die fürs Gesundwerden wichtig sind.

8.

SCHLUSS MIT „ICH WÜRDE GERN"

Mein Leben verändern? Aktiver sein? Mehr Kontakte pflegen? Öfter mal rauskommen? Selbst bestimmen, was ich tue, und weniger fremdgesteuert sein. „Oh ja, das würde ich gerne …", sagen die meisten, doch sobald es losgehen soll, kommt der Rückzieher: „ … aber ich tue es einfach nicht." Der Wunsch ist zwar da, doch die Umsetzung fällt uns schwer. Schließlich besteht ja noch die (leider meist vergebliche) Hoffnung, dass sich von allein etwas zum Besseren wendet. Warten Sie nicht darauf, sondern ergreifen Sie selbst die Initiative. Veränderungen geschehen nicht nur durch Wollen, sondern erst durch Tun. Das lässt sich trainieren. Bevor die großen Vorsätze dran sind, üben Sie mit kleineren. Nehmen Sie sich zum Beispiel vor, jeden Tag um 12 Uhr mittags (ohne Wecker) Ihr Lieblingslied zu hören und die Zeit zu genießen. Am Anfang ist das gar nicht so einfach, doch bald werden Sie merken: Ich tue tatsächlich, was ich will, und sage nicht mehr nur „Ich würde".

9.

SELBSTBEWUSST WERDEN

Mal eben selbstbewusst werden? „Das ist einfacher gesagt als getan", werden Sie jetzt einwenden. Und damit haben Sie recht. Es geht uns auch nicht darum, dass Sie andere dominieren oder sich selbst in den Mittelpunkt drängen. Vielmehr lautet das Ziel, sich seiner selbst bewusst zu werden, die eigenen Stärken zu kennen, Rückschläge verarbeiten zu können und Konflikte als Chancen zu betrachten. An dem Spruch „Der Glaube versetzt Berge" ist etwas dran. Damit es gelingt, einen guten Vorsatz in die Tat umzusetzen, benötigt man Selbstbewusstsein im Sinne eines hohen Maßes an Zuversicht. Ob sich Erfolg einstellt oder nicht, das hängt in vielen Fällen vom Zünglein an der Waage ab. Wer dabei an die eigene Macht glaubt, erhöht seine Erfolgsquote. Konzentrieren Sie sich dafür auf die Dinge, die Sie gut können. Vertrauen Sie auf Ihre Stärken. Denn Menschen mit geringem Selbstwertgefühl leben weniger gesundheitsbewusst, werden häufiger krank und sterben früher. Wer sich auf die eigenen Stärken verlassen kann, verbessert seine Heilungschancen.

10.

RITUALE PFLEGEN

Kranke Menschen verlieren häufig das Vertrauen in ihren Körper. Er hat sie schließlich im Stich gelassen und quält sie mit Schmerzen, so das Empfinden. Feste Rituale können Sicherheit, Halt, Sinn und Verlässlichkeit zurückgeben. Das gilt vor allem im Krankheitsfall, wenn Patienten mit schlechten Diagnosen oder ungünstigen Entwicklungen konfrontiert werden, die sie zusätzlich zu den ganz normalen Alltagsproblemen überfordern und verunsichern. Ob Sie morgens mit einer Meditation oder einer Atemübung starten, abends einen kurzen Rückblick auf den Tag halten, ein beruhigendes Abendlied hören beziehungsweise selber singen oder vor dem Essen innehalten, um bewusst Dankbarkeit zu spüren: Alles, was sich regelmäßig wiederholt und hilft, zur Ruhe zu kommen, schafft neues Vertrauen.

RHEUMATISCHE ERKRANKUNGEN IM ÜBERBLICK

RHEUMA HAT VIELE GESICHTER

Rheuma kann die Gelenke, den Rücken, das Bindegewebe oder die Gefäße treffen. Hier stellen wir Ihnen die häufigsten entzündlich-rheumatischen Systemerkrankungen vor. Das reicht von der verbreitetsten Rheumaform, der Rheumatoiden Arthritis, bis zu weniger bekannten Erkrankungen wie der systemischen Sklerose oder der Sarkoidose. Was sind die typischen Symptome? Wie wird die Krankheit diagnostiziert? Womit lässt sich das Fortschreiten frühzeitig aufhalten? Und welche modernen Medikamente wirken wann am besten?

ENTZÜNDLICH-RHEUMATISCHE SYSTEMERKRANKUNGEN

Gelenke, Rücken oder Gefäße? Welche Rheumaform tritt in welchem Bereich auf? In dieser Tabelle gebe ich Ihnen einen Überblick über die Erkrankungen, die wir in diesem Buch vorstellen.

GELENKE (Chronische Arthritiden)	RÜCKEN (Spondyloarthritiden)	BINDEGEWEBE (Kollagenosen)
Rheumatoide Arthritis (siehe Seite 66)	Morbus Bechterew (Spondylitis ankylosans) (siehe Seite 78)	Systemischer Lupus erythematodes (siehe Seite 84)
Psoriasis-Arthritis (siehe Seite 74)	SAPHO-Syndrom (siehe Seite 113)	Sjögren-Syndrom (siehe Seite 90)
Reaktive Arthritis (siehe Seite 112)		Mischkollagenose (siehe Seite 96)
Lyme-Arthritis (siehe Seite 112)		Systemische Sklerose (siehe Seite 94)
Kristallarthropathie (siehe Seite 113)		Polymyositis und Dermatomyositis (siehe Seite 98)

Wenn die Diagnose Rheuma feststeht, muss in der Regel sehr schnell und mit hochwirksamen Medikamenten behandelt werden. Jeder Patient mit einer entzündlich-rheumatischen Systemerkrankung braucht eine Therapie, die genau auf ihn abgestimmt ist. Die besten Ansprechpartner sind dabei erfahrene Rheumatologen.

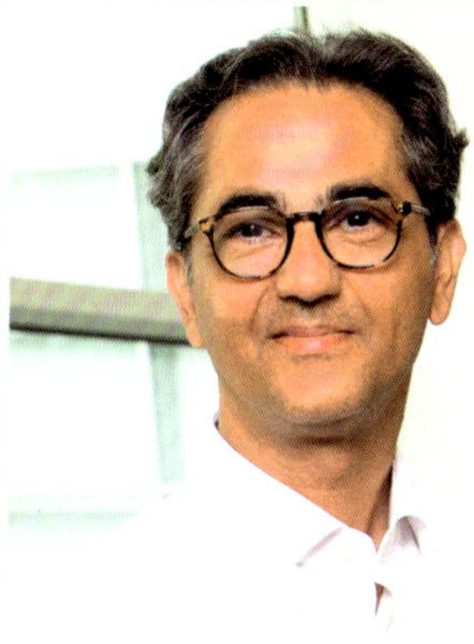

GEFÄSSE (Vaskulitiden)	GENETIK (Autoinflamationssyndrome)	ANDERE
Riesenzellarteriitis Takayasu-Arteriitis (siehe Seite 102 und 103)	TRAPS (siehe Seite112) HIDS (siehe Seite 112)	Chron. Immun-Defekt-Syndrom (CVID) (siehe Seite 113)
Granulomatose mit Polyangiitis (siehe Seite 105)	Familiäres Mittelmeerfieber (siehe Seite 112)	Sarkoidose (siehe Seite 113)
Eosinophile Granulomatose mit Polyangiitis (siehe Seite 108)	CAP-Syndrom (siehe Seite 112)	Adultes Still-Syndrom (siehe Seite 113)
Mikroskopische Polyangiitis (siehe Seite 106)		Hypereosinophiles Syndrom (siehe Seite 113)
Purpura Schoenlein-Henoch (siehe Seite 113)		
Thrombangiitis obliterans (siehe Seite 113)		
Panarteriitis nodosa (PAN) (siehe Seite 113)		

RHEUMATOIDE ARTHRITIS

Bei dieser verbreitetsten Rheumaform spielt sich das Krankheitsgeschehen vor allem in den Gelenken ab und kann darüber den ganzen Körper treffen. Die Erkrankung verläuft mal harmlos, mal aber auch mit heftigen Schüben und Komplikationen. Sie tritt meist in der zweiten Lebenshälfte auf, bei Frauen häufiger als bei Männern.

Ob Knie, Hüfte, Schulter oder Ellenbogen: Auf Bildern, die schmerzhafte Entzündungsherde sichtbar machen, leuchtet es an beinahe jedem Gelenk. Denn die Rheumatoide Arthritis kann alle Gelenke und fast jedes Organ treffen. Sie ist die verbreitetste Rheumaform, also die häufigste entzündlich-rheumatische Gelenkerkrankung. Die Rheumatoide Arthritis ist – wie andere Rheumaformen auch – vom Immunsystem verursacht. Während die Schmerzen, die dabei entstehen, denen der Arthrose ähneln, hat sie nichts mit dem Verschleiß der Knorpelschicht zwischen den Gelenkknochen zu tun. Stattdessen führen Entzündungen vor allem in den kleineren Gelenken (Finger-, Zehen-, Hand- und Sprunggelenke) zu Schmerzen. Mitunter sind auch die Wirbelsäule und das Kopfgelenk an der Halswirbelsäule betroffen.

AUFTRETEN IN DER ZWEITEN LEBENSHÄLFTE

Früher wurde die Rheumatoide Arthritis auch als chronische Polyarthritis bezeichnet. Chronisch steht dabei für dauerhaft und „poly" leitet sich aus dem griechischen Wort für „viel" ab. Das heißt, dass die Krankheit nicht nur ein, sondern viele Gelenke befallen kann. In Deutschland kommt es zu etwa 40 000 Neuerkrankungen pro Jahr. Etwa 1,5 Millionen Menschen sind hierzulande betroffen, Frauen dreimal häufiger als Männer. Eine Rheumatoide Arthritis tritt eher in der zweiten Lebenshälfte auf – bei Männern im Durchschnitt mit 60 Jahren, bei Frauen schon um das 50. Lebensjahr herum. Doch auch Kinder sind nicht davor sicher. Bei ihnen spricht man von der juvenilen idiopathischen Arthritis. Die Verläufe sind höchst unterschiedlich. Bei etwa 15 Prozent der Patienten dauert die Krank-

Typische Symptome

Zu Beginn der Rheumatoiden Arthritis treten allgemeine Symptome auf. Dazu gehören:

- Müdigkeit und Abgeschlagenheit
- Appetitlosigkeit
- Gewichtsverlust oder erhöhte Temperatur/Fieber

Nach der unspezifischen Vorphase entwickeln die meisten Patienten rheumatypische Symptome wie:

- Morgensteifigkeit der Gelenke
- Gelenkschmerzen
- Gelenkschwellungen

heit nur kurz. Die Entzündungen fallen gering aus und hinterlassen später keine Einschränkungen. Über die Hälfte leidet unter wiederkehrenden Schüben, Fehlstellungen oder Funktionsverlust der Gelenke und selten auch unter Komplikationen an den Organen.

DIE KRANKHEIT BEGINNT SCHLEICHEND UND WIRD OFT ZU SPÄT ERKANNT

Wahrscheinlich spielt die genetische Veranlagung bei der Entstehung der Rheumatoiden Arthritis eine Rolle; aber auch virale Infekte und Nikotinsucht können Auslöser sein. Bis die Erkrankung diagnostiziert ist, vergehen im Durchschnitt 2,5 Jahre. Die aktuellen Verbesserungen der Diagnostik und Früherkennungsmethoden verkürzen diese Zeit zunehmend. Da die Rheumatoide Arthritis schleichend beginnt, wird sie häufig erst spät erkannt. Wer denkt schon an eine solche Krankheit, wenn man sich monatelang abgeschlagen und unwohl fühlt, eventuell aus scheinbar unerklärbarer Ursache Gewicht verliert oder Fieber bekommt, aber keine Gelenkschwellungen auftreten?

ENTZÜNDUNGEN IN DER GELENKKAPSEL

In solchen Fällen ist die sogenannte Synovialmembran chronisch entzündet; der Arzt spricht von einer Synovialitis. Das heißt, dass sich in der inneren Schicht der Gelenkkapsel, die aus lockerem Bindegewebe besteht, eine Entzündung entwickelt hat. Die Membran ist für die Produktion der Gelenkschmiere (medizinisch Synovia) zuständig. Ist die Entzündung chronisch geworden, zerstört sie den Gelenkknorpel. Der Knochen verliert an Substanz und die Gelenke verformen sich.

AUCH ANDERE ORGANE BETROFFEN

Die Rheumatoide Arthritis trifft aber nicht nur die Gelenke. Als systemische Autoimmunerkrankung kann sie auch andere Folgen haben. Dazu gehören zum Beispiel:

- Rheumaknoten, harte Knötchen unter der Haut, kommen bei etwa 20 bis 40 Prozent der Betroffenen zustande (siehe Kasten Seite 70).
- Osteoporose gehört ebenfalls zu den möglichen Folgen. Durch eine Therapie mit Kortikosteroiden kann sie noch verstärkt werden. Deshalb wird eine kalziumreiche Ernährung empfohlen.
- Relativ selten treten ernsthafte Herzerkrankungen (Herzmuskel- und Herzbeutelentzündung) als Folgeerscheinungen auf.
- Eine chronische Entzündung kann auf Lunge, Brustfell oder Nieren übergehen.
- In sehr seltenen Fällen (weniger als ein Prozent) kommt es im Auge zu Entzündungen von Horn- und Bindehaut.
- Das Risiko, an Lymphomen (bösartige Erkrankungen bestimmter Abwehrzellen) zu erkranken, ist etwas erhöht.
- Die Betroffenen leiden häufig unter Ängsten und Depressionen.

KONVENTIONELLE THERAPIE

Bei der Therapie der Rheumatoiden Arthritis gilt wie bei allen Rheumaformen: Sie sollte so früh wie möglich beginnen. Gehen Sie daher bei Gelenkschmerzen und -schwellungen, die länger als sechs Wochen anhalten, zum Arzt, am besten zum Rheumatologen. Der kann aus dem Krankheitsverlauf und mithilfe von Bluttests und bildgebenden Verfahren eine Diagnose stellen, wenn es bereits zu Veränderungen in den Gelenken gekommen ist. Im frühen Stadium liefern Ultraschalluntersuchungen und Bilder aus der Magnetresonanztomografie und eventuell der Szintigrafie Hinweise auf Entzündungen.

AM ANFANG AGGRESSIV

Die konventionelle Therapie sollte durchaus aggressiv beginnen, da irreversible Schäden bereits in den ersten zwölf Monaten auftreten. Das wichtigste Ziel ist es, die Entzündung der Gelenke zu hemmen, dadurch die Schmerzen zu lindern, die Gelenke mit ihren Funktionen zu erhalten, Zerstörungen zu vermeiden und langfristig zu verhindern, dass Komplikationen an anderen Organen auftreten. Bei der medikamentösen Behandlung werden zunächst in erster Linie Glukokortikoide eingesetzt, die sehr rasch die Gelenkentzündungen hemmen. Dazu kommen Basistherapeutika. Eine Notwendigkeit, die in der Vergangenheit häufig eingesetzten nichtsteroidalen Antirheumatika (NSAR) zu verwenden, besteht heute nur noch selten. Ist die akute Entzündung erst einmal beherrscht, wird in der Regel eine Basistherapie mit Methotrexat (MTX) eingeleitet. Das ist in der Basistherapie weiterhin das wichtigste Medikament (siehe Seite 40). Bei Kontraindikation oder Unverträglichkeit gibt es darüber hinaus Alternativen wie Sulafasalazin oder Leflunomid.

NATURMEDIZIN UND FASTENKUR GEGEN ENTZÜNDUNGEN

Geschwollene Gelenke, Steifigkeit vor allem am Morgen – kein Wunder, dass viele Rheumapatienten morgens lange brauchen, um in Gang zu kommen. So ging es auch Simone K., als sie zu uns kam, weil sie seit drei Monaten erhebliche Probleme hatte, die sie zutiefst verunsicherten und verzweifeln ließen. Bis sie morgens einigermaßen beweglich war, vergingen oft zwei Stunden, in denen immer wieder andere Gelenke anschwollen, warm wurden oder stark erröteten. Manchmal fühlten sich die Zehen komisch an, dann schmerzten die Handgelenke. Die 50-Jährige litt unter Müdigkeit und Schlafstörungen. Eine körperliche Untersuchung legte den Verdacht auf Rheumatoide Arthritis nahe; ein Bluttest bestätigte dies. Die Patientin wollte auf keinen Fall mit der klassischen Basistherapie behandelt werden. Deshalb setzten wir auf verschiedene Mittel aus der Naturmedizin, um den Stoffwechsel anzuregen und Gelenkbeschwerden, Schlafstörungen und Entzündungen zu lindern. Zusätzlich halfen heileurhythmische Übungen und eine Saft-Fastenkur, unter der sich alle Entzündungszeichen normalisierten. Simone K. stellte danach ihre Ernährung um. Inzwischen ist sie wieder voll leistungsfähig.

BIOLOGIKA-THERAPIE

Die Einführung der neuen Medikamente Ende der 1990er-Jahre, den sogenannten Biologika, war ein Meilenstein in der Behandlung der Rheumatoiden Arthritis. Biologika unterbrechen gezielt die Entzündungskaskade in den Gelenken. Sie kommen dann zum Einsatz, wenn mit den konventionellen Basistherapeutika allein oder miteinander kombiniert kein ausreichender Behandlungserfolg erzielt werden kann. Eine aktuelle Liste der Biologika, die derzeit in Deutschland auf dem Markt sind, finden Sie auf Seite 41.

GANZHEITLICHE BEHANDLUNG

Die Rheumatoide Arthritis wird am besten ganzheitlich behandelt. Neben der medikamentösen Behandlung ist auch eine physikalische Therapie sinnvoll, um die Gelenke zu lockern und Bewegungseinschränkungen vorzubeugen. Die Therapie setzt sich aus Krankengymnastik, Kälte- und Wärmeanwendungen, manchmal auch Kältekammern, Wasser-, Elektro- und Massagebehandlungen, Ergotherapie und Rheumafunktionstraining zusammen. Auch künstlerische Therapien, Medikamente aus der Naturmedizin, Entspannungsübungen, Achtsamkeitstraining und psychotherapeutische Begleitungen können sehr wirksam sein.

PHYSIKALISCHE THERAPIE AUF REZEPT

Dass es physikalische Therapien auf Rezept gibt, scheint wenig bekannt zu sein. Einer Studie zufolge erhalten nur knapp die Hälfte der Patienten mit Diagnose Rheumatoide Arthritis entsprechende Verordnungen. Insbesondere Männer und jüngere Patienten

Differenzialdiagnose: Ist es Arthritis oder Arthrose?

Typische Symptome einer Rheumatoiden Arthritis:

- Morgendliche Schmerzen im Ruhezustand und in der Nacht
- Morgensteifigkeit, die länger als eine halbe Stunde anhält
- Es ist fast unmöglich, eine Faust zu schließen.
- Kälte lindert die Schmerzen.
- Die Schwellungen fühlen sich weich an.
- Betroffen sind eher die kleineren Gelenke.
- An den Händen sind eher Fingergrund- und -mittelgelenke und die Handgelenke befallen.
- Die Fingerendgelenke sind fast immer ausgespart.
- Oftmals ist das Befallmuster symmetrisch, das heißt, in beiden Körperhälften sind dieselben Gelenke betroffen.

Typische Symptome einer Arthrose:

- Anlauf- und Belastungsschmerzen nach Pausen oder Ruhephasen
- Morgensteifigkeit, die nicht länger als 15 Minuten anhält
- Meist lassen sich die Finger zur Faust schließen.
- Wärme lindert die Schmerzen.
- Schwellungen fühlen sich hart an.
- Es trifft vor allem größere Gelenke, die Gewicht tragen.
- An den Händen sind eher die Fingerendgelenke befallen.

bekommen demnach seltener ein Rezept für physikalische Therapie als Frauen und Ältere. Die Verfasser der Studie raten daher nachzufragen und weisen darauf hin, dass bei Rheumatoider Arthritis die Möglichkeit besteht, außerhalb des Budgets zu verordnen. Neben Rheumatologen und Physiotherapeuten sollten Orthopäden, Ernährungsmediziner und Psychologen zum Einsatz kommen, wenn es darum geht, einen gemeinsamen Behandlungsplan zu erstellen.

ERHÖHTES RISIKO FÜR EINE SARKOPENIE

Patienten mit Rheumatoider Arthritis tragen noch ein weiteres Risiko. Sie sind elfmal häufiger von einer Sarkopenie betroffen als Menschen ohne Gelenkerkrankung. Zu dieser Erkenntnis kam ein Forschungsprojekt der Deutschen Rheuma-Liga. Bei Sarkopenie schwinden die Muskeln und verlieren ihre Funktionen. Dazu muss man wissen: Auch bei Gesunden nimmt die Muskelmasse mit dem Alter ab. Das geschieht allerdings sehr langsam, während es bei einer Sarkopenie bis zu einem bestimmten Schwellenwert rapide nach unten geht.

PATIENTEN SOLLTEN SICH SCHON IN JUNGEN JAHREN TESTEN LASSEN

Häufig können die Betroffenen ihren Alltag nur noch mit Schwierigkeiten bewältigen und haben ein hohes Risiko für Stürze. Die Lebensqualität ist beeinträchtigt und die Lebenserwartung verkürzt. Hormonstörungen, falsche Ernährung und Bewegungsmangel sind neben der Rheumatoiden Arthritis weitere Risikofaktoren. Die Untersuchung zeigte außerdem, dass Rheumakranke mit Sarkopenie eher ein niedriges Körpergewicht haben, schon länger unter Rheumatoider Arthritis leiden und im Alltag stärker eingeschränkt sind. Alter und Geschlecht spielen beim Auftreten der Sarkopenie offenbar keine Rolle. Die Wissenschaftler empfehlen deshalb Patienten mit Rheumatoider Arthritis, sich schon in jüngeren Jahren auf Sarkopenie untersuchen zu lassen.

Rheumaknoten

Wenn kleine Veränderungen des Bindegewebes entstehen, handelt es sich wahrscheinlich um sogenannte Rheumaknoten. Diese leicht verschiebbaren Knoten (auch Entzündungsknoten genannt) sind schmerzlos. Sie bilden sich, wenn die Erkrankung länger andauert oder wenn sie sehr schwer verläuft beziehungsweise unzureichend therapiert wird, in der Nähe von Gelenken an Stellen, die häufig mit Druck belastet werden.

DIE KRANKHEIT AUS ANTHROPOSOPHISCHER SICHT

Jeder menschlichen Bewegung, die wir äußerlich wahrnehmen, geht ein vom Ich des Menschen gesteuerter Bewusstseinsprozess (Seelenleib) voraus. Wenn wir einen Becher ergreifen wollen, sind wir mit unserem Bewusstsein zuerst am Ziel: dem Becher. Dann folgt die äußere Bewegung. Damit die Bewegung zielgerichtet ist, muss unser Bewusstsein auch die Gliedmaßen ergreifen und sie willentlich zum Ziel führen. Dazu greift das Bewusstsein insbesondere in die Muskulatur und an den Gelenken ein. Hier haben wir Rezeptoren, die für die feine Koordination zuständig sind. Bei jeder Bewegung wird Körpersubstanz vor allem in Form von Energie verbraucht. Das Bewusstsein muss sich aus den Bewegungsorganen (Muskulatur und Gelenken) wieder zurückziehen, damit die Energie durch die Lebenskräfte (Lebensleib) regeneriert werden kann. Tut es das nicht und dringt zu tief ein, kommt es zur Überlastung, denn es wird nun nicht nur Energie verbraucht, sondern es kann ein Übergriff auf die Strukturen des physischen Leibes (Muskulatur, Gelenke, Sehnen und Bänder) erfolgen. Reagiert der Lebensleib erst jetzt mit seinen regenerierenden Kräften, geschieht die Regeneration zu spät (zur falschen Zeit) und am falschen Ort. Es kann eine chronische Entzündung entstehen.

POLARE PROZESSE AM GELENK

Bei der Rheumatoiden Arthritis dringen die Ich-gesteuerten Bewusstseinsprozesse zu tief in die Gelenke und die Muskulatur ein und/oder ziehen sich nach der Bewegung nicht rasch genug wieder zurück. Auch ein geschwächter Lebensleib, der die abbauenden Vorgänge nicht genügend ausgleichen kann, kommt in Betracht. Aus dieser Gemengelage entsteht möglicherweise ein chronischer Entzündungsprozess, der bei der Rheumatoiden Arthritis einige Besonderheiten aufweist. Der Krankheitsprozess spielt sich primär an der Innenhaut der Gelenkkapsel ab und erzeugt am Gelenk, dem Hauptort des Geschehens, polare Prozesse: Im Inneren des Gelenkes kommt es zu Auflösungserscheinungen, Knorpel und Knochen werden zerstört. Im Äußeren, also in der Kapsel, entstehen Verhärtungen mit Verdickungen, Starre und Pannusbildung. So vermittelt das Gesamtgelenk den Eindruck eines Granuloms und ähnelt dem Aufbau eines Rheumaknotens.

LEBEN IM GESUNDEN RHYTHMUS

Die zu stark abbauende Tätigkeit des Seelenleibes kann bei der Therapie beispielsweise durch Arsenicum album und Phosphor reguliert werden. Will man die aufbauende Tätigkeit des Lebensleibes anregen, können Levico, Sulfur und Bittermittel zum Einsatz kommen. Das Miteinander von Seelen- und Lebensleib kann durch Stibium metallicum ausgeglichen werden. Auch die Balance zwischen Seelenleib und Lebensleib lässt sich bewusst beeinflussen – zum Beispiel durch eine rhythmische Lebensführung mit genügend Schlaf und regelmäßiger Nahrungsaufnahme. Dazu tragen Konzentrationsübungen und Meditation ebenso bei wie Yoga, Entspannungsübungen und Heileurythmie.

SCHWÄCHE DER LEBERFUNKTION

Oft zeigt sich eine Schwäche in der Leberfunktion, die sich nicht in Laborwerten widerspiegelt, wohl aber im Befinden. Die Patienten fühlen sich kraftlos, sind müde und schaffen nicht mehr, was sie sich vornehmen. Eine Behandlung mit Hepatodoron oder Cichorium Stanno cultum und mit Bittermitteln wie Gentiana lutea für den Stoffwechsel verbessert die Symptomatik, weil sich die aufbauenden Kräfte des Lebensleibes erholen.

BESSERE DURCHWÄRMUNG

Im eigentlichen Krankheitsgeschehen der Rheumatoiden Arthritis verfolgt die Naturmedizin verschiedene Ansätze. Phosphor als D5 hilft, die abbauende und zerstörende Tätigkeit des Seelenleibes zu regulieren. Müdigkeit, Konzentrationsschwäche und Schmerzen können nachlassen. Äußerlich angewendet verbessert Phosphoröl (0,1%) im chronisch verhärtenden Stadium die Durchwärmung. Im akuten Schub ist es deshalb nicht angezeigt. Quarz kann ebenfalls die abbauende Tätigkeit des Seelenleibes und damit die chronischen Entzündungsprozesse begrenzen (Quarz D30). In niedriger Potenz (D4) regt er zu neuen Gestaltungsprozessen an.

EISEN FÜR DIE BLUTBILDUNG

Ein weiteres wichtiges Arzneimittel aus dem Mineralreich ist Eisen. Es hat im menschlichen Organismus eine wichtige Aufgabe bei der Blutbildung und bei der Atmung. Bei zu stark abbauender Tätigkeit im Bewegungssystem (Gelenke und Muskulatur) kann es als Pyrit D2 (Eisensulfid) eingenommen werden. Ist die Umgebung der Gelenke stärker betroffen (zum Beispiel die Sehnen) oder will man eher auf den Knorpel einwirken, ist Stannum (Zinn) ein wichtiges Arzneimittel, beispielsweise als Stannum metallicum D3. Auch Salbenauflagen oder Einreibungen der betroffenen Gelenke mit Stannum metallicum 0,4% Salbe kommen in Betracht. Bei Schmerzen im Gelenkbereich, insbesondere auch in der muskulären Umgebung, haben sich intravenöse Injektionen mit Solum Inject 10 ml bewährt.

ANREGENDES QUELLWASSER

Levico, ein oberitalienisches Quellwasser, regt die aufbauenden Kräfte an und ist vor allem bei Menschen hilfreich, die müde und erschöpft sind. Equisetum arvense, der Schachtelhalm, bringt als sehr kieselhaltige Pflanze neue Gestaltungskräfte an die chronisch entzündeten Gelenke und unterstützt die aufbauenden Kräfte des Lebensleibes, beispielsweise als Equisetum Silicea cultum D3 Tropfen, die man täglich einnehmen sollte. Bryonia, die Zaunrübe, kommt bei Gelenkergüssen (etwa als Bryonia D3 Tropfen oder als Bryonia e rad D4) zum Einsatz. Es wird direkt am Gelenk unter die Haut gespritzt. Mandragora, die Alraune, wirkt gut bei Gelenkschmerzen, beispielsweise als Mandragora comp. oder Mandragora D4; beides injiziert der Arzt unter die Haut.

WIRKSAME HEILMITTEL AUS ARNIKA

Ledum palustre, der Sumpfporst, löst den Seelenleib aus der Gelenkregion. Das kann die Atmung harmonischer machen und die Aufbaukräfte des Lebensleibes unterstützten. Als Ledum palustre D4 kann es ebenfalls gelenknah subkutan gespritzt werden. Bei Schmerzen im Verlauf der Rheumatoiden Arthritis haben die Heilmittel, die aus Arnika hergestellt sind, eine gute Wirkung. Schmerz entspricht einem Bewusstsein am falschen Ort. Arnika kann das lösen – entweder als Arnica planta tota D3 injiziert oder als Arnica planta tota D3 in Tropfenform.

VOR AUSBRUCH BEHANDELN

Die Naturmedizin beginnt mit ihrer Behandlung deutlich früher als die moderne naturwissenschaftliche Medizin, die auch wegen der möglichen Nebenwirkungen mit ihrer Therapie warten muss, bis die Erkrankung ausgebrochen und eindeutig diagnostiziert ist. Eine Stärke der Naturmedizin liegt gerade darin, Krankheitstendenzen frühzeitig zu erkennen und präventiv zu behandeln, bevor das Vollbild ausbricht.

AUF EINEN BLICK: RHEUMATOIDE ARTHRITIS

Definition	Die Autoimmunkrankheit Rheumatoide Arthritis ist die häufigste dauerhafte Gelenkentzündung, bei der mehrere Gelenke an beiden Körperseiten betroffen sind. Die Krankheit ist nicht heilbar, lässt sich aber aufhalten, wenn möglichst früh behandelt wird.
Ursache	Bisher ist die genaue Ursache nicht bekannt. Veranlagungen und das körpereigene Immunsystem spielen wahrscheinlich eine Rolle. Virale Infekte oder Nikotinsucht verschlimmern den Verlauf.
Alter	Im Durchschnitt erkranken Männer mit 60, Frauen mit 50 Jahren.
Geschlecht	Frauen sind dreimal häufiger betroffen als Männer.
Verbreitung	In Deutschland leben etwa 1,5 Millionen Betroffene; es gibt etwa 40 000 Neuerkrankungen pro Jahr.
Hauptsymptome	Warme geschwollene und schmerzende Gelenke, Fieber, Abgeschlagenheit, Gewichtsverlust, verformte und versteifte Gelenke, Rheumaknoten
Diagnose	Anamnese, manuelle Untersuchung, Blutuntersuchung (inklusive Testung von Rheumafaktoren und CCP), bildgebende Verfahren (insbesondere Gelenkultraschall, Röntgen und MRT)
Medikamente	Nichtsteroidale Antirheumatika (NSAR), Kortisonpräparate, Basismedikamente wie Sulfasalazin, MTX und Leflunomid, Biologika in Form von Subkutanspritzen und intrazellulär wirkenden Tabletten, Vitamin D
Naturmedizin	Stannum (für die Sehnen und Knorpel), Solum (bei Gelenkschmerzen), Levico (gegen Müdigkeit), Equisetum arvense (bei Gelenkentzündungen), Bryonia D3 Tropfen (bei Gelenkergüssen), Ledum palustre (gegen chronische Entzündung), Arnika (gegen Schmerzen)
Ganzheitlich	Antientzündliche Ernährung, Nikotinverzicht, gelenkschonende Bewegung und Physiotherapie, Funktionstraining, psychologische Beratung, Patientenschulungen, Hilfsmittel für den Alltag, Heileurythmie, Wickel und Auflagen, Biografiearbeit, Thermo- und Hydrotherapie

PSORIASIS-ARTHRITIS

Die Gelenkentzündung mit schuppigem Hautausschlag hat viele Gesichter: Sie führt zu Gelenkschmerzen und -schwellungen und kann sowohl mit Schuppenflechte als auch ohne auftreten. Meist macht sich eine Psoriasis-Arthritis in der Mitte des Lebens zum ersten Mal bemerkbar.

Etwa ein Drittel der Menschen, die unter Schuppenflechte leiden, bekommen die entzündliche Gelenkerkrankung Psoriasis-Arthritis (PsA), die deshalb auch Schuppenflechten-Arthritis genannt wird. Während sich die Schuppenflechte (Psoriasis) überwiegend auf der Haut abspielt, befällt die Psoriasis-Arthritis die Gelenke. Diese „Schuppenflechte mit Gelenkbeteiligung" gehört zu den entzündlich-rheumatischen Gelenkerkrankungen. Wenn Ärzte von Psoriasis arthropathica und Arthritis psoriatica sprechen, meinen sie die gleiche Krankheit. Sie zeigt sich häufig erst, wenn die Patienten schon mehrere Jahre unter der schuppigen Hautentzündung gelitten haben. Meist liegen zehn Jahre zwischen den ersten Hauterscheinungen und dem Auftreten einer PsA. Bevor sie als eigenständige Krankheit erkannte wurde, glaubte man, dass die Patienten RA und Psoriasis gleichzeitig hätten.

VON DER HAUT AUF DIE GELENKE

Nur selten (etwa bei Kindern) tritt die Arthritis vor der Schuppenflechte oder beides gleichzeitig auf. Dabei kann es theoretisch alle Gelenke und Sehnenansätze treffen. Es gibt verschiedene Formen der PsA: den peripheren asymmetrischen Typ oder den symmetrischen Typ und den axialen Typ (siehe Kasten Seite 76). Häufig sind die Finger- und die Zehengelenke betroffen, die während eines Schubes stark anschwellen und sich schlecht bewegen lassen. Ist die Wirbelsäule beteiligt (axialer Typ), ähneln die Symptome denen von Morbus Bechterew (siehe Seite 78) in weniger ausgeprägten Formen.

Achtung, Verwechslungsgefahr

Bei Psoriasis-Arthritis besteht die Gefahr, dass sie mit Rheuma in Form einer Rheumatoiden Arthritis verwechselt wird. Die Symptome ähneln sich und müssen daher sehr genau betrachtet werden. Typisch sind:

- Die Schmerzen treten an den Endgelenken von Fingern und Zehen an beiden Händen und Füßen auf.
- Alle Gelenke eines Fingers oder einer Zehe sind gleichermaßen geschwollen (Wurstfinger oder -zehen).
- Beide Kniegelenke sind betroffen, hier bilden sich häufig Ergüsse.
- Wenn die Psoriasis-Arthritis noch im Anfangsstadium ist, kommt es eher selten zu Morgensteifigkeit in den Gelenken.

VON DER SCHUPPENFLECHTE AUF RHEUMA SCHLIESSEN

Gerald J., 41 Jahre

Vor ein paar Jahren ging es mir richtig schlecht. Wenn ich im Büro vom Schreibtischstuhl aufstand, konnte ich mich kaum halten. Jeder Schritt tat weh. Lange Zeit habe ich versucht, mir nichts anmerken lassen. Ich ging zum Beispiel nicht mehr mit meinen Kollegen in die Kantine, um auf dem Weg dahin nicht unangenehm aufzufallen. Doch irgendwann ließen sich meine Schmerzen einfach nicht mehr verbergen. Ich konnte keine längeren Strecken zurücklegen, ohne mich zwischendurch hinzusetzen. Irgendwann nannten die Kollegen mich Hinkebein. Das war zwar lustig gemeint, tat aber trotzdem weh. Nicht nur einmal hörte ich im Job und im Bekanntenkreis: „Geh doch mal zum Arzt." Natürlich war ich da längst gewesen. Und zwar nicht nur einmal. Zu diesem Zeitpunkt war ich schon länger wegen meiner Schuppenflechte beim Hautarzt in Behandlung. Der kam zum Glück auf die Idee, einen Zusammenhang zwischen meinen Hautproblemen und einer möglichen Psoriasis-Arthritis herzustellen, und riet mir, zusätzlich zu einem Rheumatologen zu gehen. Leider zeigten die Medikamente, die der Facharzt mir zuerst verschrieb, keine Wirkung. Viel besser ging es mir erst, als ich diese neuen biologischen Medikamente bekam. Das war Wahnsinn. Plötzlich waren die Schmerzen weg. Ich weiß zwar, dass ich nie wieder richtig gesund werde, da meine Krankheit nicht heilbar ist, aber ich kann wieder ein normales Leben führen.

Muskel- und Nervenschmerzen oder Augenentzündungen können Vorboten sein. Eine Psoriasis-Arthritis kann entstehen, wenn die Schuppenflechte von der Haut auf Gelenke übergeht – zum Beispiel über die Gelenkhaut, die Knochen, die Ansätze der Gelenkkapseln oder über Sehnen und Bänder.

SCHUPPENFLECHTE KEIN SICHERES ZEICHEN FÜR DIE ENTSTEHUNG

In Deutschland sind etwa 400 000 Menschen an einer Psoriasis-Arthritis erkrankt. Meist tritt die Krankheit in der Mitte des Lebens zwischen 35 und 55 Jahren erstmalig auf. Bei den Geschlechtern gibt es keine nennenswerten Unterschiede. Männer und Frauen sind gleichermaßen betroffen. Der chronische Verlauf ähnelt dem von anderen rheumatischen Erkrankungen. Mal machen die Symptome sich in Schüben bemerkbar, mal sind die Entzündungen sehr stark und treten sprunghaft auf, mal gibt es Phasen mit weniger oder gar keinen Aktivitäten. Fest steht, dass Schuppenflechte kein sicheres Zeichen für die Entstehung der Gelenkentzündungen ist. Auch der Schweregrad der Schübe steht in keinem Zusammenhang mit der Wahrscheinlichkeit, dass die Entzündungen der Haut auf die Gelenke übergreifen. Bekannt ist allerdings, dass sich das Risiko, dass aus einer Schuppenflechte eine Psoriasis-Arthritis wird, verdoppelt, wenn der Hautausschlag sich auch an den Fingernägeln (Nagelpsoriasis) zeigt.

UMWELT, TRIGGER, ERBANLAGEN

Die Ursachen sind, wie so häufig bei rheumatischen Erkrankungen, so gut wie unbekannt. Möglicherweise spielen Umweltfaktoren ebenso eine Rolle wie familiäre Vorbelastungen. Ein Schub kann durch bestimmte Trigger ausgelöst werden. Dazu gehören Stress, hormonelle Veränderungen, wie sie in der Pubertät oder den Wechseljahren auftreten, Infektionskrankheiten, bestimmte Medikamente sowie eventuell auch Übergewicht.

Unterformen der Psoriasis-Arthritis

Beim peripheren asymmetrischen Typ der Erkrankung treten Schmerzen und Schwellungen vor allem in einzelnen Finger- und Zehengelenken auf; in vielen Fällen sind auch die Augen beteiligt. Ärzte sprechen vom peripheren symmetrischen Typ, wenn die Gelenke auf beiden Seiten betroffen sind. Auch bei dieser Form können die Augen in Mitleidenschaft gezogen werden. Haut- und Gelenksymptome treten meistens gleichzeitig auf. Der axiale Typ kommt seltener vor. In diesen Fällen zeigen sich Entzündungen an der Wirbelsäule oder an den Kreuzbein-Darmbein-Gelenken des Beckens.

SCHWIERIGE DIAGNOSE

Ein entsprechender Ausschlag auf der Haut ist nicht unbedingt die Voraussetzung oder ein Diagnosemerkmal für die Krankheit. Sie ist dann schwer von der Rheumatoiden Arthritis zu unterscheiden, denn es gibt keine Untersuchung, die eine PsA eindeutig nachweist. Häufig vergeht viel Zeit, bis eine endgültige Diagnose vorliegt. Anzeichen können neben Gelenkschwellungen auch Fersen-, Achillessehnen-, Rücken- oder Brustbeinschmerzen sein. Die typische Morgensteifigkeit und Schmerzen, die sich nach einer Ruhephase erst bei Bewegung bessern, sind im späteren Stadium ebenfalls typisch. Im Blut lassen sich kein Rheumafaktor oder andere Marker nachweisen. Deshalb ist die Diagnosestellung einfacher, wenn die Haut oder die Finger- und Fußnägel sich verändern.

AUS DER NATURMEDIZIN

Bei leichten Verläufen helfen entzündungshemmende und schmerzlindernde Medikamente (siehe auch Seite 48). Bei der Psoriasis-Arthritis ist der Stoffwechsel an den Gelenken und/oder an der Haut zu aktiv. Zudem neigen viele Patienten zu einer Fettleber oder einer Leberentzündung. Die Naturmedizin setzt an beiden Punkten an: Stibium drängt die übermäßige Stoffwechselaktivitität zurück. Hepatodoron oder Cichorium Stanno cultum D3 unterstützt die Leber. Bei Ergussbildung ist Bryonia/Stannum hilfreich. Als äußere Anwendung empfehlen wir ein 15-minütiges Bad mit Birkenöl. Dazu verquirlen Sie 2 Esslöffel Öl und 1 Esslöffel Honig im Badewasser. Die betroffenen Gelenke können Sie regelmäßig mit Stannum- oder Mandragora-Salbe einreiben.

AUF EINEN BLICK: PSORIASIS-ARTHRITIS

Definition	Bei dieser Krankheit handelt es sich um Gelenkentzündungen, die bei etwa einem Drittel der Patienten mit Psoriasis (Schuppenflechte) auftreten.
Ursache	Die Ursache ist nicht geklärt. Wer unter Schuppenflechte leidet, hat ein erhöhtes Risiko. Familiäre Vorbelastungen, Umweltfaktoren, Infektionskrankheiten, Medikamente, Übergewicht oder hormonelle Veränderungen können eine Rolle spielen.
Alter	Psoriasis-Arthritis tritt überwiegend in der Mitte des Lebens zwischen 35 und 55 Jahren auf.
Geschlecht	Kein Unterschied zwischen Männern und Frauen
Verbreitung	Etwa 400 000 Betroffene in Deutschland
Hauptsymptome	Schmerzhafte geschwollene Gelenke, vor allem Finger- und Zehengelenke, Schmerzen an Fersen, Achillessehnen, Rücken oder Brustbein, Wurstfinger (Daktylitis), Augenentzündungen, Veränderungen der Fingernägel
Diagnose	Anamnese, äußerlich erkennbare Veränderungen der Haut, Blutuntersuchung (kein spezifischer Marker vorhanden, eventuell erhöhte Entzündungszeichen), bildgebende Verfahren wie MRT, Röntgen und Ultraschall der Gelenke und Sehnen
Medikamente	Schmerzlindernde Medikamente, Kortison (zu Beginn und in den akuten Phasen), Basismedikamente (MTX, Sulfasalazin), Biologika (zum Beispiel TNF-Alpha-Blocker)
Naturmedizin	Hepatodoron, Cichorium Stanno cultum, Taraxacum Stanno cultum, Bryonia/Stannum, Stibium, Birkenöl, Stannum-Salbe 5%, Mandragora-Salbe 5%
Ganzheitlich	Antientzündliche Ernährung, Physiotherapie, Funktionsgymnastik, Bewegung im Wasser, orthopädische und ergotherapeutische Hilfsmittel, Entspannungsübungen, Psychotherapie, Biografiearbeit

MORBUS BECHTEREW

Bei Morbus Bechterew (Spondylitis ankylosans) kommt es zu entzündlichen Vorgängen an der Wirbelsäule. Das verursacht starke Schmerzen und kann im Verlauf zur Versteifung an den Gelenken und an der Wirbelsäule führen. Wird die Erkrankung früh erkannt, lassen sich bleibende Schäden an den Gelenken und an der Wirbelsäule verhindern. Ein erstes Symptom sind tiefsitzende Rückenschmerzen, die vor allem in den frühen Morgenstunden auftreten und sich durch Bewegung bessern.

Die Bechterew-Krankheit ist eine chronische entzündlich-rheumatische Erkrankung, die das Achsenskelett betrifft – hauptsächlich die Wirbelsäule, aber auch den Brustkorb und periphere Gelenke. Benannt wurde die Krankheit nach dem russischen Neurologen und Psychiater Wladimir Bechterew, der sie Ende des 19. Jahrhunderts ausführlich beschrieb und damit in die Medizingeschichte einging. Allerdings hielt Bechterew die Krankheit seinerzeit irrtümlich für ein Nervenleiden. Im Verlauf der Bechterew-Krankheit können sich entzündungsbedingte Verknöcherungen der Wirbelsäule bilden, worauf der medizinische Name der Krankheit hinweist: Spondylitis ankylosans bedeutet „versteifende Wirbelsäulenentzündung". Vermutlich war das Leiden bereits im alten Ägypten bekannt: An einer 5000 Jahre alten Mumie wurden die charakteristischen Verknöcherungen von Wirbelsäulengelenken und Sehnenansätzen entdeckt. In Deutschland wurde die Bechterew-Krankheit bei rund 350 000 Patienten diagnostiziert; es trifft dreimal so viele Männer wie Frauen. Da die Erkrankung oft lange nicht erkannt wird, liegt die Zahl der Betroffenen vermutlich deutlich höher.

UNTERSCHIEDLICHER VERLAUF

Wie sehr sich eine ankylosierende Spondylitis auf die Lebensqualität auswirkt, ist individuell höchst unterschiedlich. Die Krankheit kann schubweise verlaufen oder langsam und kontinuierlich fortschreiten. Sie kann so mild sein, dass sie lange nicht erkannt wird, oder so schmerzhaft, dass der Alltag ohne Schmerzmittel nicht zu überstehen ist. Durch die Entzündungsprozesse kann es zu einer Versteifung der Wirbelsäulengelenke und einer verstärkten Krümmung der Wirbelsäule kommen. Vom Achsenskelett aus kann sich die Bechterew-Krankheit peripher ausbreiten. So hat ein Drittel der Patienten gelegentlich Entzündungen in den Hüft- und Schultergelenken oder auch den Sprunggelenken; auch schmerzhafte Entzündungen an den Übergängen von Knochen zu Sehnen sind möglich, beispielsweise an der Achillessehne.

ERSTE SYMPTOME IN JUNGEN JAHREN

Die ersten Symptome treten schleichend und meistens im frühen Erwachsenenalter auf. Nur sehr selten, etwa in fünf Prozent aller Fälle, zeigen sich erste Anzeichen nach dem 40. Lebensjahr. Typisch ist ein dumpfer Schmerz in der Lendenwirbelsäule, der bis in die Oberschenkel ausstrahlen kann und nachts und in den frühen Morgenstunden am stärksten ist. Tagsüber sowie durch Aufstehen und Bewegung lassen die Schmerzen nach (sogenannter entzündlicher Rückenschmerz). Mit der Dauer der Erkrankung nehmen sie in der Regel zu.

KEIN EINDEUTIGER LABORTEST AUF BECHTEREW MÖGLICH

Einen eindeutigen Test auf Bechterew gibt es nicht. In Laboruntersuchungen finden sich manchmal Zeichen einer Entzündung. Im Verlauf sind relativ früh im MRT oder deutlich später auf Röntgenbildern typische Veränderungen des Bewegungsapparats erkennbar, etwa eine Sakroiliitis im MRT. Bei dieser Krankheit handelt es sich um eine entzündliche Veränderung des Kreuzbein-Darmbein-Gelenks. Eine frühzeitige Diagnose ist wichtig, um eine Versteifung und andere bleibende Schäden am Bewegungsapparat verhindern zu können. Doch leider vergehen durchschnittlich fünf bis sieben Jahre, bis eine Spondylitis ankylosans zweifelsfrei erkannt wird.

URSACHEN NICHT EINDEUTIG GEKLÄRT

Bei der Bechterew-Krankheit handelt es sich um eine entzündlich-rheumatische Systemerkrankung oder Autoimmunerkrankung: Körpereigene Abwehrzellen greifen gesundes Skelettgewebe an, zunächst meist im Kreuzbein-Darmbein-Gelenk. Die Ursachen dafür sind bislang nicht eindeutig geklärt. Eine genetische Veranlagung, die den Ausbruch begünstigt, ist bekannt: So haben gut 90 Prozent der Bechterew-Patienten das HLA-B27-Gen, das in der Gesamtbevölkerung jedoch nur bei neun Prozent zu finden ist. Die große Mehrheit der Genträger bleibt gesund, das Gen scheint also lediglich ein Risikofaktor für die typischen krankhaften Immunreaktionen zu sein. Eine gewisse Anfälligkeit für Morbus Bechterew ist vererbbar. Wenn ein Elternteil zum Beispiel den Marker HLA B27 hat, liegt das Risiko, dass die Kinder ihn ebenfalls in sich tragen, bei 50 Prozent. Allein die Tatsache, dass HLA B27 vorhanden ist, heißt aber nicht, dass es zum Ausbruch der Bechterew-Krankheit kommt. Eine Infektion mit bestimmten Bakterien kann ebenfalls ein Auslöser dafür sein, dass sich das Abwehrsystem in einer überschießenden Reaktion gegen körpereigene Zellen richtet.

HÄUFIG MIT ENTZÜNDLICHER DARMERKRANKUNG

Im Verlauf der Krankheit können selten auch andere Organe mit Entzündungen reagieren: Herz, Nieren, Nervensystem und Lunge. In etwa einem Viertel der Fälle kommt es zu einer Entzündung der Regenbogenhaut im Auge (Iridozyklitis). Einige Patienten entwickeln eine Fibromyalgie – Schmerzen am ganzen Körper, die unklarer Herkunft sind, vermutlich aber auf eine gestörte Schmerzverarbeitung im Gehirn zurückgehen. Bei anderen Bechterew-Patienten nimmt die Beweglichkeit des Brustkorbs so stark ab, dass die Atmung beeinträchtigt wird. Sehr häufig kommen chronisch entzündliche Darmerkrankungen wie Morbus Crohn und Colitis ulcerosa bei Bechterew-Patienten vor. Bei einigen ist zudem ein Abbau der Knochensubstanz zu beobachten; sie erkranken an Osteoporose.

LEBEN MIT DER KRANKHEIT

Schmerzen ertragen, nicht mehr gerade gehen können: Bechterew-Patienten haben berechtigte Sorgen. Vieles lässt sich mit Medikamenten, einer gesunden Ernährung und Bewegung lindern. Hier berichten zwei Betroffene:

Michael T., 46 Jahre
Als ich mit 35 Jahren die Diagnose Morbus Bechterew bekam, hat mich das erst einmal umgehauen. Ich litt damals schon mehr als 15 Jahre unter wiederkehrenden starken Rückenschmerzen, für die ich und mein Hausarzt glaubhafte Gründe fanden. Mal hatte ich bei einer Umzugsfirma gejobbt und musste oft schwere Sachen heben, dann stand ich sehr stark unter Druck, als ich mich selbstständig gemacht habe. Als ich Vater wurde, schob ich meine Rückenprobleme auf Schlafmangel nach durchwachten Nächten am Kinderbett und auf die Tatsache, dass ich unser Baby viel hochhob und durch die Gegend trug. Als meine Frau und ich ein Haus bauten, packte ich natürlich mit an. Ich bekam Schmerzmittel, um irgendwie durchzuhalten – bis es nicht mehr ging. Ich befürchtete, meinen Beruf zu verlieren. In dieser Zeit wechselte ich vom Orthopäden zu einem Rheumatologen. Nach der Diagnosestellung bekam ich entzündungshemmende Medikamente und wollte selbst etwas tun. Ich stellte meine Ernährung um, ging regelmäßig zur Physiotherapie und trieb Sport. Meine Arbeitsabläufe konnte ich rückenschonender organisieren. Das geht jetzt schon mehr als zehn Jahre so. Ich bin leider nicht gesund, aber ich habe weniger Schmerzen als früher.

Johanna U., 25 Jahre
Da mein Vater Morbus Bechterew hat, wusste ich, dass ich ein erhöhtes Risiko habe. Denn die Krankheit ist vererbbar. Seit meiner Geburt hat meine Familie um mich gebangt. Meine Eltern waren über jedes Jahr erleichtert, das ich ohne Beschwerden überstand. Doch als ich 21 war, wurde unsere Hoffnung beendet. Ich bekam Rückenschmerzen. Wir wussten sofort, was los war. Ich wollte auf Weltreise gehen, studieren, ein Auslandssemester machen, meine erste eigene Wohnung einrichten, mit meinem Freund zusammenziehen – und nicht krank zu Hause bei meinen Eltern herumliegen. Inzwischen habe ich all das geschafft. Die große Reise habe ich mit Medikamenten durchgehalten, versuche aber immer, sie so schnell wie möglich wieder abzusetzen. Am schlimmsten waren die Prüfungen ausgerechnet an Tagen, an denen ich vor Schmerzen kaum aufstehen konnte. Wenn ich mich fast nur pflanzlich ernähre und viermal in der Woche zum Sport gehe, habe ich lange symptomfreie Phasen.

NICHT AUFGEBEN, SONDERN BEHANDELN

Die Spondylitis ankylosans gilt als nicht heilbar – eine frühzeitige Behandlung kann aber die Versteifung und Verkrümmung der Wirbelsäule und andere bleibende Schäden am Bewegungsapparat verhindern. Zunächst steht die Linderung der Schmerzen im Mittelpunkt. Dazu werden in der konventionellen Therapie zeitlich begrenzt nichtsteroidale Antirheumatika (NSAR) eingesetzt. Glukokorticoide sind dann notwendig, wenn die Augen betroffen sind, da sonst bleibende Sehstörungen drohen. Eine deutliche Verbesserung der Therapieoptionen haben die sogenannten Biologika gebracht. Das sind Medikamente, die mithilfe von Gentechnik in lebenden Zellen hergestellt werden und zielgenau die Entzündungen hemmen und dadurch die Schmerzen und Unbeweglichkeit lindern können (siehe Seite 41).

DIE WIRBELSÄULE AUFRICHTEN

Ist die Krankheit sehr weit fortgeschritten, da die Diagnose nicht rechtzeitig und konsequent durchgeführt wurde, können auch operative Maßnahmen angebracht sein wie der Einsatz eines künstlichen Hüftgelenks oder Kniegelenks oder die operative Aufrichtung einer stark verkrümmten Wirbelsäule. Am wichtigsten jedoch sind Bewegung und eine konsequente Physiotherapie von Anfang an. Durch eine spezielle Bechterew-Gymnastik, Dehnübungen, Wassergymnastik und Bewegungsbäder, Yoga und Pilates kann die Beweglichkeit in vielen Fällen erhalten und der dauerhaften Verkrümmung der Wirbelsäule vorgebeugt werden. Aus ganzheitlicher Sicht ist die Aufgabe der Wirbelsäule die Aufrichtung und Haltung des Menschen. Diese kann mit anthroposophischen Mitteln

Patienten berichten: Das hat mir geholfen

Manchmal sind es Kleinigkeiten, die den Alltag mit der Erkrankung leichter machen. Ob mit einer veränderten Einstellung oder praktischen Hilfen im Alltag – hier geben Morbus-Bechterew-Betroffene nützliche Tipps:

- Ich darf meine Arbeit im Büro unterbrechen, um zwischendurch in einem leerstehenden Büro auf der Gymnastikmatte ein paar Rückenübungen zu machen.
- Ich achte darauf, dass ich am Computer immer eine gesunde Haltung einnehme.
- Wenn ich zuckerfrei esse, auf Fleisch verzichte und mich überwiegend von selbstgekochtem Gemüse ernähre, geht es mir besser.
- Ich lege mein Telefon immer weit weg vom Schreibtisch, damit ich gezwungen bin aufzustehen, wenn es klingelt. Am besten geht es mir, wenn ich zwischen Sitzen, Stehen und Gehen wechseln kann.
- Ich fahre einmal im Jahr zu einer Radon-Stollentherapie.
- Seit ich mir eingestehe, dass meine Reserven begrenzt sind, kann ich im Beruf auch mal nein sagen. Das habe ich meinem Morbus Bechterew zu verdanken.
- Ich schlafe besser auf dem Rücken mit einem kleinen Kissen unterm Kopf, damit die Wirbelsäule und die Hüftgelenke nachts gestreckt bleiben.

unterstützt werden, zum Beispiel mit Einreibungen der Wirbelsäule mit Goldsalbe, die von medizinischem Fachpersonal durchgeführt werden. Heileurythmie hilft bei Fehlhaltungen gegen Schmerzen. Rhythmische Massagen mit ihrer saugenden Grifftechnik können das Gewebe entlang der Wirbelsäule beleben, das sich bei Morbus-Bechterew-Patienten zunehmend verhärtet. Dadurch wird auch der Brustkorb beweglicher und die Atmung verbessert sich.

ENTZÜNDUNGSHEMMENDE ERNÄHRUNG

Auch wenn es keine systematischen Untersuchungen dazu gibt, scheint eine antientzündliche Ernährung sinnvoll. Dadurch kann der Entzündungsprozess vermindert und die Häufigkeit von Krankheitsschüben herabgesetzt werden. Zu empfehlen ist eine vollwertige Kost mit ausreichend entzündungshemmenden Omega-3-Fettsäuren. Wichtig ist auch der Verzicht auf Pflanzenöle wie Sonnenblumen-, Distel- oder Maiskeimöl, die besonders viel entzündungsfördernde Omega-6-Fettsäuren enthalten. Patienten sollten darauf achten, ob es einzelne Nährstoffe gibt, die individuell als Antigen wirken und Beschwerden verstärken. Wie bei allen Autoimmunerkrankungen ist ein optimierter Vitamin-D-Spiegel besonders wichtig.

AUS DER NATURMEDIZIN

Um die Funktion der Wirbelsäule zu erhalten beziehungsweise wiederherzustellen, helfen subkutane Injektionen von Betonica D3/Rosmarinus D3. Bei einer versteifenden und verhärtenden Komponente kann der Arzt Disci comp. cum Stanno spritzen. Dominiert die schmerzhafte und entzündliche Seite, sind Injektionen mit Arnica-Levisticum comp. D3 (dieses Medikament enthält auch Bienengift als Apis mellifica D2) hilfreich. Bei anhaltenden Schmerzen wird Solum Inject gespritzt. Auch Einreibungen mit Aconit Schmerzöl können die Beschwerden lindern. Gegen Abgeschlagenheit und Müdigkeit wirken Levico D3 und Phosphor D5 jeweils als Tropfen.

Der Schobertest: Habe ich Morbus Bechterew?

Mit dem Schobertest ermittelt der Arzt die sogenannte Flexionsfähigkeit der Lendenwirbelsäule. Das Verfahren ist nach dem Rheumatologen Paul Schober benannt, der von 1865 bis 1943 lebte. Den einfachen Test können Sie auch selbst machen, um herauszufinden, wie beweglich Ihre Lendenwirbelsäule ist. Bitten Sie jemanden, einen Punkt auf Ihrem ersten Steißbeinwirbel und einen zehn Zentimeter darüber zu markieren. Beugen Sie sich dann mit gestreckten Knien nach vorne. Bei einem gesunden Rücken verlängert sich der Abstand auf 15 Zentimeter. Passiert das nicht und bewegen sich die markierten Punkte bei Ihnen nur wenig, ist Ihre Beweglichkeit stark eingeschränkt und Sie haben möglicherweise Morbus Bechterew.

AUF EINEN BLICK: MORBUS BECHTEREW

Definition	Morbus Bechterew zählt zu den häufigsten rheumatischen Erkrankungen. Entzündliche Prozesse befallen vor allem das Kreuzbein-Darmbein-Gelenk und die Wirbelsäule. Manchmal sind auch andere Gelenke der Gliedmaßen, innere Organe, Darm oder Augen betroffen.
Ursache	Die Ursachen für die Krankheit sind nicht bekannt. Sie verläuft bei jedem unterschiedlich: mal schubweise, mal regelmäßig fortschreitend. Eine genetische Veranlagung begünstigt den Ausbruch.
Alter	Morbus Bechterew tritt in der Regel zwischen 16 und 35 Jahren auf.
Geschlecht	Männer sind dreimal häufiger betroffen als Frauen.
Verbreitung	Hierzulande leiden etwa 350 000 Menschen an Morbus Bechterew.
Hauptsymptome	Typischer „entzündlicher" Rückenschmerz, eingeschränkte Beweglichkeit der Wirbelsäule, positives Mennellzeichen (Schmerzen in der fixierten Hüfte bei deutlicher Überstreckung), periphere Arthritis
Diagnose	Neben den typischen Symptomen spricht eine familiäre Vorbelastung für Morbus Bechterew. Laborchemisch zeigt sich manchmal eine Entzündungsserologie, keine Antikörperphänomene, HLA B27 nachweisbar. Im MRT sieht der Arzt typische entzündliche Veränderungen wie Sakroiliitis oder Wirbelkörperentzündungen, nativradiologisch sind in fortgeschrittenen Stadien Verknöcherungen sichtbar.
Medikamente	Im Rahmen der medikamentösen Therapie kommen NSAR (bei ausschließlichem Wirbelsäulenbefall) zum Einsatz. Wirken diese nicht effektiv, können Biologika, zum Beispiel TNF-Alpha-Blocker, bei peripherer Gelenkbeteiligung Kortikoide und klassische Basistherapeutika wie MTX oder Sulfasalazin sinnvoll sein.
Naturmedizin	Betonica D3/Rosmarinus D3, Goldsalbe (Aurum metallicum praeparatum D14), Disci comp. cum Stanno, Arnica-Levisticum comp. D3, Solum Inject, Aconit Schmerzöl, Phosphor D5, Levico D3
Ganzheitlich	Antientzündliche Ernährung, Bewegung, Physiotherapie, am besten in Kombination mit Osteopathie, Entspannung, Wärme-Kälte-Therapien, Patientenschulungen

SYSTEMISCHER LUPUS ERYTHEMATODES

Diese seltene Krankheit attackiert durch das entgleiste Immunsystem die Organe. Hautausschläge und -entzündungen, Funktionsverluste, Gelenkentzündungen und -schmerzen, Herz- und Nierenprobleme und ein Gefühl von großer Müdigkeit können die Folgen sein.

Beim systemischen Lupus erythematodes (SLE) greift das Immunsystem Gewebe und Organe im eigenen Körper an und ruft eine chronische Entzündung hervor. Vor allem die Gelenke, die Niere und die Haut werden von der fehlgeleiteten Abwehr attackiert. Aber auch das Lungenfell, die Lunge selbst oder das Herz und der Herzbeutel können sich entzünden. Betroffen sind überwiegend Frauen im gebärfähigen Alter. Frauen sind generell anfälliger für Fehlregulationen wie Autoimmunerkrankungen. An SLE erkranken sie rund zehnmal häufiger als Männer.

WIE VERNARBTE WOLFSBISSE

Die Krankheit ist spätestens seit dem Mittelalter bekannt. Aus jener Zeit leitet sich auch der komplizierte Name her: „Lupus" heißt auf lateinisch Wolf – die Narben, die sich nach Verheilen der Hautschäden bilden, ließen die Menschen an die Narben von Wolfsbissen denken. „Erythematodes" bedeutet errötend und bezieht sich auf den schmetterlingsförmigen rötlichen Hautausschlag, der sich bei SLE oft im Gesicht bildet. Das Wort „systemisch" macht klar, dass der gesamte Körper betroffen sein kann.

VIELFÄLTIGE ERSCHEINUNGSFORMEN

Der systemische Lupus erythematodes gehört in der Klassifikation der rheumatischen Erkrankungen zu den Kollagenosen. Das sind entzündliche Erkrankungen des Bindegewebes oder der Blutgefäße, die etwa 0,2 bis 0,3 Prozent der Bevölkerung betreffen. In Deutschland sind das vermutlich nicht mehr als 210 000 Menschen; schätzungsweise 30 000 bis 40 000 von ihnen sind an systemischem Lupus erythematodes erkrankt. Betroffene leiden unter Gelenk- und Muskelschmerzen, oft verbunden mit Fieber. Weitere mögliche Symptome sind Abgeschlagenheit, Geschwüre im Mund (Aphthen) und Haarausfall. Charakteristisch für die Krankheit ist das Schmetterlingserythem, ein rötlicher Hautausschlag im Gesicht.

HERAUSFORDERUNG FÜR DIAGNOSTIKER

Wegen der Vielfalt der Symptome kann die Diagnose schwierig sein. Die Krankheit kann sehr mild, aber auch sehr schwer verlaufen. Da auch lebenswichtige Organe angegriffen werden können, endete die Krankheit früher oft tödlich. Heute wird das überschießende Immunsystem mit Medikamenten behandelt. Die Prognose hängt vor allem vom Ausmaß der Organbeteiligungen wie zum Beispiel einer Nierenschädigung ab. Doch im Durchschnitt erreichen Lupus-Patienten heutzutage unter adäquater Therapie ein nahezu normales Lebensalter.

WEITERE LUPUSFORMEN

Neben dem systemischen Lupus erythematodes gibt es noch weitere Formen:

- Der kutane Lupus erythematodes befällt nur die Haut; die Prognose ist günstig. Allerdings kommt es vor, dass sich ein kutaner Lupus zu einem systemischen Lupus entwickelt.
- Manchmal kann Lupus auch durch bestimmte Medikamente ausgelöst werden, zum Beispiel durch ACE-Hemmer, Betablocker, Entwässerungsmittel wie Hydrochlorothazid und Cholesterinsenker wie Simvastatin und andere. Ein solcher Lupus verläuft meist milder und verschwindet, wenn die Medikamente abgesetzt werden.
- Ein Antiphospholipidsyndrom tritt manchmal als Begleitphänomen eines systemischen Lupus erythematodes auf. Es bilden sich Autoantikörper, die Bestandteile der Zellmembran angreifen. Das kann zu Thrombosen, Embolien und damit zu Gefäßverschlüssen führen. Auch das Risiko für Fehlgeburten ist erhöht.

KEINE HEILUNG, ABER LINDERUNG

Die Krankheit verläuft chronisch und meistens in Schüben, eine Heilung gibt es bisher nicht. Das Ziel der Therapie ist es, schwere Ausbrüche der Erkrankung zu kontrollieren, Schäden an den Organen zu verhindern und die Symptome zu mildern. Eine komplette Remission ist unter den therapeutischen Maßnahmen gut möglich.

DIE SONNE MEIDEN

UV-Licht kann bei allen Formen des Lupus eine Verschlechterung und einen Krankheitsschub auslösen. Auch bei einem kutanen Lupus erythematodes müssen die Patienten auf einen guten Lichtschutz achten. Deshalb ist es ratsam, die Haut mit geeigneter Kleidung vor Sonne zu schützen und an Stellen, wo dies nicht möglich ist, unbedeckte Haut mit Sonnenschutzmitteln (Lichtschutzfaktor über 50) einzucremen. Das hat allerdings einen großen Nachteil: Da die Haut auf diese Weise kaum Sonnenlicht abbekommt, leidet die Versorgung mit Vitamin D, das bei Autoimmunerkrankungen besonders wichtig ist und sich allein über die Nahrung nicht in ausreichender Menge aufnehmen lässt. Studien haben gezeigt, dass der Vitamin-D-Spiegel bei vielen Lupus-Patienten typischerweise zu niedrig ist. Er sollte deshalb routinemäßig überprüft und, wenn nötig, mit Vitamin-D-Präparaten verbessert werden. Ein hoher Vitamin-D-Spiegel bremst den Krankheitsverlauf und dadurch kann teilweise die Dosis der Immunsuppressiva reduziert werden.

DIE SUCHE NACH DEN URSACHEN

Wie die Fehlregulation des Immunsystems entsteht, ist im Detail noch nicht geklärt. Die genetische Veranlagung spielt eine gewisse Rolle. Zusätzlich gibt es Risikofaktoren wie das Geschlecht (Frauen erkranken zehnmal häufiger an SLE als Männer, siehe Seite 84), äußere Einflüsse wie vermehrte UV-Strahlung können das Immunsystem belasten.

EIN GANZ NORMALES LEBEN FÜHREN

Mit 24 Jahren konnte Sandra K. sich kaum noch bewegen. Ein systemischer Lupus erythematodes hatte sie so krank gemacht, dass sie bettlägrig wurde. Die richtigen Medikamente, Naturmedizin und eine Gesprächstherapie halfen ihr zurück in den Alltag.

Wie stark auch psychologische Faktoren eine Rolle spielen, sahen wir bei einer Patientin, die zu uns kam, als sie sich kaum noch bewegen konnte. Sandra K. war nicht mehr in der Lage, eine Faust zu schließen, weil ihre Finger so stark geschwollen waren. Auch die Knie- und Fußgelenke waren entzündet. Die 24-Jährige, die früher viel Sport getrieben hatte, konnte weder Berührungen noch Wärme oder Kälte ertragen. Wir diagnostizierten einen systemischen Lupus erythematodes mit Gelenk- und Nierenbeteiligung und einer Flüssigkeitsansammlung im Herzbeutel. Innerhalb von zwölf Stunden entwickelte sie hohe Entzündungszeichen mit Fieber bis zu 40 °C; sie kam nicht mehr aus dem Bett. Wir griffen zuerst zu hoch dosiertem Kortison, um noch Schlimmeres zu verhindern. Später kamen Immunsuppressiva und ergänzend dann naturheilkundliche Medikamente, Massagen und Heileurythmie dazu. Das half ihr körperlich, doch sie brauchte mit dieser schweren Krankheit auch seelische Unterstützung, um auf die Dauer ein normales Leben führen zu können.

Kindheitstrauma bewältigen

Noch in der Klinik begann die Patientin mit einer Gesprächstherapie. Dabei gelang es ihr und den Therapeuten, ein schlimmes Ereignis aus der Kindheit, das die junge Frau seither belastete, besser zu verarbeiten. Als die Patientin zehn Jahre alt war, beging ihre Mutter, die unter Depressionen litt, Suizid. Für die damals noch kleine Tochter war das ein traumatisches Erlebnis, das das Kind bis in die Träume verfolgte, Ängste und Einsamkeitsgefühle schürte.

Gute Phasen ohne Medikamente

Nach der Zeit im Krankenhaus kehrte die junge Frau in ihren Alltag zurück und erlebte immer wieder Phasen, in denen es ihr auch ohne Kortison gut ging. Sie konnte ihre Ausbildung beenden und in ihrem Beruf arbeiten. Später nahm sie Methotrexat und zusätzlich naturheilkundliche Mittel. Inzwischen ist sie Mutter einer Tochter und führt ein weitgehend normales Leben.

Auch Infektionen mit bestimmten Erregern sind manchmal Auslöser. Stress in jeder Form führt zu einem höheren Ausmaß von Entzündungen im Körper und begünstigt dadurch den Ausbruch von SLE. Auch die Hormone sind beteiligt: So haben Frauen, die hormonell verhüten, ein bis zu doppelt so hohes Risiko, an Lupus zu erkranken.

ENTZÜNDUNGSHEMMENDE ERNÄHRUNG

Über weitere Ursachen wird spekuliert: Parallel mit veränderten Ernährungsgewohnheiten haben in den westlichen Ländern Lupus wie auch andere Autoimmunerkrankungen auffällig zugenommen. Dabei, so diskutieren es Forscher, könnten bestimmte Darmbakterien und ein Mangel an Ballaststoffen eine Rolle spielen, der die Darmflora negativ beeinflusst. Eine ballaststoffreiche, entzündungshemmende Ernährung bietet sich an. Doch inwieweit Patienten ihren systemischen Lupus erythematodes dadurch verbessern können, ist kaum erforscht. Patienten sollten auf eine gute Versorgung mit Omega-3-Fettsäuren (antientzündliche Wirkung) achten (siehe Seite 121).

GANZHEITLICH DENKEN

Lupus ist eine sehr schwere Krankheit, die nicht selten die ganze Lebensplanung beeinflusst. Eine psychotherapeutische und biografische Begleitung kann den Betroffenen helfen, mit der Situation fertigzuwerden. Erfahrungsgemäß wird der Krankheitsverlauf durch seelische Unterstützung gemildert und den Patienten zu mehr Lebensqualität verholfen. Auch Medikamente aus der Naturmedizin können eine wertvolle Ergänzung der Therapie sein und den Krankheitsverlauf positiv beeinflussen.

Medikamente

Folgende Medikamente werden zur Behandlung des systemischen Lupus erythematodes eingesetzt:

- Kortison, insbesondere zu Beginn der Erkrankung, um einen akuten Krankheitsschub zu dämpfen. Auch bei drohender Organbeteiligung sind Kortisonpräparate (wie Prednisolon) zur Vermeidung des Organfunktionsverlustes meistens hilfreich. Die Dosis von Prednisolon sollte im Verlauf rasch reduziert und das Präparat möglichst bald abgesetzt werden. Bei kutanem Lupus wird Kortison auch als Salbe angewendet.
- Vitamin D sollte in ausreichender Dosierung (zum Beispiel 20 000 IE/Woche) gegeben werden. Das dient auch dazu, eine Osteoporose zu vermeiden.
- Antimalariamittel wie Chloroquin oder Hydroxychloroquin gehören zur Basistherapie des systemischen Lupus erythematodes und sollten möglichst dauerhaft eingenommen werden. Sie sind auch für Kombinationstherapien geeignet.
- Immunsuppressiva korrigieren das fehlgeleitete Immunsystem. Dazu gehören MTX, Azathioprin, Mycophenolat Mofetil und bei schweren Organbeteiligungen auch Cyclophosphamid.
- Biologika: Belimumab bei Krankheitsaktivität trotz Standardtherapie. Spricht die Therapie nicht an, kann der Arzt es mit Rituximab versuchen.

AUF EINEN BLICK: SYSTEMISCHER LUPUS ERYTHEMATODES

Definition	Systemischer Lupus erythematodes ist eine chronische entzündliche Autoimmunerkrankung des Bindegewebes, bei der Gelenke, Muskeln, Haut, Schleimhäute und die Wände der Blutgefäße betroffen sein können. Auch wichtige Organe wie Gehirn, periphere Nerven, Lunge, Nieren und Herz können beteiligt sein. Die Krankheit verläuft chronisch, meist in Schüben.
Ursache	Es handelt sich um eine Autoimmunreaktion, bei der verschiedene Faktoren eine Rolle spielen. Dazu gehören Umwelteinflüsse, Sonnenlicht, hormonelle Veränderungen, Stress, Infektionen und bestimmte Medikamente.
Alter	Die Krankheit tritt überwiegend im jungen Erwachsenenalter auf.
Geschlecht	Frauen erkranken zehnmal häufiger als Männer.
Verbreitung	Etwa 210 000 Menschen haben in Deutschland entzündliche Erkrankungen des Bindegewebes; 30 000 bis 40 000 von ihnen einen systemischen Lupus erythematodes.
Hauptsymptome	Schmetterlingsförmiger Hautausschlag vor allem im Gesicht, Gelenkschmerzen und -schwellungen, Muskelschmerzen, Fieber, Fatigue (chronische Müdigkeit), Lichtempfindlichkeit
Diagnose	Anamnese und körperliche Untersuchung Labortests mit Blutbildveränderungen, Entzündungsserologie, sogenanntem Komplementverbrauch und Antikörperphänomenen wie Nachweis von ANA und Anti-Doppelstrang-DNA-Antikörpern, bei Nierenbeteiligung Ausscheidung von roten Blutkörperchen und Eiweiß mit dem Urin Bildgebung je nach Klinik, zum Beispiel CT der Lunge oder MRT des Gehirns Spezifische Tests wie Nierenbiopsie oder Liquorpunktion
Medikamente	Glukokortikoide, Immunsuppressiva wie Hydroxychloroquin, MTX, Azathioprin, Mycophenolat Mofetil, Belimumab, Rituximab

AUF EINEN BLICK: SYSTEMISCHER LUPUS ERYTHEMATODES

Naturmedizin	Bei Müdigkeit und Erschöpfung: Phosphor D6 und Levico comp. Im akuten Schub: Stibium metallicum praepatatum D6 und Apis mellifica D30 Bei Gelenkbeteiligung: Solum Inject oder Globuli sowie Bryonia Bei Nierenbeteiligung: Equisetum cum Sulfure tostum D6 und Renes/Cuprum Ampullen; außerdem Nierenorganeinreibungen mit Kupfersalbe durch medizinische Fachkräfte Bei entzündlichen „Auflösungsprozessen" der Organgrenzen: Calcium/Quercus Inject Zur Modulation des Krankheitsprozesses: Viscum album in Form von Iscucin Salicis Stärke A-C Ampullen oder Abnoba Viscum Pini 10 mg Ampullen. Die Injektionen sollten nicht häufiger als ein- bis zweimal wöchentlich erfolgen.
Ganzheitlich	Massagen, Heileurythmie, Bewegung, Physiotherapie, psychologische Begleitung, Sonnenschutz, entzündungshemmende Ernährung, Nikotinverzicht

SJÖGREN-SYNDROM

Trockene Augen, trockener Mund, juckende Haut und Schluckbeschwerden – beim Sjögren-Syndrom greift das Immunsystem die Tränen- und Speicheldrüsen an. Die richtige Therapie kann die Krankheit nicht heilen, aber die Beschwerden lindern.

Wenn es emotional hoch herging im Alltag einer unserer Patientinnen, merkte sie das sofort an den Augen. Es fühlte sich an, als hätte sie Sand unter den Lidern. Die Augen brannten regelrecht. Hielt der Stress länger an, kamen Schmerzen in den Fingergrundgelenken und in der Hüfte dazu. Sie fühlte sich müde und antriebslos. Zusätzliche wiederkehrende Infekte machten ihr oft zu schaffen. Nach zwölf Jahren mit dem sogenannten Sjögren-Syndrom kam es zu Folgeerkrankungen. Die Patientin litt zeitweise unter Depressionen, bekam anfallsartig blasse Finger und Zehen und befürchtete, auch noch an Krebs zu erkranken. Die Sjögren-Syndrom-Patientin brauchte dringend Hilfe auf mehreren Ebenen.

IMMUNSYSTEM GREIFT DRÜSEN AN

Was hat es mit dieser chronisch verlaufenden Krankheit auf sich? Das Sjögren-Syndrom ist eine Autoimmunerkrankung, die im Bereich des entzündlichen Rheumas zu den sogenannten Kollagenosen, also Erkrankungen des Bindegewebes, zählt. Das Sjögren-Syndrom gehört nach der Rheumatoiden Arthritis zu den häufigsten rheumatischen Autoimmunerkrankungen. Dabei werden Drüsen, die Sekrete nach außen abgeben (exokrine Drüsen), von einer fehlgeleiteten körpereigenen Abwehr angegriffen und zerstört. Nicht von heute auf morgen, sondern sehr langsam. Meist zieht sich dieser Prozess über viele Jahre oder sogar Jahrzehnte hin. Der Hintergrund: Gesunde Drüsen sondern Feuchtigkeit mit anderen Stoffen ab. So produzieren die Schweißdrüsen Schweiß, die Tränendrüsen Tränen und die Speicheldrüsen Speichel. Auch in den Atemwegen, bei den Geschlechtsorganen und im Verdauungssystem befinden sich schleimbildende Drüsen, wie beispielsweise die Bauchspeicheldrüse. Sind diese Drüsen in ihren Funktionen gestört, hat das Folgen für alle Organe, die von ihnen versorgt werden. Es führt zur Trockenheit aller Schleimhäute.

MEHRERE AUTOIMMUNKRANKHEITEN

Beim primären Sjögren-Syndrom (dabei handelt es sich um eine eigenständige Krankheit) trocknen meist die Augen und der Mund aus. Vom sekundären Syndrom spricht man, wenn es auch bei anderen Autoimmunkrankheiten auftritt. Typisch sind dabei Rheumatoide Arthritis, systemischer Lupus erythematodes, Sklerodermie, primär biliäre Zirrhose, Vaskulitiden und die Autoimmunhepatitis. Etwa 30 Prozent der Patienten mit einer autoimmunen rheumatologischen Erkrankung leiden an einem sekundären Sjögren-Syndrom.

ÜBERWIEGEND FRAUEN BETROFFEN

Insgesamt sind mehr als 90 Prozent der Betroffenen Frauen, meist im mittleren Lebensalter zwischen 30 und 65 Jahren; der Durchschnitt liegt bei Mitte 40. Das Sjögren-Syndrom kann jedoch auch bei Kindern vorkommen. Der Name stammt von dem schwedischen Augenarzt Henrik Sjögren, der die Krankheit 1933 erstmals beschrieb. Abgeleitet vom lateinischen „siccus“ (trocken) wird die nicht ansteckende Krankheit auch als Sicca-Syndrom bezeichnet. In manchen Familien tritt sie gehäuft auf. Ansprechpartner sind Augenärzte, Rheumatologen und Hals-Nasen-Ohren-Ärzte. Leider werden die ersten Anzeichen oft übersehen, sodass den Patienten zu spät geholfen wird. Viele Betroffene halten es beim Arzt nicht für erwähnenswert, dass sie unter Augen- oder Mundtrockenheit leiden. Das erschwert frühzeitige ärztliche Hilfe.

Typische Symptome

- Trockenheit von Mund, Augen, Scheide und Magen-Darm
- Die Augen sind sehr lichtempfindlich.
- Gelenke verursachen Schmerzen.
- Die Patienten sind häufig sehr müde und schnell erschöpft.
- Sie sind besonders anfällig für Karies und Parodontose; sie verlieren oftmals früh Zähne.
- Die Betroffenen haben Schwierigkeiten beim Schlucken und Sprechen.
- Eine trockene Zunge kann den Geschmackssinn beeinträchtigen.
- Zu wenig Bronchialsekret bedingt trockenen Reizhusten und Atemnot.
- Ängste und Stress verstärken die Symptome.

DEN RICHTIGEN FACHARZT FINDEN

Wer die Krankheit einmal hat, wird sein Leben lang von ihr begleitet – das Sjögren-Syndrom gilt als unheilbar. Die medikamentöse Behandlung hängt davon ab, welche Organe betroffen sind. Die Symptome lassen sich mit verschiedenen Maßnahmen lindern. So werden trockene Augen mit künstlichen Ersatzstoffen befeuchtet oder Mundtrockenheit mit ausreichend Flüssigkeit ausgeglichen. Bestimmte Wirkstoffe stimulieren die Drüsen, mehr Flüssigkeit zu bilden. Auch Medikamente aus der Naturmedizin und Änderungen des Lebensstils können wirksam sein. Betrifft das Sjögren-Syndrom den ganzen Körper, stehen je nach Bedarf Schmerzmittel, entzündungshemmende Medikamente, Wirkstoffe aus der Malariabehandlung, Kortikosteroide, Immunsuppressiva und gefäßerweiternde Mittel zur Verfügung. Am besten ist den Patienten geholfen, wenn sie neben Rheumatologen von mehreren Fachärzten betreut werden, die gut zusammenarbeiten.

REGELMÄSSIG ZUR KONTROLLE

Die Folgen der Erkrankung zeigen sich in verschiedenen Bereichen. Es besteht unter anderem die Gefahr von Magenschleimhautentzündungen, eventuell kommt es auch zu Schäden an Lunge, Niere und Nervensystem, Muskel- und Gelenkentzündungen mit den entsprechenden Schmerzen, Hautproblemen und entzündeten Blutgefäßen. Eine weitere Symptomatik kann das Raynaud-Syndrom sein (siehe Seite 96). Besteht das

Sjögren-Syndrom über viele Jahre, steigt die Gefahr, dass schwerwiegende Komplikationen daraus entstehen – am gefürchtetsten ist dabei ein Lymphom (Lymphdrüsenkrebs), das bei einigen Patienten auftritt. Betroffene sollten daher regelmäßig zur Überwachung zum Arzt gehen.

BESSERER UMGANG MIT STRESS

Für die Patienten ist das Leben mit der vielschichtigen Erkrankung häufig sehr belastend. Manche Betroffene leiden sehr stark unter dem Gefühl der Hoffnungslosigkeit. Sie schlafen schlecht und sind daher oft müde; es fehlen der Antrieb und die Kraft, sich selbst aus dieser Situation zu befreien. Depressionen überschatten den Alltag. Für unsere Patientin vom Anfang dieses Kapitels erwies sich neben individuell abgestimmten Medikamenten aus der Schul- und Naturmedizin eine Gesprächstherapie als äußerst hilfreich. Dadurch lernte sie, besser mit Stress umzugehen, und litt seltener unter belastendem Druck. Als sie seelisch stabiler war, besserten sich auch die Gelenkbeschwerden.

AUS DER NATURMEDIZIN

Die Aufgabe der Speicheldrüsen ist die Produktion und Sekretion von Flüssigkeit. In der Anthroposophie ist das ein Ausdruck des Lebensleibes. Wenn diese Tätigkeit versiegt, müssen Ich-Organisation und Seelenleib an den Lebensleib herangeführt werden, um ihn zu aktivieren (siehe Seite 44). Das geschieht im Verdauungstrakt durch Bittermittel, die einerseits den Stoffwechsel aktivieren und die aufbauende Tätigkeit stärken, andererseits die Schleimdrüsen zur vermehrten Produktion anregen, um die Schleimhaut des Magen-Darm-Trakts zu schützen. Dafür eignen sich Präparate wie Geum urbanum D3, Absinthium D1/Resina laricis D3, Anagallis D1 und Gentiana lutea D1 bis D3. Patienten, die sich müde und kraftlos fühlen, kann Phosphorus D5 oder Levico D3 helfen. Für die Augen gibt es neben den konventionellen Möglichkeiten wie Hydroxypropyl oder Methylzellulose auch anthroposophische Augentropfen wie Chelidonium Rh D4 oder Mercurialis. Um die Entstehung eines Lymphoms zu verhindern, ist nach unserer Erfahrung die Mistel (Viscum album) die beste Prophylaxe. Dabei werden auch der Wärmehaushalt und der Schlaf verbessert. Hier setzen wir überwiegend Abnoba Viscum Fraxini D10 (Mistel von der Esche) oder Iscucin Salicis Stärke A und C ein – und zwar drei- bis viermal pro Jahr für jeweils vier Wochen. Dabei wird das Mistelpräparat zweimal in der Woche unter die Haut gespritzt.

Das können Sie selbst tun

- Stimulieren Sie die Speicheldrüsen mit zuckerfreiem Kaugummi.
- Meiden Sie längere Aufenthalte in Räumen mit Klimaanlagen.
- Pflegen Sie Ihre Zähne gut und gehen Sie regelmäßig zum Zahnarzt.
- Gegen trockene Augen können Sie Augensalbe oder ein entsprechendes Gel verwenden. Künstliche Tränen in Form von Augentropfen können auch Abhilfe schaffen.
- Schützen Sie Ihre Augen draußen vor Wind und Wetter, indem Sie eine Brille mit seitlichem Schutz tragen.

AUF EINEN BLICK: SJÖGREN-SYNDROM

Definition	Das Sjögren-Syndrom gehört nach der Rheumatoiden Arthritis zu den häufigsten rheumatischen Autoimmunerkrankungen. Dabei werden vor allem die Tränen- und Speicheldrüsen angegriffen.
Ursache	Die Ursache ist bisher unklar. Möglicherweise gibt es genetische Veranlagungen, da das Sjögren-Syndrom in manchen Familien gehäuft auftritt. Auch hormonelle Veränderunen (Wechseljahre) können eventuell eine Rolle spielen.
Alter	Die meisten Patienten erkranken etwa mit Mitte 40, es kann aber auch Kinder treffen.
Geschlecht	90 Prozent der Betroffenen sind Frauen.
Verbreitung	0,5 bis 1 Prozent der Bevölkerung erkranken am Sjögren-Syndrom.
Hauptsymptome	Augen-, Mund- und Scheidentrockenheit, Gelenkschmerzen, Gelenkentzündungen, Raynaud-Syndrom, Lichtempfindlichkeit, Schluckbeschwerden, Müdigkeit, Bauchspeicheldrüsenentzündung (Pankreatitis) oder Nierenentzündung (Nephritis)
Diagnose	Anamnese, Nachweis von Antikörpern, Biopsie aus der Schleimhaut
Medikamente	Schmerzmittel, entzündungshemmende Medikamente, Wirkstoffe aus der Malariabehandlung, Kortikosteroide, Immunsuppressiva, gefäßerweiternde Mittel, künstliche Tränen für die Augen und den Mund
Naturmedizin	Levico comp., Levico D3, Phosphorus D5 und Ferrum sidereum D20 gegen Müdigkeit, Chelidonnum Rh D4 oder Mercurialis Augentropfen, Bittermittel wie Geum urbanum D3, Absinthium D1/Resina laricis D3, Anagallis D1 und Gentiana lutea D1 bis D3, Viscum album (Mistel)
Ganzheitlich	Antientzündliche Ernährung, ausreichend trinken, viel frische Luft, Nikotinverzicht, Psychotherapie, Biografiearbeit, sorgfältige Mundhygiene, regelmäßige ärztliche Überwachung, Stressabbau

SYSTEMISCHE SKLEROSE

Die systemische Sklerose zählt als entzündlich-rheumatische Systemerkrankung zur Gruppe der Kollagenosen und ist eine ernst zu nehmende und komplizierte Erkrankung. Sie trifft nicht nur die Haut, sondern kann auch innere Organe befallen.

Die systemische Sklerose (abgekürzt SSc) wird auch Sklerodermie genannt. Der Name leitet sich aus dem Griechischen ab und heißt übersetzt „harte Haut" (skleros = hart und derma = Haut). Der Begriff systemische Sklerose verdeutlicht, dass die Verhärtung nicht nur die Haut, sondern alle Körperorgane treffen kann – zum Beispiel auch die Blutgefäße und die Lunge. Bei einigen Erkrankten sind die Veränderungen nur mit technischen Geräten messbar; die Patienten nehmen sie gar nicht wahr. Bei anderen ist der ganze Körper betroffen. Die Erkrankten haben dann Verhärtungen im Gesicht und an den Fingern, die teilweise absterben. Die systemische Sklerose kann auch mit ernsthaften Beschwerden bei der Atmung, beim Schlucken und beim Verdauen verbunden sein. Da die Krankheit sehr variantenreich ist, vergehen nicht selten Monate oder sogar Jahre, bis ein Patient die richtige Diagnose bekommt.

DER KÖRPER VERHÄRTET SICH

Wie schwer die Krankheit verlaufen kann, zeigte sich bei einer unserer Patentinnen. Zuerst fühlte sich die 31-Jährige nur sehr schwach. Dann litt sie unter Schweißausbrüchen, für die es keine Erklärung gab. Erst als sich ihre Hände veränderten und sich kleine Geschwüre an den Fingerkuppen (digitale Ulzera) bildeten, erfuhr sie, dass sie an systemischer Sklerose leidet. Dabei müssen die Betroffenen miterleben, wie ihr eigener Körper langsam verhärtet und seine Gestalt verliert. Unsere Patientin war schockiert und verständlicherweise sehr besorgt, wollte aber erst einmal keine Medikamente nehmen, die das Immunsystem künstlich beeinflussen.

ÜBERGANG AUF ORGANE

In der ersten Zeit gelang es ihr, Schwellungen und Hautveränderungen mit einer naturheilkundlichen Therapie in Schach zu halten. Als aber nach ein paar Jahren auch die Lunge und die Speiseröhre betroffen waren, stieg sie auf ein Immunsuppressivum in Kombination mit Mitteln aus der Naturmedizin um. Inzwischen schreitet die Krankheit zwar langsam weiter fort, aber unsere Patientin kann trotz gelegentlicher Schluckbeschwerden und steifen Fingern ein selbstbestimmtes gutes Leben führen.

SCHLEICHENDE ENTSTEHUNG

Das ist typisch für die systemische Sklerose, die zu den rheumatischen Autoimmunerkrankungen gehört. Auch bei dieser Rheumaform richtet sich die körpereigene Abwehr gegen den eigenen Organismus. Alle Formen beginnen mit dem Raynaud-

Gefahr für die Organe

- Das erste und besonders häufige Zeichen für eine Organbeteiligung ist meist eine Vernarbung (Fibrose) der Lunge.
- Die Veränderungen der Blutgefäße in der Lunge führen zu Lungenhochdruck.
- Sind die Blutgefäße der Nieren betroffen, kann es zu Bluthochdruck und Niereninsuffizienz kommen.
- Greift die Erkrankung auf das Herz über, besteht die Gefahr von Entzündungen des Herzmuskels, verringerter Pumpleistung (Herzinsuffizienz) und Herzrhythmusstörungen.
- Durchfall, Verstopfung, krampfartige Bauchschmerzen und Schluckstörungen deuten auf Veränderungen im Magen-Darm-Trakt hin.

Syndrom, dem anfallsartigen Erblassen der Finger, die sich zuerst lilablau und später rot verfärben (siehe Seite 96). Bei der limitiert kutanen systemischen Sklerose verläuft die Erkrankung langsam, schleichend und beschränkt sich zunächst auf die Hautverhärtung der Hände, Füße und des Gesichts. Sie betrifft seltener die inneren Organe (vor allem die Lunge). Dazu gehört auch die Sonderform CREST-Syndrom (Calcinosis cutis, Raynaud-Syndrom, Ösophagusbeteiligung, Sklerodaktylie und Teleangiektasien). Bei der diffus kutanen systemischen Sklerose verläuft die Erkrankung häufig sehr schwer und trifft verschiedene Organsysteme zu unterschiedlichen Zeitpunkten. Manchmal ist sie plötzlich einfach da, in den überwiegenden Fällen nimmt sie aber einen schleichenden Verlauf, der nicht vorhersehbar ist. Selbst wenn jemand jahrelang kaum Beschwerden hatte, kann ein akuter Schub die Situation wieder verschlimmern. Die systemische Sklerose tritt vergleichsweise selten auf. Mit etwa 40 Erkrankten pro eine Million Menschen gehört sie zu den seltenen Erkrankungen. Es sind viermal mehr Frauen betroffen als Männer. Häufig tritt die Krankheit im dritten bis fünften Lebensjahrzehnt auf.

SCHWELLUNG, VERHÄRTUNG, RÜCKBILDUNG

Die Sklerodermie zeichnet sich dadurch aus, dass das Bindegewebe der Haut, der Blutgefäße und der inneren Organe zuerst durch Entzündungen anschwillt, sich dann verhärtet und die Haut sich zurückbildet (Hautatrophie). Dazu kommen unspezifische Symptome wie Schwäche, Gewichtsverlust und Müdigkeit, die meistens noch vor erkennbaren Folgen auf der Haut auftreten. Das Raynaud-Syndrom ist fast immer dabei. Schmerzlose Verkrümmungen der Finger und Geschwüre an den Fingerspitzen, die danach vernarben, gehören zu den charakteristischen Veränderungen im Endstadium.

SAUERSTOFFMANGEL IM GEWEBE

Bei der systemischen Sklerose sind alle Blutgefäße befallen, meist aber eher die kleineren. Als Komplikation können die Gefäßveränderungen zum Lungenhochdruck (pulmonalarterielle Hypertonie) führen. Das Bindegewebe der Haut oder der inneren Organe – oder von beiden –vermehrt sich auf krankhafte Weise, da Entzündungen Vernarbungen der Blutgefäße nach sich ziehen, was wiederum andere Folgen hat: In den betroffenen Geweben kommt es zu Sauerstoffmangel. Greift die Sklerodermie auf die Organe über, besteht besondere Gefahr für die Lunge und die Niere. Gefäßverschlüsse in den Nierengefäßen können zu Niereninfarkten und Bluthochdruck führen.

VERMUTUNGEN ÜBER DIE URSACHEN

Es wird vermutet, dass bei der Entstehung einer systemischen Sklerose verschiedene Faktoren eine Rolle spielen. Das können genetische Veranlagungen sein, die aber bei dieser Krankheit wohl eine geringere Rolle spielen als zum Beispiel beim systemischen Lupus erythematodes. Es wird auch diskutiert, ob Umwelteinflüsse, Infektionen, bestimmte Medikamente wie Appetitzügler und Schadstoffe wie Silikon oder radioaktives Material die Erkrankung begünstigen. Möglicherweise ist auch der Umgang mit Stress von Bedeutung.

MISCHKOLLAGENOSEN MIT KOMPLIZIERTEM VERLAUF

Einige Patienten mit Sklerodermie zeigen sogenannte Überlappungssymptomatiken mit dem systemischen Lupus erythematodes, einer Polymyositis, dem Sjögren-Syndrom und der Rheumatoiden Arthritis. In diesen Fällen spricht man von einer Mischkollagenose, die auch unter anderen Namen geführt wird: Sharp-Syndrom oder Mixed Connective Tissue Disease. Bei der Erkrankung zeigen sich verschiedene Symptome und Beschwerden unterschiedlicher Kollagenosen. Der Krankheitsverlauf ist komplizierter als bei anderen rheumatischen Bindegewebserkrankungen. Die Ursache für Mischkollagenosen ist weitgehend unbekannt, die Behandlung ähnlich wie beim systemischen Lupus erythemathodes. Für die Diagnose kann der Arzt im Rahmen einer Blutuntersuchung spezielle Autoantikörper finden, die bei anderen Krankheiten nicht vorkommen.

Das Raynaud-Syndrom

Wenn die Finger und die Zehen in Stresssituationen oder bei Kälte plötzlich eisig und blass werden, weil Blutgefäße sich krampfartig verengen, spricht man vom Raynaud-Syndrom, benannt nach dem französischen Arzt Maurice Raynaud (1834 bis 1881). Die schmerzhaften Gefäßkrämpfe können bis zu einer halben Stunde anhalten. Das primäre Raynaud-Syndrom, das häufig bei jungen Frauen an beiden Händen oder Füßen auftritt, ist unangenehm, aber nicht bedrohlich. Es geht mit dem Älterwerden in der Regel von allein zurück. Schmerzen lassen sich mit Kälteschutz und Stressabbau lindern. Nur in wenigen Fällen verschreibt der Arzt gefäßerweiternde Medikamente. Das sekundäre Raynaud-Syndrom hingegen tritt meist ungleichmäßig an Händen und Füßen auf und entsteht häufig bei Autoimmunerkrankungen wie entzündlichem Rheuma. Daraus können sich chronische Schmerzen und Hautschädigungen an den Fingerspitzen entwickeln. In der Therapie wird nicht das Phänomen, sondern die dahintersteckende Grunderkrankung behandelt. Das Raynaud-Syndrom kann deutlich gelindert werden, indem man die betroffenen Extremitäten insbesondere bei Kälte mit Kupfersalbe rot einreibt.

AUF EINEN BLICK: SYSTEMISCHE SKLEROSE

Definition	Es handelt sich um eine schwerwiegende chronische Erkrankung, bei der sich das Bindegewebe der Haut und der Gefäße verhärtet.
Ursache	Vermutlich gibt es genetische Veranlagungen. Aber auch Umwelteinflüsse, Infektionen, bestimmte Krankheiten, Schadstoffe, Appetitzügler und Stress könnten bei der Entstehung eine Rolle spielen.
Alter	Tritt meist zwischen 30 und 50 Jahren auf.
Geschlecht	Frauen erkranken viermal häufiger als Männer.
Verbreitung	Es gibt etwa 40 Erkrankte pro eine Million Einwohner.
Hauptsymptome	Müdigkeit, Abgeschlagenheit, Durchblutungsstörungen an den Händen und Füßen (Raynaud-Syndrom), steife und geschwollene Finger, maskenhafte Mimik, Hautverdickungen, ein sogenannter Tabakbeutelmund, trockene Augen und trockener Mund, Schluckbeschwerden
Diagnose	Frühe Diagnose nach VEDOSS (Very Early Diagnosis Of Systemic Sclerosis): Zusammenkommen von Raynaud-Syndrom, Nachweisen von Antikörpern (ANA, Centromer, Scl70) und/oder sklerodermietypischen kapillarmikroskopischen Veränderungen
Medikamente	Zu Beginn vorsichtiger Einsatz von Glukokortikoiden gegen akute Schübe, Immunsuppressiva wie MTX, Mycophenolat Mofetil, Cyclophosphamid bei Lungenbeteiligung, Rituximab, Endothelin-Rezeptor-Antagonisten wie Bosentan und Prostanoide (Iloprost), Sildenafil, Nintedanib (bei Lungenfibrose)
Naturmedizin	Niedrig dosierte Mistel, Kiesel (Quarz), Equisetum arvense D15, Formica D10, Equisetum Silicea cultum D3, Vulnodoron-Salbe, Polygonatum 5%-Salbe, Geum urbanum (Nelkenwurz) D3 oder Gentiana lutea (Gelber Enzian) D3, bei Lungenbeteiligung Nontronit (Eisensilikat) D10 und Cinis Equiseti arvensis D3, Inhalationen mit Formica, Renes/Cuprum s.c.
Ganzheitlich	Ausgewogene Ernährung, psychologische Hilfe, wärmende Kleidung, manuelle Bindegewebsmassage, Lymphdrainage, Hautpflege, Physiotherapie, bei Mundtrockenheit zuckerfreie Cassis- oder Pfefferminzbonbons, Kaugummi oder künstlicher Speichel

POLYMYOSITIS UND DERMATOMYOSITIS

Das entzündliche Muskelrheuma zählt zu den Kollagenosen und ist schwierig zu diagnostizieren. Die ersten Symptome sind recht unspezifisch. Typisches Zeichen ist eine Muskelschwäche. Manchmal ist aber auch die Haut von dieser seltenen Erkrankung betroffen.

Muskelschwäche ist das Hauptmerkmal der Polymyositis. Auch hier handelt es sich um eine Kollagenose, eine entzündlich-rheumatische Bindegewebserkrankung. Die Entzündung befällt die quergestreifte Muskulatur, das sind Arm-, Bein- oder Bauchmuskeln und alle anderen Muskeln, die willentlich bewegt werden können. Ist auch die Haut von der Entzündung betroffen, spricht man von einer Dermatomyositis. Bei der Polymyositis handelt es sich vermutlich um eine Autoimmunerkrankung. Sie ist selten: Von 100 000 Einwohnern sind nur etwa 80 von Polymyositis oder Dermatomyositis betroffen. Frauen erkranken etwa zwei- bis dreimal so oft wie Männer. Der Ausbruch liegt meist zwischen dem 45. und 60. Lebensjahr. Aber unter den Patienten sind auch 20 Prozent Kinder. Der Name stammt aus dem Griechischen und bedeutet Entzündung mehrerer Muskeln (poly = mehrere; myo = Muskel; -itis = Entzündung). Häufig spricht man auch von entzündlichem Muskelrheuma. Das führt manchmal zu Verwechslungen mit einer anderen Autoimmunerkrankung, der Polymyalgia rheumatica, die bisweilen ebenfalls als entzündliches Muskelrheuma bezeichnet wird. Bei etwa einem Drittel der Patienten tritt die Polymyositis oder die Dermatomyositis in Begleitung oder als Folge bösartiger Tumorerkrankungen auf.

ALLMÄHLICHE VERSCHLIMMERUNG

Meist bildet sich die Erkrankung langsam innerhalb von mehreren Monaten aus. Die ersten Symptome sind recht unspezifisch: Schwäche und Müdigkeit, Fieber und Gewichtsverlust. Die Patienten klagen über Muskelschmerzen, die vor allem unter Belastung auftreten: etwa beim Aufstehen aus einem Sessel, beim Treppensteigen oder beim Heben der Arme oder eines schweren Gegenstands. Vor allem die Oberschenkel- und Beckenmuskulatur sowie rumpfnahe Muskeln wie die des Schultergürtels und der Oberarme sind entzündet.

SCHWIERIGKEITEN BEIM ESSEN

Manchmal trifft es auch die Speiseröhrenmuskulatur, was in schlimmen Fällen zu Schluckstörungen und Schwierigkeiten beim Essen führen kann. Durch versehentliches Verschlucken können dann Lungenentzündungen ausgelöst werden. Eine Schwäche der Atemmuskulatur kann Atembeschwerden und Husten verursachen. Mit der Zeit nimmt die Muskelschwäche zu. Bei einem schweren Verlauf können manche Patienten schließlich so kraftlos sein, dass sie einen Rollstuhl benötigen.

ROTE FLECKEN AUF DER HAUT

Auch bei der Dermatomyositis sind Schwäche und Muskelentzündung typische Symptome. Die Muskeln können geschwollen sein und schmerzen. Fleckige bläulich-rote Hautausschläge im Gesicht, am Hals, auf Brust und Rücken, an der Schulter oder den Fingerknöcheln kommen dazu. Jüngere Menschen erkranken am häufigsten und die Wahrscheinlichkeit, dass zusätzlich eine Tumorerkrankung vorliegt, ist größer als bei einer reinen Polymyositis.

DIAGNOSE DER ERKRANKUNG

Normalerweise ist es das extreme Schwächegefühl, das die Betroffenen veranlasst, einen Arzt aufzusuchen. Zu diesem Zeitpunkt haben sie gewöhnlich schon einen gewissen Teil ihrer Muskelmasse eingebüßt. In der Laboruntersuchung fallen meist erhöhte Entzündungswerte auf. Häufig ist eine Erhöhung der Muskelenzyme zu erkennen, vor allem der Kreatinkinase (auch Ceratinkinase CK). Im Ultraschall zeigen sich Muskelschwellungen und Unregelmäßigkeiten der Muskelfasern. Im Kernspintomogramm können befallene entzündete Muskeln schon früh erkannt werden. Mit der Elektromyographie lassen sich auffällige Muster in der Muskelaktivität feststellen.
Am sichersten lässt sich die Polymyositis durch eine feingewebliche Untersuchung diagnostizieren. Oft kann man die Entzündung unter dem Mikroskop erkennen. Je nachdem, wo im Muskel die Gewebeprobe entnommen wurde, kann die Entzündung jedoch mehr oder weniger ausgeprägt sein, denn nicht alle Stellen eines Muskels sind gleichermaßen entzündet. Daher sollte nach der MRT-Untersuchung eine gezielte Muskelbiopsie gemacht werden. Ein normaler Befund schließt eine Polymyositis nicht zwingend aus. Da die Polymyositis auch von einer Krebserkrankung ausgelöst werden kann, sollte nach der Diagnose gezielt nach bösartigen Tumoren gefahndet werden, etwa in der Brust und in der Lunge, in den Eierstöcken, im Darm und in der Haut.

Schwierige Diagnose

Folgende Kriterien sprechen für eine Polymyositis:

- Eine symmetrische proximale Muskelschwäche. Die Betroffenen haben zum Beispiel Schwierigkeiten, Treppen zu steigen oder aus der Hocke aufzustehen.
- Veränderungen in der elektrischen Muskelaktivität, die sich in einer elektromyographischen Untersuchung (EMG) zeigen
- Erhöhte Werte von bestimmten Eiweißen im Blut, die für Skelettmuskeln typisch sind, wie das Muskelenzym Kreatinkinase (CK)
- Entzündliche Veränderungen, die sich im Rahmen einer MRT-Untersuchung der Muskulatur zeigen
- Entzündliche Veränderungen in Gewebeproben

URSACHE UNBEKANNT

Die genauen Ursachen der Polymyositis sind nicht bekannt. Es wird vermutet, dass es sich um eine Autoimmunerkrankung handelt. In diesem Fall sind es die Zellen der Muskelfasern, die nicht vor irrtümlichen

Hilfreiche Pflanzen

Zu den Pflanzen, die entzündungshemmend wirken, gehören: Weidenrinde, Teufelskralle, Weihrauch, Brennnessel, Borretschsamen, Nachtkerzenöl und Arnika. Extrakte aus Birkenblättern und aus Schachtelhalm können zur Hemmung der T-Lymphozyten beitragen.

Angriffen des körpereigenen Immunsystems gefeit sind. Weiße Blutkörperchen (T-Lymphozyten) können aus den Blutgefäßen in die Muskelfasern einwandern und sie zerstören. Der Muskelstoffwechsel wird beeinträchtigt. Die wiederholten Attacken des Immunsystems beschädigen und schwächen die Muskelfasern und rufen Entzündungen hervor. Warum es zu dieser Fehlreaktion des Immunsystems kommt, ist nicht klar. Man vermutet unter anderem auch genetische Veranlagungen, weil man bei vielen Patienten gemeinsame genetische Merkmale nachweisen konnte. In manchen Familien scheint es auch eine Häufung von Kollagenosen zu geben. Zudem könnten Infektionen mit bestimmten Viren als Auslöser eine Rolle spielen. Unter Verdacht stehen Coxsackie-Viren, das Epstein-Barr-Virus, das Cytomegalie-Virus, Grippeviren und andere. Bei einigen Patienten besteht wie gesagt ein Zusammenhang mit einer Krebserkrankung. Häufig tritt das Muskelrheuma auch mit anderen Autoimmunerkrankungen wie Sklerodermie, systemischem Lupus erythematodes oder Rheumatoider Arthritis auf. Dann spricht man von einer Mischkollagenose. Bei vielen Patienten kann jedoch weder eine andere Erkrankung noch eine auslösende Ursache gefunden werden.

BEHANDLUNGSMÖGLICHKEITEN

Die Polymyositis wird üblicherweise zunächst mit hohen Kortisondosen behandelt, um die Entzündung in den Muskeln zu dämpfen. Im Verlauf werden andere immunsuppresiven Medikamente eingesetzt. In schweren Fällen oder wenn die Therapie nicht wirkt, werden Immunglobuline intravenös verabreicht.

AUS DER NATURMEDIZIN

Um dem entzündlichen Prozess der Polymyositis zu begegnen, können gut tierische Gifte eingesetzt werden, insbesondere die Gifte der Honigbiene (Apis mellifica) und des Buschmeisters (Lachesis muta). Manchmal reicht schon eine subkutane Injektion mit Lachesis D12, um den Entzündungsprozess zu unterbinden. Betrifft die Entzündung auch die Haut, kann zusätzlich Argentum metallicum praeparatum D30 helfen. Die Symptome Muskelschwäche und Müdigkeit deuten auf den Zusammenhang zwischen Leber- und Muskelstoffwechsel hin. Damit die Muskulatur der willentlichen Bewegung dienen kann, muss Glukose von der Leber zur Muskulatur transportiert werden. Während der Bewegung kommt es zum Zuckerabbau (Glykolyse). Dabei entsteht Milchsäure (Laktat) als Abbauprodukt, das zurück zur Leber befördert wird. Diese wiederum macht Zucker daraus, um diesen Energiebaustein wieder den Muskeln zur Verfügung zu stellen. Damit wird deutlich, wie wichtig die Unterstützung der Leber ist: etwa durch Hepatodoron 0-0-0-3-Tabletten oder Taraxacum Stanno cultum D3 15-0-15-0-Tropfen. Stehen Muskelschmerzen im Vordergrund, sollten die betroffenen Muskeln mit Aconit Schmerzöl eingerieben werden.

AUF EINEN BLICK: POLYMYOSITIS UND DERMATOMYOSITIS

Definition	Polymyositis ist eine schwere rheumatische Erkrankung, die die Skelettmuskulatur angreift. Bei der Dermatomyositis ist auch die Haut betroffen.
Ursache	Die Ursache ist nicht genau bekannt. Veranlagung, Infektionen, eventuell auch Krebs können eine Rolle spielen.
Alter	Die Erkrankung tritt meistens zwischen 45 und 60 Jahren auf; 20 Prozent der Betroffenen sind aber auch Kinder.
Geschlecht	Frauen erkranken zwei- bis dreimal häufiger als Männer.
Verbreitung	Etwa 80 von 100 000 Einwohnern sind betroffen.
Hauptsymptome	Schwäche, Müdigkeit, eventuell Fieber, Gewichtsverlust, Muskelschmerzen vor allem beim Aufstehen und Heben, Muskelschwäche, Atembeschwerden, Hautausschläge
Diagnose	Anamnese, Laborwerte, bildgebende Verfahren (MRT), Gewebeproben (Biopsie und Histologie)
Medikamente	Kortison, Immunsuppressiva wie MTX, Azathioprin, Mycophenonalt Mofetil, Leflunomid, IVIG, Rituximab, selten auch Cyclophosphamid
Naturmedizin	Zahlreiche Phytotherapeutika und Apis mellifica und Lachesis muta gegen den Entzündungsprozess. Werden Immunsuppresiva wie MTX oder Azathioprin eingesetzt, eignet sich zusätzlich Mariendistel.
Ganzheitlich	Bewegung mit sanftem Krafttraining, Entspannung, Physiotherapie, Vitamin-D-Spiegel im Blick behalten, antientzündliche Ernährung

RIESENZELL-ARTERIITIS

Die Erkrankung beginnt meist mit Müdigkeit, Abgeschlagenheit, Fieber, Muskel- und eventuell auch Kopfschmerzen als Folge einer Entzündung in den großen Blutgefäßen. Die Riesenzellarteriitis mit Beteiligung der Schläfenarterien (Arteriitis temporalis) muss schnell behandelt werden. Sonst kann es innerhalb von wenigen Tagen oder Wochen zur Erblindung kommen.

Wenn pochende Kopfschmerzen an den Schläfen, Sehstörungen oder Muskelschmerzen bei Menschen in der zweiten Lebenshälfte erstmals auftreten, werden sie in vielen Fällen nicht ernst genommen oder falsch eingeschätzt. „Das liegt wohl am Älterwerden" oder „Ich habe offensichtlich zu viel Stress", heißt es dann. Auch Abgeschlagenheit, Fieber, nächtliche Schweißausbrüche oder Depressionen sind für viele Betroffene erst einmal kein Alarmzeichen; so etwas kommt schließlich immer mal wieder vor. Doch das kann ein gefährlicher Trugschluss sein. Denn es handelt sich möglicherweise um typische erste Symptome der sogenannten Riesenzellarteriitis (RZA) beziehungnsweise einer Arteriitis temporalis. Leider stellt sich das oftmals erst heraus, wenn die Patienten in eine Augenklinik eingewiesen werden, weil sie auf einem oder auf beiden Augen erblindet sind. Die RZA trifft in Deutschland jedes Jahr etwa 35 von 100 000 Einwohnern über 50 Jahre. Mit zunehmendem Alter steigt das Risiko: Bei den 70-Jährigen auf 40 und bei über 80-Jährigen auf 50 Fälle pro 100 000 Einwohner. Frauen sind viermal häufiger betroffen als Männer.

VERÄNDERTE BLUTGEFÄSSE AN DER AORTA

Zusammen mit der Takayasu-Arteriitis gehört die RZA zur Gruppe der Großgefäß-Vaskulitiden. Unter dem Mikroskop sind in der Gefäßwand besonders große Zellen, sogenannte Riesenzellen, zu erkennen. Was die Krankheit genau auslöst, ist nicht bekannt. Da die Riesenzellarteriitis in Ballungsräumen häufiger auftritt und jahreszeitlichen Schwankungen unterliegt, wird vermutet, dass Umweltfaktoren eine Rolle spielen. Bei dieser Autoimmunerkrankung

Typische Symptome

- Fieber, Nachtschweiß, Müdigkeit, Gewichtsverlust
- Lange anhaltende Kopfschmerzen an beiden Schläfen
- Sehr empfindliche Kopfhaut
- Schmerzen beim Kauen, Schlucken und an der Zunge
- Sehstörungen und Augenschmerzen
- Schmerzen in den Armen und Beinen, die bei Belastung auftreten und im Ruhezustand zurückgehen
- Nur schwer ertastbarer Puls an den Armen und Beinen
- Bluthochdruck, wenn die Nierenarterien betroffen sind

entzünden sich die Wände der großen Blutgefäße, also der Hauptschlagader (Aorta) und der Arterien, die davon abgehen. Das gilt insbesondere für die Arterie, die zu den Schläfen führt. Kopfschmerzen und das Risiko zu erblinden sind die Folgen. Deshalb muss in der Regel schnell mit Kortison behandelt werden. Veränderungen an der Aorta können auch andere gefährliche Folgeerscheinungen haben. Dazu gehören krankhafte Erweiterungen in der Brust- und Bauchaorta (Aneurysmen).

SOGENANNTES MUSKELRHEUMA AN SCHULTER UND BECKEN (POLYMYALGIA RHEUMATICA)

Treten zusätzlich Muskelschmerzen auf, deutet das auf sogenanntes Muskelrheuma hin (Polymyalgia rheumatica, „poly" steht dabei für „viel" und „myalgia" heißt „Muskelschmerz"), das etwa die Hälfte der Riesenzellarteriitis-Patienten trifft. Besonders stark zeigen sich die Schmerzen an den Schultern, am Nacken und an der Gesäß- und Beckenmuskulatur. Aber auch an den Oberschenkeln und Oberarmen können Beschwerden auftreten. Oftmals sind die Schmerzen so stark, dass die Patienten kaum vom Stuhl aufstehen oder sich nicht mehr anziehen können. Außerdem treten Schlafstörungen auf.

AUS DER NATURMEDIZIN

Bei starker Entzündung kann die Naturmedizin begleitend mit Apis mellifica oder Stibium metallicum wirken. Zur Schmerzregulation eignen sich Präparate mit Arnica, zum Beispiel in Form von Arnica/Levisticum D3 comp. oder Solum Inject. Beide Medikamente werden vom Arzt injiziert. Kommt es im Krankheitsverlauf zu Gefäßstenosen mit Durchblutungsstörungen, haben wir sehr gute Erfahrungen mit der subkutanen Injektion eines Mischpräparats aus Arnica planta tota D3, Tabacum D6 und Arsenicum album D3 gemacht. In einer solchen Situation ist auch Secale/Bleiglanz comp. gut einsetzbar.

Takayasu-Arteriitis

Bei dieser Erkrankung, die mit der Riesenzellarteriitis verwandt ist, handelt es sich um eine chronische Entzündung der Hauptschlagader und der abzweigenden Arterienstämme bei jüngeren Menschen. Dadurch werden die Blutgefäße so eingeengt, dass Arme und Beine schlechter durchblutet werden. Ein besonderes Zeichen: Plötzlich ist der Blutdruck nicht mehr messbar. Es kann auch die Herzgefäße treffen, sodass ein Herzinfarkt droht. Kopfschmerzen, Schwindel oder Sehstörungen deuten darauf hin, dass Gefäße durch Entzündungen verengt sind, die das Gehirn versorgen. Die Takayasu-Arteriitis tritt in Nordeuropa und Nordamerika extrem selten auf – meist bei jungen Frauen unter 40 Jahren. Wird die Krankheit richtig behandelt, ist die Prognose gut. Studien aus Japan zeigten, dass zwei Drittel der Patienten in einem stabilen Stadium gehalten werden können und schwerwiegende Komplikationen nur bei einem Viertel auftreten.

AUF EINEN BLICK: RIESENZELLARTERIITIS

Definition	Die Riesenzellarteriitis ist eine systemische Gefäßentzündung, die vor allem bei älteren Menschen die Schläfenarterien und Hauptschlagader befällt. Es besteht die Gefahr einer Erblindung.
Ursache	Die Ursache ist bisher unbekannt. Möglicherweise spielen Umweltfaktoren eine Rolle.
Alter	Die RZA trifft vor allem Patienten über dem 50. Lebensjahr.
Geschlecht	Frauen sind viermal häufiger betroffen als Männer.
Verbreitung	Die Riesenzellenarteriitis trifft in Deutschland jedes Jahr etwa 35 von 100 000 Einwohnern. Mit zunehmendem Alter steigt das Risiko.
Hauptsymptome	Deutliche Müdigkeit und Abgeschlagenheit, Fieber, Gewichtsverlust, beidseitige Dauerkopfschmerzen, Sehstörungen, Beschwerden beim Kauen und Schlucken, eine empfindliche Kopfhaut
Diagnose	Anamnese, erkennbare Symptome (zum Beispiel verdickte Schläfenarterie), hohe Entzündungswerte im Blut, spezifische Antikörper im Blut fehlen, bildgebende Untersuchungen (Duplexsonografie der Schläfenarterien, MRT der Aorta), Gewebeuntersuchungen
Medikamente	Kortisonpräparate, anfangs hoch dosiert, im Verlauf weniger, MTX, Tocilizumab
Naturmedizin	Apis mellifica, Solum Inject, Arnica/Levisticum D3 comp., Arnica planta tota, Tabacum, Arsenicum album, Secale/Bleiglanz comp.
Ganzheitlich	Rhythmische Massage, Heileurythmie, Achtsamkeitsübungen, antientzündliche Ernährung, Gesprächstherapie, Physiotherapie

GRANULOMATOSE MIT POLYANGIITIS

Bei dieser Rheumaform handelt es sich um chronische Entzündungen der kleinen Blutgefäße mit teilweise knotenartigen Neubildungen, sogenannten Granulomen. Nase, Nasennebenhöhlen, Bronchien, Lunge und die Nieren sind am häufigsten betroffen.

Meist beginnt es scheinbar harmlos mit einem Schnupfen, der – anders als bei einer Erkältung – erst einmal hartnäckig bleibt und dann mit blutigem Sekret chronisch wird. Die daraus entstehende Schleimhautentzündung kann auf die Nasennebenhöhlen und die Mittelohren übergehen; in der Nasenhöhle bilden sich Krusten. Gelegentlich treten Geschwüre der Schleimhaut an Mund und Rachen auf. Manchmal verschwinden die Beschwerden in diesem frühen Stadium von allein. Häufig gehen die Patienten damit zunächst zum Hals-Nasen-Ohren-Arzt und werden eventuell mit Antibiotika behandelt. Die Granulomatose mit Polyangiitis (abgekürzt GPA, früher Wegenersche Grunulomatose oder Morbus Wegener) bleibt daher lange unentdeckt. Sie wurde ursprünglich nach dem Lübecker Pathologen Friedrich Wegener benannt, der sie vor mehr als 70 Jahren zuerst beschrieb.

IM FRÜHSTADIUM ERKENNBAR

Heute kann man die GPA bereits im Frühstadium erkennen. Das dürfte auch der Grund dafür sein, dass fünf Fälle pro 100 000 Einwohner für möglich gehalten werden, während es früher nur einer war. Die GPA kann in jedem Alter auftreten und ist gleich verteilt auf beide Geschlechter. Über die Ursachen kann nur spekuliert werden. Die Erkrankung ist möglicherweise genetisch bedingt; häufig geht ein bakterieller Infekt voraus, der Autoimmunreaktionen auslöst. Die Granulomatose mit Polyangiitis ist eine granulomatöse Vaskulitis (ANCA-assoziierte Kleingefäß-Vaskulitis). Das heißt, dass dabei

Typische Symptome

- Müdigkeit, Abgeschlagenheit
- Husten, Schnupfen
- Bluthusten, Atemnot
- Fieber
- Gelenkschmerzen
- Taubheitsgefühle in den Finger- und Fußspitzen
- Nasennebenhöhlen- und Mittelohrentzündungen
- Geschwüre an der Nasen- und Mundschleimhaut
- Bläschen, Knoten und Geschwüre auf der Haut
- Augenbeschwerden und Verschlechterung der Sehkraft
- Nierenschäden, die sich anfangs nur durch indirekte Beschwerden wie Bluthochdruck, Übelkeit, Erbrechen oder Schwellungen der Augenlider und der Unterschenkel zeigen

als Reaktion auf die chronischen Entzündungen in kleinen Blutgefäßen (Kapillaren) knötchenartige Neubildungen, sogenannte Granulome, entstehen. Davon sind die Atemwege sowie die Lunge, eventuell auch die Augen, die Haut, die Gelenke und das Nervensystem betroffen. Später kommt es oft zu einer Niereninsuffizienz oder zu anderen Organschäden. Das hat Folgen: Bei einer entzündeten Niere treten vermehrt Eiweiß- und Blutausscheidungen im Urin auf. Bleibt die Erkrankung unbehandelt, kann es zu einer Niereninsuffizienz kommen, die bis zum Nierenversagen fortschreitet.

MIKROSKOPISCHE POLYANGIITIS

Die mikroskopische Polyangiitis (MPA) gehört ebenfalls zur Gruppe der Kleingefäß-Vaskulitiden, also zu Entzündungen der kleinen Blutgefäße. Sie ist sehr selten (vier Neuerkrankungen auf eine Million Einwohner pro Jahr) und verläuft ähnlich wie die Granulomatose mit Polyangiitis. Dabei werden überwiegend kleine Gefäße befallen – mit der Folge, dass die Patienten an den Nieren und an der Lunge erkranken. Bei der mikroskopischen Polyangiitis kommt es jedoch im Unterschied zur Granulomatose mit Polyangiitis nicht zu Knötchenbildungen (Granulomen). Für die Diagnose findet der Arzt bei den Betroffenen häufig bestimmte Antikörper (ANCA) im Blut. Auch bildgebende Verfahren und Untersuchungen der Organe gehören dazu. Richtig behandelt können die meisten Krankheitssymptome verschwinden. Allerdings sollten die Patienten dann engmaschig kontrolliert werden, da die Wahrscheinlichkeit für einen Rückfall relativ hoch ist.

BEHERZTE THERAPIE ZUR RECHTEN ZEIT

Als der Mann zu uns kam, fühlte er sich schwer krank. Der 58-Jährige hatte mehrere Infekte innerhalb weniger Wochen hinter sich, die jeweils mit Antibiotika behandelt worden waren. Nun stellte er bereits seit vier Tagen immer wieder Blut im Urin fest. Er zeigte uns offene Stellen im Mund und an der Zunge. Die Kniegelenke taten ihm weh. All diese Symptome waren für ihn nicht neu, hatten sich aber plötzlich dramatisch verschlechtert. Im Gespräch fiel sofort sein Mundgeruch auf, ein typisches Zeichen für Nierenversagen. Offenbar war auch die Lunge schon betroffen. Mithilfe seiner Laborwerte konnten wir sehr schnell eine Granulomatose mit Polyangiitis diagnostizieren und mussten nicht auf das Ergebnis einer Gewebeprobe warten. Er bekam sofort wirksame Medikamente, unter denen sich ein Symptom nach dem anderen besserte, bis der Patient wieder völlig gesund war. Wir konnten ihn gerade noch mit einer beherzten, aggressiven Therapie, begleitet durch Naturmedizin, retten.

AUF EINEN BLICK: GRANULOMATOSE MIT POLYANGIITIS

Definition	GPA beginnt mit einer Entzündung der kleinen und mittelgroßen Blutgefäße und des Gewebes in der Nase, dem Hals, der Lunge oder den Nieren. Granulomatose mit Polyangiitis ist häufig lebensbedrohlich.
Ursache	Hier gibt es nur Spekulationen. Genetische Ursachen kommen ebenso infrage wie bakterielle Infekte.
Alter	Die Granulomatose mit Polyangiitis kann in jedem Alter auftreten, aber am häufigsten um das 40. Lebensjahr.
Geschlecht	Männer und Frauen sind gleichermaßen betroffen.
Verbreitung	Die Granulomatose mit Polyangiitis trifft in Deutschland jedes Jahr etwa fünf von 100000 Einwohnern.
Hauptsymptome	Verstopfte Nase, Zusammenbruch und Absenkung des Nasenrückens, Gelenkschmerzen, Fieber, Husten, Gewichtsverlust, Nasennebenhöhlenentzündungen, Mittelohrentzündungen, Geschwüre an der Nasen- und Mundschleimhaut, blutiger Husten, Atemnot
Diagnose	Gewebeproben, Blutuntersuchung auf spezielle Antikörper (ANCA), Urintest, bildgebende Verfahren (MRT, CT)
Medikamente	Glukokortikoide (Prednisolon), Immunsuppression mit MTX, Azathioprin, Leflunomid, Mycophenolat Mofetil, Cyclophosphamid, Biologika wie Rituximab, Blutwäsche (Plasmapherese), gegebenenfalls intensivmedizinische Behandlung der Lungen und Nieren
Naturmedizin	Renes/Cuprum bei Nierenbeteiligung, Pulmo/Vivianit comp. bei Lungenbeteiligung, Bryonia/Stannum bei entzündetem Brustfell, Aurum D10/Ferrum sidereum D10 fürs seelische Gleichgewicht
Ganzheitlich	Antientzündliche Ernährung, Psychotherapie, angemessene Bewegung, gezielte Entspannung

EOSINOPHILE GRANULOMATOSE MIT POLYANGIITIS

Unbehandelt kann diese seltene rheumatische Erkrankung tödlich enden. Mit einer medikamentösen Therapie lässt sich die Gefäßentzündung jedoch bremsen.

Die eosinophile Granulomatose mit Polyangiitis (EGPA) ist eine sehr seltene Form der rheumatischen Erkrankungen. Erstmals beschrieben wurde die Krankheit 1951 von den Pathologen Jacob Churg und Lotte Strauss, die beide in den USA forschten. Nach ihnen wurde die EGPA früher auch Churg-Strauss-Syndrom genannt. In der Rheuma-Diagnostik zählt die EGPA zu den systemischen Vaskulitiden. Eine Vaskulitis, also Gefäßentzündung, kann an großen, mittelgroßen und kleinen Gefäßen auftreten. Bei der EGPA sind es die kleinen Gefäße, die sich aus immunologischen Gründen entzünden.

KNÖTCHENBILDENDE ENTZÜNDUNG

Das Gewebe wird von eosinophilen Granulozyten infiltriert und als Immunreaktion darauf kommt es zu einer granulomatösen (knötchenbildenden) Entzündung der Blutgefäße. Eosinophile Granulozyten sind Fresszellen, also weiße Blutkörperchen, die Krankheitserreger unschädlich machen. Ballen sie sich knötchenförmig zusammen, um eindringende Erreger zu verkapseln, spricht man von Granulomen. Eosinophil heißen die Zellen, weil man sie mit dem Farbstoff Eosin gut anfärben und sichtbar machen kann. Vor allem für die Bekämpfung von Parasiten und Würmern sind diese Fresszellen wichtig. Bei einem Befall mit diesen Erregern wie auch bei Allergien finden sich besonders viele dieser Abwehrzellen im Blut.

ZUSAMMENHANG MIT ALLERGIEN

Die sicherste Diagnose einer EGPA erfolgt durch die Untersuchung einer Gewebeprobe aus einem betroffenen Organ, womit sich die Vaskulitis und die starke Vermehrung der eosinophilen Zellen nachweisen lässt. Die EGPA ist eng mit Allergien verknüpft: Fast alle Patienten haben eine manchmal jahrelange Vorgeschichte von allergischen

Typische Symptome

Zu den Anzeichen, die für die Erkrankung sprechen, gehören:

- Asthmatische Beschwerden
- Erhöhte Menge an eosinophilen Zellen im Blutbild
- Nasennebenhöhlenentzündung (Sinusitis)
- Hautrötungen (Erythem)
- Muskelschwäche und Empfindungsstörungen im peripheren Nervensystem (Polyneuropathie)
- Lungenentzündung

Krankheiten wie Heuschnupfen, Polypen in der Nase, Nesselsucht oder allergisches Asthma bronchiale. Zunächst kommt es zu einem starken Anstieg der Eosinophilen, den allergieanzeigenden weißen Blutkörperchen, und dann zu einer Gefäßentzündung mit Granulomen, knötchenförmigen Gewebeneubildungen (Zusammenballungen der Fresszellen). Typische Symptome in dieser Phase sind Abgeschlagenheit, Fieber, Nachtschweiß, Gewichtsverlust, häufig wechselnde Gelenkschmerzen und muskelkaterähnliche Beschwerden. Im weiteren Verlauf können Entzündungen in verschiedenen Organen auftreten: Lunge, Herz, Magen und Darm, Haut, peripheres und zentrales Nervensystem.

FEHLSTEUERUNG DES IMMUNSYSTEMS

Ist das Herz beteiligt, kann es zu einem herzinfarktähnlichen Krankheitsbild kommen oder zu lebensbedrohlichen Herzrhythmusstörungen. Wird das periphere Nervensystem geschädigt, kann das Taubheitsgefühle bewirken und schlimmstenfalls Lähmungen der Arme und Beine. Die EGPA ist nach allem, was man weiß, weder vererbbar noch ansteckend. Die Ursachen sind unbekannt, man geht von einer überschießenden Fehlsteuerung des körpereigenen Immunsystems aus. Weiße Blutkörperchen versuchen, Eiweißbestandteile der Blutzellen zu vernichten. Als Folge dieser Autoimmunreaktion kommt es zu einer entzündlichen Schwellung der Gefäßwand, die das Gefäß gänzlich verschließen kann.
Als mögliche Auslöser für die EGPA gelten bestimmte Medikamente, die gegen Allergien oder Asthma bronchiale eingesetzt werden. Auch das Rauchen ist als Risikofaktor in der Diskussion. Eine unbehandelte

Drei Phasen

Die EGPA verläuft typischerweise in verschiedenen Stadien. Bis zum dritten Stadium dauert es gewöhnlich einige Jahre, manchmal können aber auch Jahrzehnte verstreichen.

- Die ersten Anzeichen sind allergisches Asthma und allergischer Schnupfen.
- Dann tritt die typische Vaskulitis mit Granulomen auf: In den kleinen Gefäßen häufen sich knotige Entzündungszellen an.
- Später folgen Entzündungen der Organe wie Lunge, Herz, Nerven.

EGPA ist lebensgefährlich, vor allem wenn das Herz betroffen ist. Dann besteht die Gefahr eines Infarkts. Mit einer Therapie ist die Prognose jedoch recht gut. Ziel der Therapie ist das Überleben und der Erhalt aller Organfunktionen. Die Entzündungen in den Organen sollen zurückgedrängt und die Blutwerte normalisiert werden. Behandelt wird normalerweise mit Kortison, die Krankheit spricht in der Regel gut darauf an. Meist werden zusätzlich Immunsuppressiva eingesetzt, insbesondere wenn auch das Nervensystem, das Herz oder andere Organe angegriffen sind.

GEFAHR VON RÜCKFÄLLEN

Auch nach einer zunächst erfolgreichen Therapie kommt es bei über der Hälfte der Patienten zu Rückfällen. Je früher diese Rückfälle erkannt werden, desto besser können sie behandelt werden. Aus diesem Grund ist es wichtig, dass Patienten lernen, die Anzeichen dafür zu erkennen. Zu den typischen Warnsignalen, die einen Schub ankündigen, gehören beispielsweise ein Grippegefühl, ein gerötetes Auge, punktförmige Hautausschläge und Blut im Urin, das mit einem einfachen Test nachgewiesen werden kann.

Da die Therapie der EGPA recht aggressiv ist, sollten Patienten und ihre Ärzte auch aufmerksam auf unerwünschte Nebenwirkungen achten. Dazu zählen Veränderungen des Blutbilds und Infektionen, da die Medikamente eventuell auch eine Abwehrschwäche verursachen können.

AUS DER NATURMEDIZIN

Die EGAP hat eine deutliche entzündliche Komponente. Deshalb eignen sich Apis mellifica, Apis/Belladonna oder Phosphor D5. Ist die Lunge beteiligt, kommen Pulmo/Vivianit comp. oder Ferrum metallicum praeparatum D8, unter die Haut gespritzt, in Betracht. Bei Sinusitis hilft Agropyron. Bei chronischen Entzündungen der peripheren Nerven können Sie die schmerzenden Stellen mit Aconit Schmerzöl einreiben. Zusätzlich kann der Arzt Apis/Arnica spritzen. Ist der Herzmuskel beteiligt, hilft Cor/Aurum II.

DIE KRANKHEIT NICHT ZUM MITTELPUNKT DES LEBENS MACHEN

Anja F., 48 Jahre

Viele Jahre habe ich mich gefragt, was eigentlich mit mir los ist. Ich litt unter einer chronischen Nasennebenhöhlenentzündung und unter Bronchitis. Gerüche konnte ich nicht mehr wahrnehmen. Meist versuchte ich, die Nase mit Nasensprays freizuhalten, was aber nicht so richtig klappte. Mehrere Jahre plagte ich mich damit herum, bis ich zusätzlich Schmerzen in den Fingergelenken und Taubheitsgefühle in den Füßen bekam, die sich schnell ausweiteten. Mein Hausarzt wusste nicht mehr weiter. Ich hatte Störungen in den Nerven und konnte zeitweise kaum noch stehen. Im Krankenhaus begann die Suche nach einer Diagnose. Es war von MS und Leukämie die Rede. Ich bekam Panik. Als ich erfuhr, dass ich EGPA habe, wusste ich nicht, ob ich lachen oder weinen sollte. Immerhin hatten meine Beschwerden endlich einen Namen. Ich bekam Medikamente, die einigermaßen halfen. Das Beste waren für mich Patientenschulungen, in denen ich gelernt habe, meine Krankheit anzunehmen, was wirklich nicht leicht ist. Die Krankheit hat mich auch psychisch fertiggemacht. Ich bin seit einem Jahr in Psychotherapie und weiß mittlerweile, dass man dank neuer Medikamente mit der Krankheit leben kann, wenn man sie nicht in den Mittelpunkt des Lebens stellt, sondern versucht, vor allem die schönen Dinge im Alltag wahrzunehmen.

AUF EINEN BLICK: EOSINOPHILE GRANULOMATOSE MIT POLYANGIITIS

Definition	Bei der EGPA entzünden sich die Blutgefäße, im Verlauf auch verschiedene Organe wie Lunge, Magen, Darm, Haut, Nerven oder Herz. Unbehandelt wäre die Krankheit teilweise tödlich, sie ist aber gut behandelbar.
Ursache	Die Gründe für die Entstehung sind unbekannt. Asthma ist wahrscheinlich nicht die Ursache, sondern ein frühes Zeichen für die eosinophile Granulomatose mit Polyangiitis.
Alter	Die Krankheit tritt meistens zwischen 40 und 50 Jahren auf.
Geschlecht	Männer und Frauen sind gleich häufig betroffen.
Verbreitung	Die eosinophile Granulomatose mit Polyangiitis ist eine seltene Krankheit; ein bis zwei Personen pro eine Million Einwohner erkranken jedes Jahr neu daran.
Hauptsymptome	Asthmatische Beschwerden, Nasennebenhöhlenentzündung (Sinusitis), Hautrötungen (Erythem), Muskelschwäche, Empfindungsstörungen im peripheren Nervensystem (Polyneuropathie), Lähmungserscheinungen der Füße, Lungenentzündung, Herzrasen
Diagnose	Anamnese, Bluttest (ANCA), Urintest, bildgebende Verfahren, Gewebeproben, Überprüfung der Lungenfunktion, EKG, Herzechokardiografie
Medikamente	Kortison, Immunsuppressiva wie MTX, Azathioprin, Mycophenolat Mophetil, Rituximab, Mepolizumab
Naturmedizin	Apis mellifica, Apis/Belladonna, Phosphor D5, Pulmo/Vivianit comp., Ferrum metallicum praeparatum D8, Agropyron, Aconit Schmerzöl, Apis/Arnica, Cor/Aurum II.
Ganzheitlich	Einreibungen, Atemtherapie, Meditation, ballaststoffreiche, antientzündliche Ernährung, Bewegung, Psychotherapie

AUTOINFLAMMATORISCHE SYNDROME UND WEITERE KRANKHEITEN

Bei Rheuma gibt es auch noch sogenannte Autoinflammations-Syndrome und andere Formen, die relativ selten vorkommen und eine genetische Ursache haben. Hier stellen wir die wichtigsten vor.

TRAPS Die Abkürzung TRAPS steht für Tumornekrosefaktor-Rezeptor-1-assoziiertes periodisches Syndrom. Die entzündliche Erkrankung mit hohem Fieber wird auch familiäres Hibernienfieber genannt. Typische Symptome sind Fieberschübe, die länger anhalten können, Bauch- und Muskelschmerzen, Hautausschlag und Schwellung an den Augenhöhlen. In späten Erkrankungsphasen kann die Nierenfunktion beeinträchtigt sein.

HIDS Das Hyperimmunglobulin-D-Syndrom (abgekürzt HIDS) ist ebenfalls eine autoinflammatorische Krankheit mit regelmäßigen Fieberschüben, Übelkeit und Erbrechen. Meist beginnt sie schon im ersten Lebensjahr. Der Name leitet sich vom Hauptmerkmal ab: vom erhöhten Immunglobulin-D-Spiegel im Blut. Mit dem Älterwerden nimmt die Häufigkeit der Schübe ab.

Familiäres Mittelmeerfieber Das familiäre Mittelmeerfieber ist vererbbar und tritt vor allem bei Menschen aus der Mittelmeerregion auf. Die Erkrankung zeigt sich bei mehr als der Hälfte der Betroffenen bereits in der Kindheit. Typisch ist Fieber mit Schmerzen im Bauch, im Brustkorb sowie in den Gelenken. Die Symptome ähneln denen eines grippalen Infekts, kehren aber – im Unterschied zur Grippe – regelmäßig wieder.

CAP-Syndrom Unter dem Namen Cryopyrin-assoziierte periodische Syndrome (CAPS) werden Krankheiten mit einer gemeinsamen genetischen Grundlage zusammengefasst. Dazu zählen das Muckle-Wells-Syndrom (MWS), die familiäre Kälteurtikaria (FCAS) und das chronisch infantile neurologisch-kutane-artikuläre Syndrom (CINCA). CAP-Syndrome treffen nur ein bis zwei Patienten von einer Million Einwohnern. Die Ursache sind Gen-Mutationen.

WEITERE KRANKHEITEN

Reaktive Arthritis Bakterielle Infektionen der Atemwege, des Darms, der Harn- oder der Geschlechtsorgane können bei einer in der Regel genetischen Bereitschaft die Auslöser für diese Entzündung meist einzelner großer Gelenke an den Beinen sein, die nur auf einer Körperseite auftritt.

Lyme-Arthritis Die Lyme-Borreliose wird durch eine Infektion mit der von Zecken übertragenen Spirochäte Borrelia burgdorferi verursacht. Es handelt sich um eine Multi-Systemerkrankung, die vor allem an Haut, Nervensystem, Muskeln und Gelenken Symptome verursacht. Die Lyme-Arthritis (Gelenkentzündung) ist eine häufige Manifestation der Lyme-Borreliose.

Kristallarthropathie Bei dieser Erkrankung kommt es zu Ablagerungen von Kristallen in den Gelenken. Die bekannteste Form ist Gicht, eine Krankheit, bei der der Harnsäurenspiegel im Blut zu hoch ist. Harnsäure lagert sich dann in Kristallform in der Gelenkhaut ab und führt zu einem Gichtanfall. Häufig tritt auch die weniger bekannte Chondrokalzinose auf, eine Verkalkung der Knorpel.

SAPHO-Syndrom (Synovitis, Akne, Putulosis (palmoplantaris), Hyperostose und Osteitis/Osteomyelitis) Es gehört zur Gruppe der Spondyloarthritiden und kommt sehr selten vor. Die Symptome reichen von starken Knochen- und Gelenkschmerzen über schwere Akne bis zu einem entzündeten Darmtrakt. Das SAPHO-Syndrom tritt bei beiden Geschlechtern und eher bei jüngeren als bei älteren Menschen auf.

Purpura Schoenlein-Henoch Diese Erkrankung ist eine immunologisch bedingte Entzündung der kleinen Blutgefäße, die meist bei Kindern durch harmlose Infekte oder Medikamente ausgelöst wird, aber auch bei Erwachsenen auftreten kann.
Ein typisches Symptom sind punktförmige Blutungen an den Beinen und am Gesäß.

Thrombangiitis obliterans Die Thrombangiitis obliterans schädigt hauptsächlich die mittelgroßen Arterien und Venen der Extremitäten, sodass es an den Finger- und Zehenspitzen zu Nekrosen kommen kann. Nikotinkonsum spielt dabei vermutlich die entscheidende Rolle, denn es trifft fast ausschließlich Raucher.

Panarteriitis nodosa (PAN) Die Erkrankung gehört zu den Vaskulitiden und spielt sich überwiegend in den mittelgroßen Gefäßen ab. Dabei zerstören Entzündungen die Arterien, sodass die Gefahr eines Aderverschlusses besteht. Die Folgen können Aussackungen (Aneurysmen) an den Gefäßwänden sein.

CVID Diese Abkürzung steht für einen häufigen variablen Immundefekt (englisch Common Variable Immunodeficiency).
Bei den Betroffenen enthält das Blutserum wenig oder gar keine speziellen Antikörper, sodass die Infektionsgefahr erhöht ist. Die Anzahl der Zellen, die Antikörper produzieren, liegt zwar im durchschnittlichen Bereich, aber die durchlaufen nicht den normalen Zellreifungsprozess.

Adultes Still-Syndrom Bei Kindern handelt es sich bei Morbus Still um eine systemische Form der juvenilen idiopathischen Arthritis (JIA). In ähnlicher Form tritt sie auch bei Erwachsenen auf. Am Anfang sind Fieberschübe bis zu 40 °C, Hautverfärbungen und Gelenkschmerzen die typischen Symptome.

Sarkoidose Dabei kommt es zu überschießenden Reaktionen, in deren Folge das Bindegewebe knötchenförmige, entzündliche Veränderungen bildet, die meist die Lunge, aber auch andere Organe treffen. Vermutlich spielen genetische Veranlagungen und infektiöse Auslöser eine Rolle.

Hypereosinophiles Syndrom Wenn sich die sogenannten eosinophilen Granulozyten im Blut und im Knochenmark über einen Zeitraum von sechs Monaten und länger vermehren und Schäden an den Organen anrichten, spricht man vom hypereosinophilen Syndrom (HES).

ESSEN FÜR MEHR WOHL-BEFINDEN

LEBENSMITTEL GEGEN ENTZÜNDUNGEN

Wenn Sie die Grundregeln einer gesunden Ernährung kennen, müssen Sie sich als Rheumapatient gar nicht groß einschränken. Es lohnt sich aber, über ein paar Zusammenhänge Bescheid zu wissen, denn Ihre Ernährung trägt viel zu Ihrem Wohlbefinden bei. Einzelne Lebensmittel beeinflussen den Verlauf der chronischen Erkrankungen, indem sie Entzündungen verschlimmern oder verbessern. Hier erfahren Sie, wie antientzündliche Superhelden aus der Speisekammer wirken. Gleich passend dazu gibt es leckere Rezepte, die sich im Alltag leicht umsetzen lassen.

ESSEN GEGEN ENTZÜNDUNGEN

Die richtige Ernährung kann Rheumabeschwerden lindern, Entzündungsprozesse mildern und Begleiterkrankungen vorbeugen. Lesen Sie hier, wie welche Lebensmittel die Krankheit beeinflussen und medikamentöse Therapien ergänzen. Die gute Nachricht: Mit wenigen Ausnahmen dürfen Sie fast alles essen, wenn Sie unsere Regeln dabei beachten.

70 Prozent der chronischen Erkrankungen haben in der Ernährung ihre Ursache, wenn teilweise auch nicht allein. Und das liegt nicht daran, dass wir zu wenig zu essen haben. Nein, im Gegenteil, es liegt daran, dass wir zu viel und vor allem das Falsche essen – und davon auch noch fast ständig. Wir kennen heute 84 Autoimmunkrankheiten, alle hier vorgestellten rheumatischen Erkrankungen gehören dazu. Ein wesentliches Charakteristikum der Autoimmunkrankheiten besteht darin, dass sie zu einer chronischen Entzündung führen, die letztlich zerstörerisch wirkt und zwischenzeitlich sogar Zellwucherungen (Pannus) erzeugt, die an eine Krebsgeschwulst erinnern. Unter Pannus versteht man vergröbertes Gewebe, das mit Entzündungszellen durchsetzt ist und in Knorpel und Knochen zerstörend eindringt, wie es besonders bei der Rheumatoiden Arthritis auftritt. Daher ist es bei der Ernährung entscheidend, gezielt Lebensmittel auszuwählen, die den chronischen Entzündungsprozess nicht fördern, sondern – im Gegenteil – bremsen. Wir benötigen also eine antientzündliche Ernährung. Dafür gelten folgende Regeln:

Essen Sie kein Schweinefleisch
Schweinefleisch enthält sehr viel Arachidonsäure (AA). Dabei handelt es sich um eine mehrfach ungesättigte Omega-6-Fettsäure, die sich vor Oxidation schützen kann und entzündungsfördernd (proinflammatorisch) wirkt. Die Säure gelangt zu nahezu 90 Prozent unverändert in die Körperzellen und kann dort ihr entzündliches Unwesen treiben.

Verzichten Sie auf Weizen
Bereits 10 Prozent der Bundesbürger leiden unter einer Nicht-Gluten-Nicht-Weizenallergie-Weizensensitivität. Das liegt mit hoher Wahrscheinlichkeit daran, dass der moderne Weizen mehr als andere Getreidearten sogenannte Amylase-Trypsin-Inhibitoren (ATI) enthält. Diese Eiweiße können bei empfindlichen Menschen Beschwerden verursachen und zu chronischen Entzündungen führen. Auch Fructane, wasserlösliche Zucker aus der Gruppe der FODMAPs, stehen im Verdacht, chronische Entzündungen zu fördern.

Verwenden Sie fettarme Milchprodukte
Im Übermaß genossen, stehen Milch und Milchprodukte ebenfalls im Verdacht, Autoimmunerkrankungen wie Rheuma und Multiple Sklerose mit auszulösen. Eindeutig wissenschaftlich belegt ist, dass Kuhmilch den Alterungsprozess und Akne fördert

ENTZÜNDUNGSHEMMER AUF EINEN BLICK

	Substanz	Wo steckt viel davon drin?	Tipp
Antioxidantien*	Vitamin C Ascorbinsäure	Obst und Gemüse, vor allem: Paprika, Brokkoli, Rosenkohl, Grünkohl, Fenchel, Sanddorn, Hagebutte, Kiwi, Schwarze Johannisbeeren, Zitrusfrüchte	Vitamin C ist wasserlöslich und hitzeempfindlich, Gemüse also nur kurz dämpfen.
Antioxidantien*	Vitamin E Tocopherole/ -trienole	Pflanzenöle, vor allem Weizenkeimöl**, auch rotes Palmöl, Olivenöl	Vitamin E ist recht hitzebeständig und übersteht großteils das Kochen.
Antioxidantien*	Polyphenole Resveratrol, Flavonoide, Anthocyane	rotes/blaues/violettes Obst und Gemüse wie Äpfel, Beeren, Granatäpfel, Kirschen, Pflaumen; Oliven(öl), Soja; Getränke wie Grüntee, Kaffee, (dunkler) Kakao, Rotwein; viele Gewürze wie Oregano, Zimt	Diese Antioxidantien kommen besonders in den Randschichten und Blättern von Pflanzen vor.
Antioxidantien*	Carotinoide Lycopin, Betacarotin	Tomaten, Papaya, Grapefruit, Möhren, Feldsalat, Grünkohl, Wassermelonen	Reife Tomaten enthalten viel Lycopin, Dosentomaten und Tomatenmark noch wesentlich mehr.
	Bromelain	Ananas	Wirkt gerinnungshemmend.
	Curcumin	Kurkuma (Gelbwurz), Currypulver	Curcumin ist antioxidativ, lindert Schmerzen und soll krebshemmend wirken.
	Capsaicin	Chili- und Paprikaschoten	Capsaicin wirkt schmerzlindernd und durchblutungsfördernd.
	Galaktolipide	Hagebutte (ganze Frucht als Pulver, nicht im Hagebuttentee)	Galaktolipide sind fettlöslich und zerfallen bei Erhitzen über 40 °C.
	Monoterpene Campher, Iridoide	in ätherischen Ölen z. B. von Kampferbaum, Teufelskrallenwurzel	Viele ätherische Öle wirken auch antibakteriell und antiviral.
	Omega-3-Fettsäuren ALA (Alpha-Linolensäure), DHA (Docosahexaensäure), EPA (Eicosapentaensäure)	Leinöl***, Chiaöl***, Hanföl***, Walnussöl, Rapsöl; Leinsamen, Walnusskerne; fetter Seefisch wie Lachs, Hering, Makrele; Mikroalgen wie Chlorella	Omega-3-reiche Pflanzenöle niemals erhitzen und rasch verbrauchen!
	Sulfide	Knoblauch und Zwiebeln	Wirken antibakteriell und gefäßschützend.
	Spurenelemente Zink, Eisen, Selen	Zink: Hülsenfrüchte, Fisch; Eisen: Petersilie, Sesam; Selen: Paranüsse	Nicht mehr als 2 Paranüsse pro Tag essen!

* Antioxidantien sollten nicht in Form isolierter Präparate aufgenommen werden. Am besten wirken sie im Zusammenspiel mit den anderen natürlichen Inhaltsstoffen.
** Weizenkeimöl nur für die kalte Küche nutzen, da es hitzeempfindliche Fettsäuren enthält.
*** Herstellung möglichst unter Ausschluss von Sauerstoff, Hitze und Licht (Oxyguard/Omega-safe-Verfahren).

und die Produktion von Wachstumsfaktoren wie IGF-I und mTOR anregt – das kann die Krebsgefahr erhöhen. Deshalb sollten Sie statt zu Kuhmilch lieber zu Mandel-, Hafer- oder Reisdrink greifen. Ein Problem in der Kuhmilch ist auch das Milchfett, das aus überwiegend gesättigten Fettsäuren besteht. Selbst fettarme Milch löst das Problem nicht. Milchprodukte wie Käse, Quark, Joghurt und Sauermilch sind dagegen, in Maßen genossen, kein Problem.

Halten Sie sich beim Zucker zurück

Zu viel Zucker fördert Entzündungsprozesse. Die Weltgesundheitsorganisation (WHO) empfiehlt, den Konsum auf 25 bis 30 Gramm pro Tag einzuschränken. Achten Sie insbesondere auf den versteckten Zucker in Obstsäften und Fertigprodukten. Auch der Fruchtzucker (Fruktose) ist keineswegs unproblematisch, weil er beispielsweise zu einer Fettleber führen kann. Daher sollten Sie nicht mehr als zwei Handvoll zuckerarme Früchte (beispielsweise Blaubeeren) am Tag essen. Vor allem den Verzehr von Weintrauben und Bananen (zwei in der Woche) sollten Sie begrenzen.

Essen Sie wenig tierisches Eiweiß

Auch andere Fleischsorten als Schweinefleisch enthalten Arachidonsäure, wenn auch nicht so viel. Hinzu kommt, dass tierische Eiweiße (Proteine) mit ihrem höheren Anteil an schwefelhaltigen Aminosäuren wie Methionin und Cystein offenbar einen entzündungsfördernden Effekt haben. Die Weltgesundheitsorganisation empfiehlt bis maximal 400 Gramm Fleisch pro Woche. Davon sind die meisten Deutschen leider weit entfernt. Männer essen bei uns im Durchschnitt 1200 Gramm, also viel mehr, als gesund ist. Wurst sollten Sie meiden.

Meiden Sie Fertigprodukte

Vorsicht ist bei Obstsäften und Fertigprodukten geboten. Wir essen immer mehr Fertigprodukte – weil es bequem ist, Zeit spart und manchmal sogar als gesund angepriesen wird. Das ist bedenklich, denn die meisten Fertiggerichte enthalten zu viel Zucker und zu viel Salz. Meiden Sie auf jeden Fall Fertigprodukte, die die Emulgatoren E433 und E466 enthalten. Studien haben gezeigt, dass durch diese Emulgatoren die Vielfalt (Diversität) unseres Mikrobioms verringert wird. Das hat einen negativen Einfluss auf das Immunsystem und schädigt die Darmschleimhaut, was eine chronische Darmwandentzündung zur Folge haben kann. Auch fertige Obstsäfte enthalten zu viel Zucker. Stellen Sie sie lieber selbst her, indem Sie frische Früchte auspressen. Am besten essen Sie Obst im Ganzen.

Reduzieren Sie die Beilagen

Vorsicht ist auch bei mittelkettigen Kohlenhydraten geboten, die in stärkehaltigen Beilagen stecken. Essen Sie Kartoffeln, Reis und Teigwaren deshalb nur in begrenzter Menge – und am besten in der Vollkornvariante oder Kartoffeln als Pellkartoffeln mit Schale. Denn in großen Mengen lassen auch die den Blutzuckerspiegel steigen und fördern Entzündungen.

Salzen Sie nur wenig

Salz ist wichtig, aber nur in Maßen. Sie sollten nicht mehr als 6 Gramm pro Tag (das entspricht etwa einem Teelöffel) aufnehmen. Die Deutschen essen im Durchschnitt zwei- bis dreimal so viel, was zu zusätzlichen gesundheitlichen Problemen wie Bluthochdruck führen kann. Studien an der Berliner Charité haben gezeigt, dass zu viel Salz Autoimmunprozesse fördern kann.

Setzen Sie auf Ballaststoffe und Präbiotika

Obst, Gemüse und Vollkorngetreide enthalten reichlich Ballaststoffe. Diese Faserstoffe verzögern die Magenentleerung, machen länger satt und führen so zu einer besseren Verstoffwechselung. Das LDL-Cholesterin und die Triglyceride sinken. Außerdem wird einer Verstopfung (Obstipation) vorgebeugt. Die Nahrungsfasern, die man auch Präbiotika nennt, können im Dickdarm fermentiert werden. Dadurch entstehen kurzkettige Fettsäuren (Acetat, Propionat, Butyrat), die die Entzündungsbereitschaft senken und das Wachstum von wichtigen Darmbakterien des Mikrobioms wie Bifidobakterien und Laktobazillen fördern. Insbesondere die Propionsäure wirkt regulierend auf das Immunsystem. Ein Beispiel für Präbiotika ist Inulin, das gut wasserlöslich und fermentierbar ist und in Artischocken, Knoblauch, Chicorée und Lauch vorkommt, sowie die Beta-Glukane, die als sogenannte Hemizellulosen in Hafer und Gerste zu finden sind. Sie können viel Wasser aufnehmen und bremsen ebenfalls entzündliche Prozesse. Täglich 40 Gramm Ballaststoffe sollten es mindestens sein. Wie das gelingt, zeigt die folgende Tabelle. Sie sehen links unter anderem, wie viele Ballaststoffe Toastbrot zum Frühstück, Nudeln zum Mittagessen, Götterspeise als Dessert, ein Mischbrot am Abend und Butterkekse oder Kartoffelchips als Snack enthalten. Rechts finden Sie die ballaststoffreiche Alternative – zum Beispiel Vollkornnudeln, -kekse oder -brot, Paprika oder Mandeln. In der Summe unten sehen Sie die Ballaststoffausbeute eines Tages.

SO ESSEN SIE MEHR BALLASTSTOFFE

Mahlzeit	Lebensmittel	Ballaststoffgehalt (g)	Lebensmittel-Alternative	Ballaststoffgehalt (g)
Frühstück	2 Scheiben Toastbrot (25 g)	1,5	1 Scheibe Vollkornbrot (50 g)	3,9
	1 Kiwi (75 g)	2,9	1 Kiwi (75 g)	2,9
Snack	100 g Weintrauben	1,6	1 Apfel (125 g)	2,5
Mittagessen	150 g Fleisch	0	150 g Fleisch	0
	200 g Rosenkohl	8,8	200 g Rosenkohl	8,8
	200 g Nudeln	3,8	200 g Vollkornnudeln	10,2
	150 g Götterspeise	0	150 g rote Grütze	2,5
Snack	3 Butterkekse	0,5	3 Vollkornkekse	2,6
Abendessen	100 g Mischbrot	4,2	100 g Vollkornbrot	8,2
	100 g Gewürzgurken	0,8	½ Paprika (100 g)	3,6
TV-Snack	40 g Kartoffelchips	1,7	40 g Mandeln	4,5
Summe		**25,8**		**49,7**

GETRÄNKE ALS ENTZÜNDUNGSHEMMER

Nicht nur Lebensmittel wirken gegen rheumatische Beschwerden. Auch diese Getränke haben eine heilsame Wirkung:

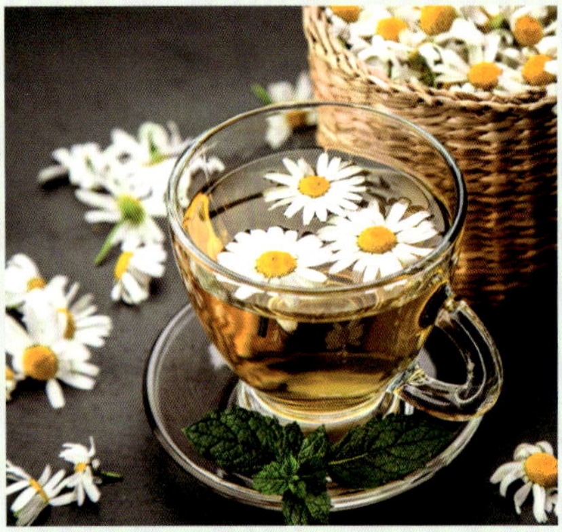

Grüner Tee

Das gesunde Heißgetränk enthält den Gerbstoff Epigallocatechin-Gallat (EGCG), der auf Gelenkschleimhautzellen im Labor entzündungshemmend wirkt. Eine amerikanische Laborstudie legt deshalb nahe, dass der Grüntee-Extrakt gegen Rheumatoide Arthritis hilft.

Kamillentee

Der Klassiker unter den Heiltees hilft nicht nur bei Magen-Darm-Beschwerden, sondern wirkt auch entzündungshemmend bei Rheuma. Zusätzlich hat er beruhigende Effekte und fördert guten Schlaf.

Ingwertee

Die Ingwerwurzel enthält den Scharfstoff Gingerol, der nicht nur für die charakteristische Schärfe sorgt, sondern auch antibakterielle und entzündungshemmende Wirkungen hat.

Kaffee

Gute Nachricht für Kaffeetrinker: Auf diesen Genuss müssen Sie nicht verzichten. Kaffee ist ebenfalls wirksam gegen Entzündungen im Körper. Trinken Sie ruhig drei Tassen täglich – möglichst schwarz. Wenn Sie Kaffee nur mit Milch mögen, nehmen Sie stattdessen Mandel-, Reis- oder Haferdrink.

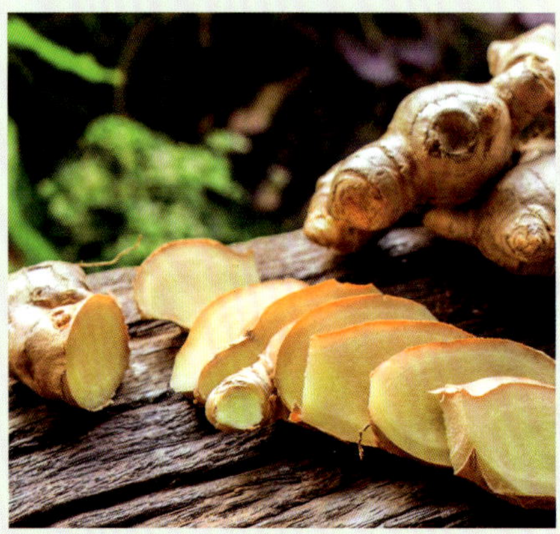

Essen Sie täglich Gemüse und Obst

Gemüse (drei Handvoll täglich) und Obst (zwei Handvoll täglich) enthalten viele Ballaststoffe, Vitamine und sekundäre Pflanzenstoffe wie Flavonoide (zum Beispiel in Äpfeln, Birnen, Beerenobst und Grünkohl) und Carotinoide (beispielsweise in Möhren, Tomaten, Paprika und grünem Gemüse), die Entzündungsprozesse bremsen. Wenn es nicht roh gegessen wird, sollte Gemüse frisch und schonend zubereitet werden.

Achten Sie auf gesunde Fettsäuren

Als gute Fettsäuren gelten heute ungesättigte Fettsäuren, vor allem Omega-3-Fettsäuren. Gerade die Eicosapentaensäure (EPA) – sie gehört mit Docosahexaensäure (DHA) und Docosapentaensäure (DPA) zu den längerkettigen Omega-3-Fettsäuren – kann die verheerende Wirkung der Arachidonsäure (siehe Seite 116) ausgleichen. Der Mensch produziert sie jedoch nur in begrenzten Mengen. Deshalb ist es wichtig, dass er pflanzliche Omega-3-Fettsäuren aufnimmt – und zwar in Form von pflanzlicher Alpha-Linolensäure (ALA). Mit ihrer Hilfe kommt es zu einer Bildung von EPA. Gute Alpha-Linolensäure-Quellen sind Raps- und Weizenkeimöl sowie grünes Blattgemüse und Walnüsse. Herauszuheben ist der hohe Gehalt der Säure (55 Prozent) in Leinöl (möglichst zwei Esslöffel am Tag) und in Leinsamen, von denen man täglich etwa 20 Gramm essen sollte, denn darin lässt sich ein hoher EPA-Gehalt laborchemisch nachweisen. Verzehren Sie Leinsamen am besten geschrotet, da die ganzen Körner abführend wirken. In mehreren Studien konnte nachgewiesen werden, dass die Wirkung von Omega-3-Fettsäuren mit der regelmäßigen Einnahme von Schmerzmitteln wie nichtsteroidalen Antirheumatika vergleichbar ist. Eine gute Ergänzung zu den pflanzlichen Fettsäuren liefern auch Omega-3-Fettsäuren aus fetten Fischsorten wie Lachs, Makrele oder Hering.

Versorgen Sie sich mit Vitaminen

Sie sind für Patienten mit rheumatischen Erkrankungen sehr wichtig, insbesondere Vitamin B_1, B_6, B_{12}, Vitamin C, Vitamin D und Vitamin E. Im Pflanzenreich gibt es kein Vitamin B_{12}, deshalb sollten Vegetarier regelmäßig ihre Versorgung mit Folsäure und Vitamin B_{12} kontrollieren lassen.

Spurenelemente und Co. nicht vergessen

Spurenelemente werden zu Unrecht oftmals vernachlässigt. Bei rheumatischen Erkrankungen ist besonders auf Zink (Fisch und Hülsenfrüchte), Eisen (Sesam und Petersilie) und Selen (Paranüsse) zu achten. Kalzium ist sehr wichtig für einen gesunden Knochenstoffwechsel. Besonders gute Kalziumquellen sind Algen, Brokkoli, grünes Blattgemüse, Sesam und fettarme Milchprodukte. Auch Mineralwasser mit mehr als 300 mg/l Kalzium ist zu empfehlen.

Halten Sie sich beim Alkohol zurück

Ob Sie gänzlich auf Alkohol verzichten sollten, was im Grundsatz der gesündeste Weg für alle Menschen wäre, hängt von der Art Ihrer Erkrankung und eventuellen Folgen ab. Sprechen Sie mit Ihrem Rheumatologen darüber. Ansonsten gilt bei Rheumatoider Arthritis (und gesunder Leber): Hin und wieder ist ein kleines Glas Bier oder Wein erlaubt. Wenn Sie aber mehr als 15 Gramm (für Frauen) und 30 Gramm (für Männer) Alkohol am Tag trinken (etwa 200 ml Wein oder zwei Flaschen Bier), hat das gravierende, schädliche Folgen.

HEILSAMER VERZICHT

Der Arzt Otto Buchinger behandelte sein eigenes Rheuma mit Fasten und entwickelte daraus das modifizierte Heilfasten nach Buchinger. Bereits sieben Tage ohne feste Nahrung bringen deutliche Verbesserungen.

Eine der wirkungsvollsten Methoden bei rheumatischen Erkrankungen ist das Heilfasten. Der Erfahrung nach gelingt es am besten mit dem modifizierten Heilfasten nach Otto Buchinger. Der deutsche Arzt lebte von 1878 bis 1966 und litt selbst unter einer rheumatischen Erkrankung. Da damals die Diagnostik noch nicht ausgefeilt war, ist nicht klar, um welche rheumatische Erkrankung es sich bei ihm handelte. Aber er erlebte am eigenen Körper, wie das von ihm entwickelte Heilfasten seine Gelenkschmerzen und -schwellungen besserte und über Jahre zum Verschwinden brachte.

GEMÜSESÄFTE UND BRÜHE

Beim modifizierten Heilfasten nach Buchinger werden täglich 200 bis maximal 500 Kalorien in Form von flüssiger Nahrung als Gemüsesäfte oder Brühe aufgenommen. Auf feste Nahrung wird verzichtet, weil sie Hungergefühle auslösen kann. Das Fasten wird je nach Erkrankungssituation, Ernährungszustand und Konstitution des Patienten über sieben bis maximal 28 Tage durchgeführt. Zumindest das erste Fasten sollten Sie unter Anleitung eines Ernährungsmediziners machen. Den können Sie zum Beispiel beim Bundesverband deutscher Ernährungsmediziner finden (www.bdem.de).

SCHNELLE BESSERUNG MÖGLICH

Jedes sinnvolle Heilfasten ist eingebettet in ein ganzheitliches Behandlungskonzept, zu dem auch Bewegungstherapie und Entspannungsverfahren gehören. Nach sieben bis zehn Tagen Heilfasten ist eine deutliche Besserung der Symptome zu erwarten. Die erste Studie zum Fasten bei rheumatischen Erkrankungen führte der Arzt und Immunologe Jens Kjeldsen-Kragh 1991 an der Universitätsklinik Oslo durch. Nach sieben Tagen Fasten hatten die Probanden seiner Studie weniger Gelenkschmerzen und -schwellungen. Die Morgensteifigkeit in den Gelenken ging zurück und die Blutwerte der Patienten verbesserten sich. Das gute Ergebnis durch das Fasten hielt an, wenn die Betroffenen sich anschließend pflanzenba-

Nur bei Übergewicht

Menschen mit starkem Übergewicht erkranken nicht nur häufiger an Rheumatoider Arthritis; bei ihnen wirken auch Medikamente schlechter. Das gilt insbesondere für die Behandlung mit Biologika. Deshalb ist es sinnvoll, im Rahmen einer Therapie mit Ernährungsumstellung auch überflüssige Pfunde abzubauen. Am besten funktioniert Abnehmen dauerhaft mit einer Ernährungsumstellung auf überwiegend frische und gesunde Kost mit mehr Energieverbrauch durch Bewegung.

siert ernährten. Wenn man nach dem Fasten allerdings zur gewohnten, typischerweise stark fleischhaltigen Kost zurückkehrt, verpufft die heilsame Wirkung schnell.

ZAHLREICHE POSITIVE EFFEKTE

Die positiven Effekte des Heilfastens beruhen auf verschiedenen Faktoren, zu denen der Verzicht auf Fleisch und andere tierische Nahrungsmittel gehört. Denn damit nimmt auch die entzündungsfördernde Arachidonsäure im Körper ab. Dazu kommt, dass Fastende kaum Zucker und nur wenig Salz aufnehmen. Das entzündungsfördernde Bauchfett (siehe Kasten) schmilzt. Außerdem setzt sich die sogenannte Autophagie verstärkt in Gang. Dabei handelt es sich um einen Prozess im Körper, bei dem schlechte Zellen schneller entfernt und frische aufgebaut werden. Der Hintergrund: Empfindet der Organismus Nahrungsmangel, reagieren die Zellen gestresst. Der Körper leitet einen für die Gesundheit segensreichen Recycling-Prozess ein und baut nicht mehr benötigte Bestandteile ab, um mehr Energie zur Verfügung zu haben. Auch die Seele profitiert von bewusstem Nahrungsverzicht: Im vegetativen Nervensystem laufen fastenbedingt Prozesse ab, die die Entspannung fördern. Bei normalgewichtigen Patienten ist es wichtig, dass es beim Heilfasten nicht zum Abbau von Muskeleiweiß kommt. Darauf sollte der begleitende Arzt achten.

INTERVALLFASTEN SINNVOLL

Bitte beachten Sie: Für untergewichtige Rheumapatienten ist das Heilfasten über mehrere Tage oder Wochen nur in Ausnahmesituationen sinnvoll. Auch in hochaktiven Phasen der Krankheit sollte man darauf verzichten. Bei Untergewicht ist eher ein Rohkosttag pro Woche oder das Intervallfasten sinnvoll, von dem auch Patienten mit einem gesunden Gewicht profitieren. Das heißt, dass man nur zwei Mahlzeiten täglich zu sich nimmt, sodass dazwischen (am besten über Nacht) regelmäßig 12- bis 16-stündige Esspausen entstehen, die ähnlich heilsam wirken können wie längeres Fasten. Die Zeiten, in denen gegessen wird, wechseln sich mit Phasen ohne Nahrung ab.

Gefährliches Bauchfett

Selbst bei schlanken Menschen sammelt sich häufig zu viel Fett am Bauch. Dieses sogenannte viszerale Fett lockt zusätzliche Fettzellen an, die sich rund um die Organe ansiedeln und entzündungsfördernde Substanzen produzieren. Das „Eingeweidefett" verändert den Stoffwechsel und die Hormonproduktion und befeuert chronisch entzündliche Erkrankungen wie Rheuma.

NATÜRLICHE ANLAGEN

Den passenden Rhythmus kann jeder nach seinem individuellen Lebensstil selbst bestimmen. So ist es etwa möglich, morgens spät (gegen 10 Uhr) zu frühstücken und nachmittags zwischen 16 und 17 Uhr die zweite und letzte Mahlzeit des Tages einzunehmen. Oder das Frühstück ganz ausfallen zu lassen, um mittags und abends zu essen. Snacks zwischendurch sind tabu. Diese Ernährungsform entspricht den natürlichen Anlagen des Menschen, der ursprünglich mit wenigen Mahlzeiten auskommen musste und Hungergefühle gut durchhalten konnte.

LEBENSMITTELAUSWAHL BEI RHEUMA

	Empfehlenswert	Nicht empfehlenswert
Brot, Getreide und Beilagen wie Nudeln, Kartoffeln, Reis (nicht mehr als 2 Handvoll am Tag)	Vollkornbrot Haferflocken, Müsli ohne Zucker Vollkornnudeln/-reis, Pellkartoffeln	Weißbrot, Toastbrot, Croissant, Knäckebrot, Zwieback, Weizen-/Milchbrötchen, Laugengebäck Hartweizennudeln, geschälter Reis, Pommes frites, Kroketten, Kartoffelbrei/-puffer, Pfannkuchen
Snacks & Knabbereien (1 kleine Handvoll am Tag)	(ab und zu: Zartbitterschokolade mit 70 % Kakaoanteil)	Süßigkeiten, süße Backwaren, süße Milchprodukte (siehe rechts), Eiscreme Chips, Salzgebäck
Obst (1–2 Handvoll am Tag)	alle zuckerarmen Obstsorten zuckerreiche Sorten nur in Maßen: Ananas, Banane, Birne, Honigmelone, Kaki (Sharon), Mango, Süßkirsche, Weintraube besonders kalziumreich: Brombeere, Himbeere, Johannisbeere, Kiwi, Orange	gezuckerte Obstkonserven, Obstmus, kandiertes Trockenobst
Gemüse (3 Handvoll am Tag)	Artischocken, Fenchel, Gurke, Hülsenfrüchte, Kohl, Möhren, alle Salatsorten, gern mit Bitterstoffen (Chicorée, Löwenzahn), Sauerkraut, Spargel, Spinat, Radieschen, Zucchini, alle Pilzarten besonders kalziumreich: dunkelgrünes Gemüse wie Spinat, Mangold, Rucola, Grünkohl, Brokkoli; Fenchel, weiße Bohnen; Kräuter wie Brennnessel, Kresse, Petersilie	in Maßen: Gemüsemischungen mit Butter oder Sahne
Nusskerne & Samen (ca. 20 g am Tag)	Mandeln, Wal-, Haselnusskerne, Cashewkerne, Macadamianuss-, Pinien-, Kürbiskerne in Maßen: Sonnenblumenkerne	Erdnusskerne und gesalzene Nusskerne
Fette & Öle (ca. 2 EL am Tag)	Leinöl*, Weizenkeimöl*, Hanföl*, Chiaöl*, Olivenöl, Rapsöl, Walnussöl; wenig Butter; zum Braten: Kokosöl, helles Sesamöl (nicht nativ)	Schweine- und Gänseschmalz, Butterschmalz, Ghee; Palmfett, Mayonnaise, Sonnenblumenöl, Distelöl

LEBENSMITTELAUSWAHL BEI RHEUMA

	⊕ Empfehlenswert	⊖ Nicht empfehlenswert
Getränke (1,5–2 l pro Tag)	Wasser besonders kalziumreich: Mineralwasser mit mehr als 300 mg Ca/l ungezuckerter Tee (grüner Tee und Kräutertee) bis zu 3 Tassen Kaffee	Fruchtsaft, Softdrinks Milchmixgetränke (siehe unten) Sojadrink Alkohol
Fisch & Meeresfrüchte (2 Portionen pro Woche)	Aal, Forelle, Heilbutt, Hering, Kabeljau, Karpfen, Lachs, Makrele, Sardine/Sardelle, Scholle, Seezunge, Steinbutt Schalentiere wie Flusskrebs, Garnele, Hummer, Shrimps, Krabben	Fisch in Mayonnaise oder Sahne eingelegt panierter Fisch
Magere Wurstwaren & Fleisch (max. 1–2 Portionen pro Woche, bis je 100 g Rohgewicht)	Hühnerfleisch, Putenfleisch/-aufschnitt selten: Rinderfilet, Kalbfleisch, Wild, Corned Beef	generell Schweinefleisch wie Schinkenspeck, Fleisch-/Leberkäse, Nackenfleisch, Bauchspeck sowie Wurstwaren wie Aufschnitt, Koch-, Grill-, Brat- oder Bockwurst paniertes Fleisch
Eier	max. 2–3 pro Woche, in allen Variationen	
Milchprodukte	in Maßen: Buttermilch, Speisequark (bis 20 % Fett), Naturjoghurt (1,5 % Fett) selten: Sahne, saure Sahne, Crème fraîche	gesüßte Fertigprodukte wie Pudding, Milchreis, Fruchtjoghurt/-quark/-buttermilch, Kakaozubereitungen, Kuhmilch
Käse	selten: Käse bis 45 % Fett i. Tr. wie Schnittkäse, Weichkäse, Feta, Mozzarella, körniger Frischkäse (Hüttenkäse)	

* Herstellung möglichst unter Ausschluss von Sauerstoff, Hitze und Licht (Oxyguard-/Omega-safe-Verfahren). Optimal wirken Leinöl und Weizenkeimöl kombiniert.

ANTIENTZÜNDLICHE SUPERHELDEN

Ob im Bioladen oder im Supermarkt – machen Sie sich auf die Suche nach Lebensmitteln, die Entzündungen hemmen und rheumatische Beschwerden lindern. Das reicht von Kirschen über Olivenöl bis zu Hafer und Lachs. Hier stellen wir Ihnen unsere Favoriten vor.

Sauerkirschen

Die vitaminreichen roten Früchte wirken wie Medizin, denn sie enthalten sogenannte Anthocyane. Das sind dunkle Pflanzenfarbstoffe, die in blauen, violetten, roten oder blauschwarzen Gemüsearten und Früchten vorkommen und im Körper entzündungshemmend wirken (siehe Seite 117). Einen ähnlichen Effekt haben deshalb auch Blaubeeren, Schwarze Johannisbeeren, Himbeeren, blaue Weintrauben und Brombeeren.

Weitere positive Wirkungen für Rheumapatienten:

- Erhöhter Blutdruck kann gesenkt werden, da Sauerkirschen gefäßschützende Carotinoide enthalten.
- Dank ihres hohen Melatoningehalts verbessern Sauerkirschen den Schlaf.
- Erhöhte Harnsäurewerte werden gesenkt.

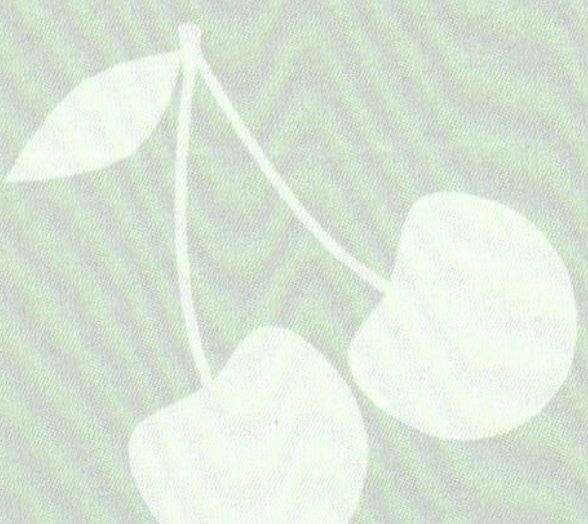

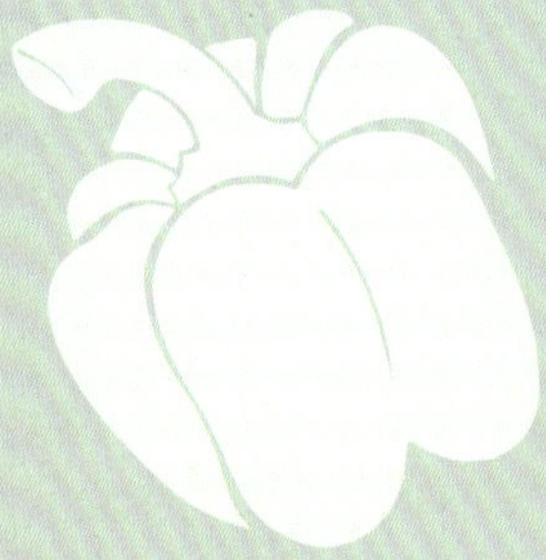

Rote Paprika

Sie ist eine echte Vitaminbombe, denn sie enthält dreimal so viel Vitamin C wie zum Beispiel eine Kiwi oder andere Obstsorten und wirkt deshalb entzündungshemmend. Bereits eine halbe Paprikaschote deckt den Tagesbedarf an Vitamin C. Auch Kalium und andere sekundäre Pflanzenstoffe mit antioxidativer Wirkung sind in großen Mengen vorhanden. Präventiv und während der Behandlung chronischer Krankheiten wirken auch die in Paprika enthaltenen Vitamine A und E.

Weitere positive Wirkungen für Rheumapatienten:

- Paprika kurbelt den Fettstoffwechsel an und hilft beim Abnehmen.
- Das Gemüse verbessert den systolischen Blutdruck, den Pulsdruck und die Herzleistung.
- Das Immunsystem wird gestärkt.

Grünkohl

Viele Rheumapatienten müssen – zumindest zeitweise – entzündungshemmende Medikamente mit Kortison nehmen. Dadurch kann es zum vorzeitigen Knochenabbau kommen, der sich mit einer kalziumreichen Ernährung (bei gleichzeitig ausreichender Vitamin-D-Versorgung!) aufhalten lässt. Grünkohl ist eine gute Kalziumquelle. Auch andere Kohlarten wie Brokkoli, Rosenkohl, Spitzkohl, Wirsing oder Weißkohl enthalten den Knochenbaustein Kalzium.

Weitere positive Wirkungen für Rheumapatienten:

- Grünkohl und Co. enthalten antientzündliches Vitamin C und viele sekundäre Pflanzenstoffe.
- Sogenannte Senfölglykoside bremsen Entzündungen.
- Hochwertiges Pflanzeneiweiß ist eine gesunde Alternative zu tierischem Protein.

Feldsalat

Er gehört zu den wenigen Gemüsesorten, die auch im Winter Saison haben. Feldsalat ist in Sachen Vitamin-C-Gehalt der Spitzenreiter unter den Salaten, enthält aber auch die Vitamine A und E, Magnesium und Zink. Zudem ist er reich an Flavonoiden (wie Lycopin), also an sekundären Pflanzenstoffen mit gesundheitsfördernder Wirkung. Reichlich Kalium reguliert den Flüssigkeitshaushalt. Ähnlich positiv auf die Gesundheit wirken auch Wildkräuter, Portulak, Löwenzahn und Brennnesseln.

Weitere positive Wirkungen für Rheumapatienten:

- Das im Feldsalat reichlich enthaltene Provitamin A ist gut fürs Sehvermögen und für eine gesunde Haut.
- Ätherische Öle machen den Salat zur beruhigenden Nervennahrung, was in krankheitsbedingten Stresssituationen hilfreich ist.
- Das darin enthaltene Magnesium stärkt die Muskeln.

Hafer

Das Vollkornprodukt wird meist in Form von Haferflocken verzehrt. Diese sind reich an Vitaminen, Mineralien und Ballaststoffen, arm an Gluten und haben eine antioxidative Wirkung. Unter den Getreiden hat Hafer den höchsten Vitamin-B_1- und -B_6-Gehalt. Kein Wunder, dass Haferflocken zu den gesündesten Lebensmitteln überhaupt zählen.

Weitere positive Wirkungen für Rheumapatienten:

- Der in Haferflocken enthaltene Ballaststoff Beta-Glucan senkt den Cholesterin- und den Blutzuckerspiegel.
- Das Getreide unterstützt das Abnehmen, da es gut sättigt.
- Haferflocken wirken gegen Verstopfung und bringen die Verdauung in Schwung.

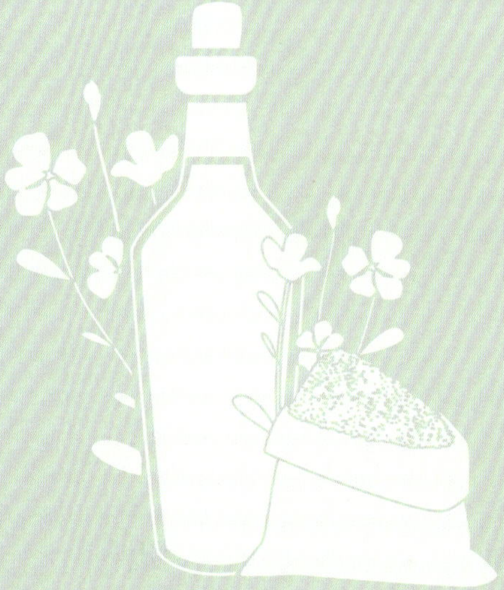

Leinsamen und Leinöl

Ihre Fettsäurenkonzentration ist einzigartig. Ob als Körner oder als Pflanzenöl – Leinsamen (am besten geschrotet) und Leinöl wirken in mehrfacher Hinsicht gesundheitsfördernd, denn sie sind die besten Omega-3-Lieferanten und enthalten Alpha-Linolensäure (ALA), die Entzündungen lindert. Das gilt übrigens auch für Hanfsamen, Hanföl, Chiasamen, Chiaöl und Walnussöl.

Weitere positive Wirkungen für Rheumapatienten:

- Der hohe Kalziumgehalt der braunen Samen tut der Haut besonders gut.
- Leinsamen enthalten magenfüllende Stoffe, die den Appetit hemmen und das Abnehmen bei Übergewicht erleichtern. Ganze Samen wirken leicht abführend; an die gesunden Inhaltsstoffe kommen Sie am besten über Leinsamenschrot.
- Schädliches LDL-Cholesterin im Körper kann dank der enthaltenen Omega-3-Fettsäure EPA (Eicosapentaensäure) gesenkt werden.

Lachs

Fette Seefischsorten können dank ihrer wertvollen antioxidativ wirkenden Omega-3-Fettsäuren überschüssige Arachidonsäure aus den Membranen verdrängen, deren Produktion hemmen und somit Entzündungen reduzieren. Das gilt nicht nur für Tiefseefische wie Lachs, sondern auch für andere Fische wie Hering, Makrele oder Thunfisch. Auch Fischöle haben entsprechende positive Effekte auf die Gesundheit.

Weitere positive Wirkungen für Rheumapatienten:

- Lachs und Co. wirken schmerzlindernd, weil sie die Bildung einer Gruppe von schmerzhemmenden Gewebshormonen fördern.
- Die Beweglichkeit der Gelenke kann möglicherweise verbessert und die typische Morgensteifigkeit verringert werden.
- In manchen Fällen sind weniger Medikamente erforderlich.

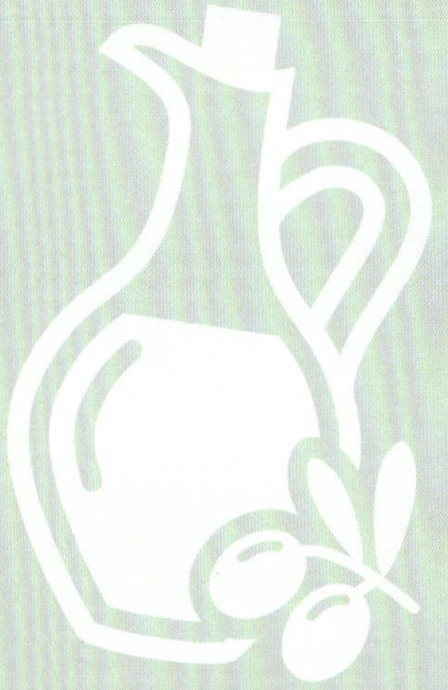

Olivenöl

Das Herzstück der mediterranen Küche gilt vielerorts als Allheilmittel mit zahlreichen Gesundheitswirkungen, von dem auch Rheumapatienten profitieren können. Natives Olivenöl ist reich an sekundären Pflanzenstoffen, Vitamin E und Polyphenolen, die antioxidativ wirken und vor Entzündungen schützen. Es besteht zu 75 Prozent aus gesunden einfach ungesättigten Fettsäuren.

Weitere positive Wirkungen für Rheumapatienten:

- Olivenöl senkt den Cholesterinspiegel und beugt gegen Herz-Kreislauf-Erkrankungen vor.
- Als Massageöl kann es dazu beitragen, dass Muskelverspannungen gelindert werden.
- Studien zufolge wirkt Olivenöl dank seiner Inhaltsstoffe ähnlich schmerzlindernd wie Schmerzmedikamente.

ORANGENQUARK MIT BEEREN

Für 2 Personen
Zubereitungszeit: 25 Minuten

2 Orangen • 35 g geschroteter Goldleinsamen • 2 EL Leinöl • 250 g Magerquark • 1 EL Cashewkerne • 1 EL Mandeln • 100 g gemischte Beeren (z. B. Blau- und Himbeeren) • 150 g Joghurt (1,5 % Fett)

Nährwerte pro Portion:
ca. 450 kcal, 27 g EW, 23 g F, 24 g KH

1.

Eine Orange halbieren und auspressen. Die andere Orange so großzügig schälen, dass auch die weiße Haut mit entfernt wird. Die Filets zwischen den einzelnen Trennhäuten herausschneiden, den austretenden Saft auffangen und den Rest der Orange gut ausdrücken.

2.

Orangensaft, 3 EL Wasser, 30 g Leinsamen, Leinöl und Quark in einer Schüssel verrühren und etwa 15 Minuten quellen lassen.

3.

Inzwischen Cashewkerne und Mandeln grob hacken und in einer Pfanne ohne Fett bei mittlerer Hitze hell rösten. Herausnehmen und abkühlen lassen. Die Beeren verlesen, waschen und trocken tupfen.

4.

Zum Servieren den Joghurt mit dem Leinsamenquark gründlich verrühren und auf Schalen verteilen. Mit Orangenfilets und Beeren belegen und mit dem gerösteten Nuss-Mix und den übrigen Leinsamen bestreuen. Nach Belieben noch 2 TL flüssigen Honig über Nüsse und Obst träufeln.

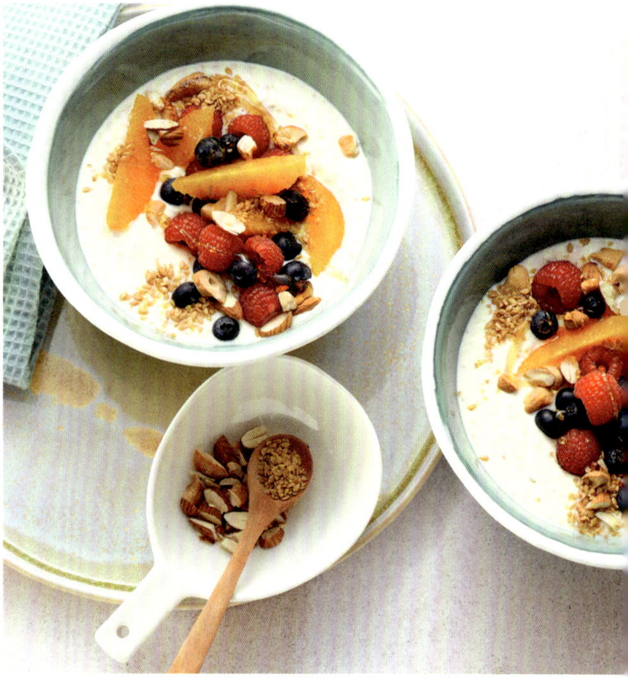

Tipp

Orangen sind eine sehr gute Quelle für Vitamin C, das als Antioxidans eine wichtige Rolle spielt. Es hilft, sowohl Arachidonsäure als auch rheumaauslösende Entzündungsstoffe abzubremsen. Übrigens: Auch in anderen Zitrusfrüchten und in Sanddornbeeren steckt viel Vitamin C.

OVERNIGHT OATS MIT OBST

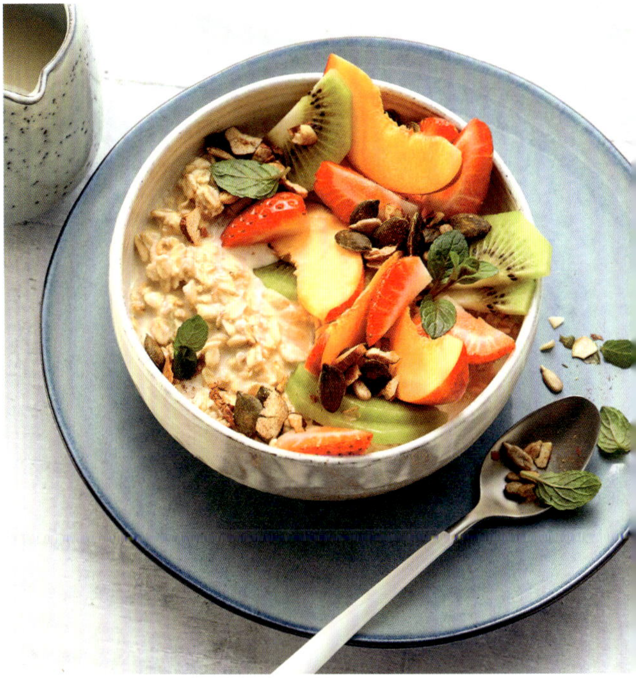

Für 2 Personen
Zubereitungszeit: 20 Minuten
Einweichen: 12 Stunden (über Nacht)

80 g kernige glutenfreie Haferflocken • 200 ml ungesüßter Mandeldrink • 2 EL Haselnusskerne • 1 EL Sonnenblumenkerne • 1 EL Kürbiskerne • ¼ TL Zimtpulver • 100 g Erdbeeren • 1 Kiwi • 1 Nektarine • einige Minzeblätter zum Garnieren

Nährwerte pro Portion:
ca. 370 kcal, 12 g EW, 14 g F, 41 g KH

1.

Am Vorabend die Haferflocken mit 125 ml Mandeldrink in einer Schüssel verrühren und zugedeckt 12 Stunden, am besten über Nacht, im Kühlschrank quellen lassen.

2.

Am nächsten Tag die Haselnüsse hacken, mit Sonnenblumen- und Kürbiskernen in einer Pfanne ohne Fett bei mittlerer Hitze hell rösten. Mit Zimt bestäuben und kurz durchschwenken, dann aus der Pfanne nehmen und abkühlen lassen.

3.

Die Erdbeeren waschen, putzen und je nach Größe halbieren oder vierteln. Die Kiwi schälen, längs halbieren und in Scheiben schneiden. Die Nektarine waschen, halbieren und den Stein entfernen, die Hälften in dünne Spalten schneiden. Die Minzeblätter waschen und trocken tupfen.

4.

Die eingeweichten Haferflocken auf Schalen verteilen und Nuss-Mix und Früchte daraufgeben. Mit dem restlichen Mandeldrink übergießen und mit der Minze garnieren.

Tipp

Beeren, Kiwi, Nektarine und Co.: Täglich 2 Handvoll zuckerarmes Obst gilt als bewährtes Mittel bei rheumatischen Erkrankungen. Denn es enthält sekundäre Pflanzenstoffe, die entzündungshemmende Effekte haben. Zuckerreiche Sorten (vor allem Banane, Kaki, Mango und Trauben) sollten Sie aber nur in Maßen verzehren. Die enthaltenen Fruktosemengen können aufkeimende Entzündungen befeuern.

QUINOA-MÜSLI MIT FRÜCHTEN

Für 2 Personen
Zubereitungszeit: 25 Minuten

75 g helle Quinoa • ½ Orange • 125 g Aprikosen • 100 g Himbeeren • 20 g Walnusskerne • 2 TL Ahornsirup • ¼ TL gemahlene Vanille • 4 EL Sojasahne (glutenfrei)

Nährwerte pro Portion:
ca. 380 kcal, 8 g EW, 19 g F, 40 g KH

1.

Die Quinoa in einem Sieb kalt abbrausen und abtropfen lassen. Die Orange auspressen und den Orangensaft mit Wasser auf 150 ml auffüllen. Die Mischung in einem Topf zum Kochen bringen, die Quinoa einstreuen und mit geschlossenem Deckel bei schwacher Hitze 15 bis 20 Minuten köcheln lassen. Dann vom Herd nehmen und offen abkühlen lassen.

2.

Inzwischen die Aprikosen waschen, halbieren, entsteinen und in Spalten schneiden. Die Himbeeren vorsichtig verlesen, waschen und trocken tupfen.

3.

Jeweils zwei Drittel der Aprikosen und Himbeeren sowie die Walnüsse mit Ahornsirup und Vanille unter die Quinoa mischen.

4.

Das Quinoa-Müsli auf Schalen verteilen. Die übrigen Früchte daraufsetzen und mit jeweils 2 EL Sojasahne beträufeln.

Tipp

Wer morgens wenig Zeit hat, kann alternativ Quinoaflocken aus dem Bioladen verwenden und diese mit Orangensaft beträufeln. So spart man sich das Kochen der Quinoa.

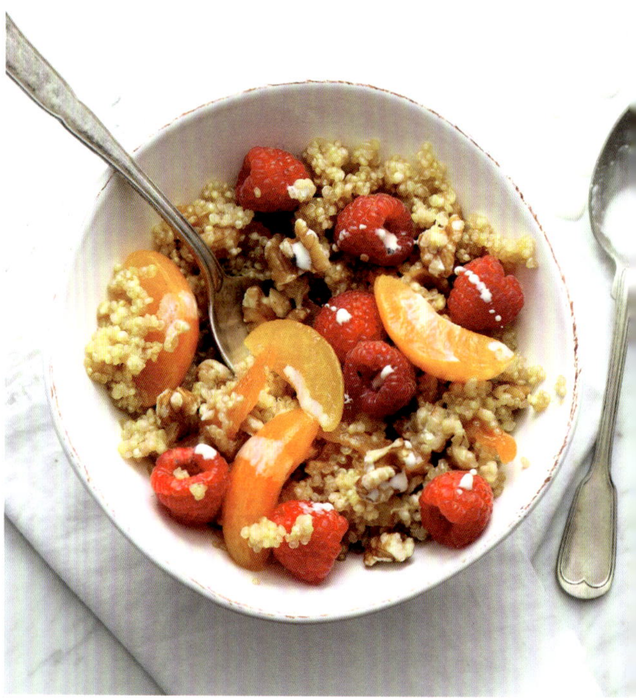

HIRSEBREI MIT BEEREN

Für 2 Personen
Zubereitungszeit: 25 Minuten

80 g Hirse • 20 g geschroteter Buchweizen • 2 EL getrocknete Cranberrys • 1 Birne (ca. 150 g) • 100 g gemischte Beeren (z. B. Erdbeeren, Blaubeeren, Himbeeren) • 30 g Mandeln • 2 EL Pistazienkerne • 150 g Joghurt (1,5 % Fett) • 2 TL flüssiger Honig

Nährwerte pro Portion:
ca. 440 kcal, 13 g EW, 13 g F, 63 g KH

1.
Die Hirse mit dem Buchweizenschrot und den Cranberrys in einen Topf geben. Mit 400 ml Wasser auffüllen, aufkochen und mit geschlossenem Deckel bei schwacher Hitze 10 Minuten quellen lassen.

2.
Inzwischen die Birne waschen, vierteln und entkernen. Die Birnenviertel quer in dünne Scheiben schneiden. Die Beeren vorsichtig verlesen, waschen und trocken tupfen. Die Erdbeeren putzen und je nach Größe halbieren oder vierteln. Die Mandeln und Pistazien grob hacken.

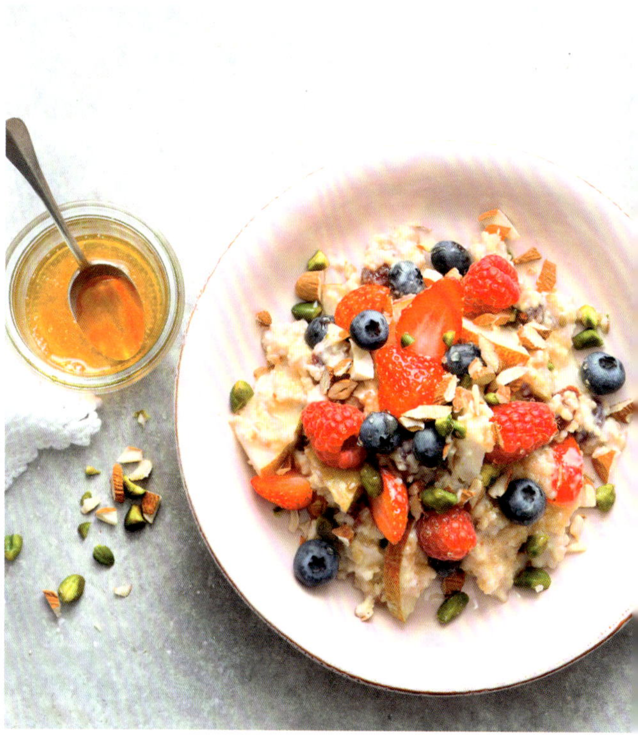

3.
Den Hirse-Buchweizen-Brei vom Herd nehmen und etwas abkühlen lassen. Dann den Joghurt, die Birnenscheiben und zwei Drittel der Beeren unter den Hirsebrei heben.

4.
Den Hirsebrei in Schalen oder tiefen Tellern anrichten, mit den übrigen Beeren sowie den Mandeln und den Pistazien bestreuen. Zuletzt mit dem Honig beträufeln.

Tipp

Eigentlich sind getrocknete Früchte bei rheumatischen Erkrankungen weniger empfehlenswert. Cranberrys sind jedoch recht sauer und werden beim Trocknen nur wenig süßer. Wichtig: Verwenden Sie Trockenfrüchte ohne extra Zuckerzusatz!

PANCAKES MIT AVOCADO-SALSA

Für 2 Personen
Zubereitungszeit: 40 Minuten

2 Eier (Größe M) • Salz • 125 g Magerquark • 75 g Dinkelvollkornmehl • 125 ml Milch (1,5 % Fett) • 1 EL Rapskernöl • 2 EL Weißweinessig • Pfeffer • ¼ TL Pul biber (Chiliflocken) • 2 EL Olivenöl • 1 reife Avocado • 100 g Cocktailtomaten • 1 gelbe Spitzpaprikaschote (ca. 80 g) • 1 Frühlingszwiebel • 2 EL gehacktes Koriandergrün

Nährwerte pro Portion:
ca. 550 kcal, 25 g EW, 32 g F, 36 g KH

1.

Den Backofen auf 80 °C vorheizen. Die Eier trennen. Die Eiweiße mit ¼ TL Salz in einem hohen Rührbecher mit den Quirlen des Handrührgeräts steif schlagen. Quark mit Eigelben, Mehl und Milch in einer Rührschüssel mit den Quirlen des Handrührgeräts glatt rühren. Den Eischnee mit einem Teigschaber gleichmäßig unterheben.

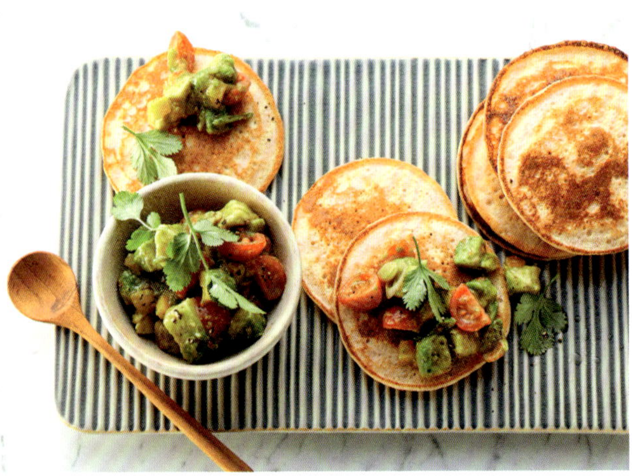

2.

In einer beschichteten Pfanne ½ EL Rapskernöl erhitzen und 1 bis 2 EL Teig pro Pancake in die Pfanne geben. Bei mittlerer Hitze 3 bis 4 Minuten braten, vorsichtig wenden und die andere Seite ebenfalls 3 bis 4 Minuten goldbraun braten. Pancakes auf einem Teller im Ofen warm halten. Den restlichen Teig mit dem übrigen Öl ebenso verarbeiten; der Teig ergibt 10 bis 12 Pancakes.

3.

Inzwischen für die Salsa Essig, Salz, Pfeffer, Chiliflocken und Olivenöl verrühren. Die Avocado halbieren und entkernen, das Fruchtfleisch aus der Schale lösen und etwa 1 cm groß würfeln, sofort unter das Dressing mischen, damit sich die Avocado nicht bräunlich verfärbt. Tomaten waschen und vierteln. Paprika längs halbieren, putzen, waschen und würfeln. Frühlingszwiebel putzen, waschen und in Ringe schneiden.

4.

Zum Servieren Tomaten, Paprika und Frühlingszwiebel mit Koriander und Avocado mischen und mit den Pancakes anrichten.

Variante

Statt mit Salsa können Sie die Pancakes mit 200 g gemischten Beeren – frisch oder tiefgekühlt und aufgetaut – kombinieren.

DINKELBRÖTCHEN MIT HAFER

Für 6 Brötchen
Zubereitungszeit: 30 Minuten
Ruhen: 12 Stunden (über Nacht)
Backen: 25 Minuten

1 TL Trockenhefe • 180 g Dinkelmehl (Type 1050) • 20 g Haferkleie • Salz • 30 g kernige Haferflocken

Nährwerte pro Stück:
ca. 135 kcal, 6 g EW, 1 g F, 26 g KH

1.

Am Vortag die Hefe mit 150 ml kaltem Wasser in einer Schüssel so lange verrühren, bis sie sich vollständig aufgelöst hat. Mehl, Haferkleie und ¼ TL Salz mischen. Die Mehlmischung nach und nach unter das Hefewasser arbeiten und alles mit den Knethaken des Handrührgeräts 5 bis 10 Minuten zu einem glatten, formbaren Teig verkneten. Den Teig zugedeckt 12 Stunden, am besten über Nacht, im Kühlschrank ruhen lassen.

2.

Am nächsten Tag den Backofen auf 200 °C vorheizen. Ein Backblech mit Backpapier belegen. Den Teig mit angefeuchteten Händen nochmals gut durchkneten, dabei eventuell noch 1 EL lauwarmes Wasser hinzufügen, und die Hälfte der Haferflocken unterkneten. Den Teig in 6 Portionen teilen. Jede Portion zu einem runden Brötchen formen und in den übrigen Flocken wälzen.

3.

Die Brötchen nebeneinander auf das Blech legen, mit einem scharfen Messer über Kreuz etwa 1 cm tief einschneiden und im Ofen auf der mittleren Schiene etwa 25 Minuten goldbraun backen. Herausnehmen und auf einem Kuchengitter nach Belieben lauwarm oder vollständig abkühlen lassen.

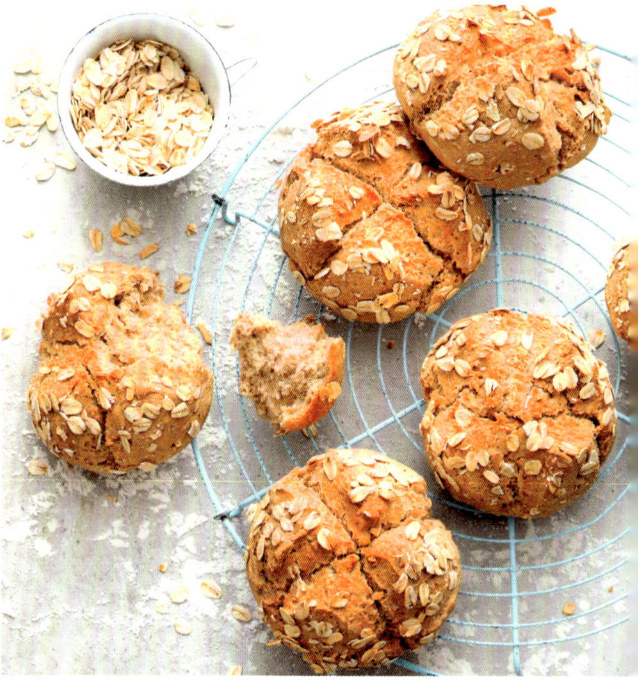

Variante

Für süße Brötchen die Haferflocken weglassen und noch ½ TL flüssigen Honig und 1 EL Kakaonibs oder 3 bis 4 gehackte Datteln unter den Teig kneten. Kernig werden die Brötchen mit 1 EL gehackten Mandeln oder Sonnenblumenkernen – einfach am Ende mit unter den Teig kneten.

LAUCH-KRÄUTER-AUFSTRICH

Für 4 Personen
Zubereitungszeit: 30 Minuten

1 Stange Lauch (ca. 250 g) • Salz • 80 g Cashewkerne • ½ Bund Petersilie • ½ Bund Dill • ½ Bund Schnittlauch • 4 EL Olivenöl • Pfeffer

Nährwerte pro Portion:
ca. 200 kcal, 5 g EW, 17 g F, 6 g KH

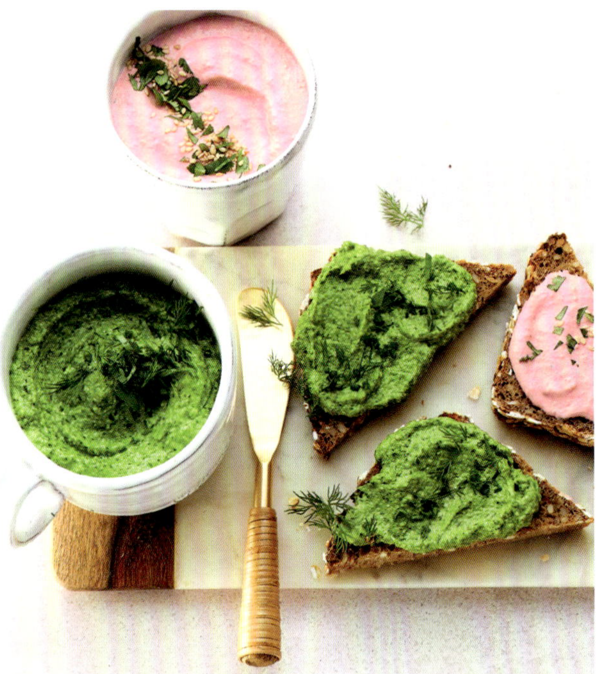

1.
Den Lauch putzen und waschen, weiße und hellgrüne Teile in dünne Ringe schneiden. Den Lauch in kochendem Salzwasser etwa 3 Minuten blanchieren, in ein Sieb abgießen, kalt abschrecken und gut abtropfen lassen.

2.
Inzwischen die Cashewkerne in einer Pfanne ohne Fett bei mittlerer Hitze hell rösten. Herausnehmen und abkühlen lassen. Petersilie, Dill und Schnittlauch waschen, trocken tupfen, die Blätter beziehungsweise Spitzen abzupfen und fein hacken, den Schnittlauch in Röllchen schneiden. 1 EL Kräuter zum Garnieren beiseitestellen.

3.
Lauch, Cashewkerne und übrige Kräuter mit dem Öl im Blitzhacker fein pürieren, salzen und pfeffern. Zum Servieren mit den beiseitegestellten Kräutern bestreuen. Alternativ den Aufstrich in ein sterilisiertes Glas füllen und im Kühlschrank aufbewahren. Er hält sich etwa 2 Wochen.

Variante

Für einen Rote-Bete-Skyr-Aufstrich (siehe Foto) 1½ EL ungeschälten Sesam in einer Pfanne ohne Fett hell rösten, herausnehmen und abkühlen lassen. 100 g Rote Bete (vorgegart und vakuumiert) grob würfeln (dabei am besten Einweghandschuhe tragen!). Dann mit 1 EL Sesam, 300 g Skyr und 2 TL dunklem Tahin im Blitzhacker fein pürieren, salzen und pfeffern. Mit übrigem Sesam und 2 EL gehacktem Koriandergrün bestreuen.

KRABBENFRISCH-KÄSE MIT GURKE

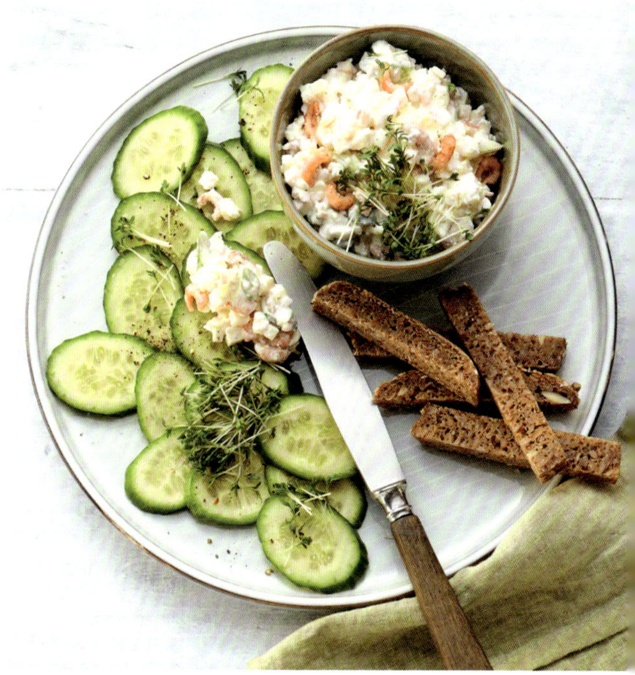

Für 2 Personen
Zubereitungszeit: 20 Minuten

300 g körniger Frischkäse (Halbfettstufe) • Salz • Pfeffer • 2 TL Zitronensaft • 1 Frühlingszwiebel • ½ kleiner säuerlicher Apfel (z. B. Elstar) • 100 g Nordseekrabben (vorgegart und geschält) • 2 Mini-Salatgurken (ca. 250 g) • ½ Beet Kresse • 2 Scheiben Dinkelvollkornbrot (à ca. 50 g)

Nährwerte pro Portion:
ca. 370 kcal, 32 g EW, 8 g F, 35 g KH

1.

Den Frischkäse mit Salz, Pfeffer und Zitronensaft gründlich verrühren. Die Frühlingszwiebel putzen, waschen und in dünne Ringe schneiden. Den Apfel waschen, vierteln und das Kerngehäuse entfernen, die Apfelviertel in feine Würfel schneiden.

2.

Die Krabben in einem Sieb abbrausen und gut abtropfen lassen. Dann mit der Frühlingszwiebel und den Apfelwürfeln unter den Frischkäse mischen.

3.

Die Gurken waschen und schräg in dünne Scheiben schneiden. Die Gurkenscheiben leicht überlappend auf Tellern anrichten, salzen und pfeffern. Kresse vom Beet abschneiden, waschen und trocken tupfen.

4.

Zum Servieren den Krabbenfrischkäse auf den Gurken verteilen und mit der Kresse bestreuen. Die Brote in etwa 1 cm breite Streifen schneiden und dazu reichen.

Tipp

Wenig Kalorien und Fett, dazu ein hoher Eiweißgehalt: Kein Wunder, dass der körnige Frischkäse, auch „Hüttenkäse" genannt, in der Halbfettstufe als Fitfood gilt. Zudem tut der „Körnige" Nerven und Gehirn gut, denn er liefert viel Magnesium. Mit rund 100 Milligramm Kalzium pro 100 Gramm sorgt Hüttenkäse außerdem für stabile Knochen und Zähne und hilft, Osteoporose vorzubeugen.

OMELETT MIT TOMATEN

Für 2 Personen
Zubereitungszeit: 35 Minuten

250 g Cocktailtomaten • 2 EL Olivenöl • 1 TL flüssiger Honig • 1 EL Zitronensaft • ½ TL getrockneter Thymian • Salz • Pfeffer • 1 Frühlingszwiebel • ½ rote Pfefferschote • 75 g Sprossen (z. B. von Mungobohnen, Alfalfa, Linsen) • 20 g Rucola • 3 Eier (Größe M) • 2 EL Milch (1,5 % Fett) • 2 TL Butter

Nährwerte pro Portion:
ca. 270 kcal, 14 g EW, 18 g F, 11 g KH

1.

Die Tomaten waschen und halbieren. 1 EL Öl in einem Topf erhitzen, Tomaten, Honig, Zitronensaft und Thymian dazugeben und alles mit geschlossenem Deckel bei milder Hitze 3 bis 4 Minuten dünsten. Mit Salz und Pfeffer abschmecken. Vom Herd nehmen und lauwarm abkühlen lassen.

2.

Inzwischen den Backofen auf 80 °C vorheizen. Die Frühlingszwiebel putzen, waschen und in dünne Ringe schneiden. Die Pfefferschote längs halbieren, putzen, waschen und klein würfeln. Die Sprossen in einem Sieb abbrausen und gut abtropfen lassen. Den Rucola verlesen, waschen und trocken schleudern, dabei grobe Stiele entfernen. Den Rucola grob schneiden. Eier und Milch verquirlen, salzen und pfeffern. Frühlingszwiebel und Pfefferschote unterrühren.

3.

In einer kleinen beschichteten Pfanne ½ EL Öl und 1 TL Butter erhitzen, die Hälfte der Eiermischung hineingießen und jeweils mit der Hälfte der Sprossen und des Rucolas bestreuen. Das Omelett mit geschlossenem Deckel bei mittlerer Hitze etwa 4 Minuten stocken lassen. Aus der Pfanne nehmen und auf einem Teller im Ofen warm halten.

4.

Das zweite Omelett mit übrigem Öl und übriger Butter ebenso garen, mit restlichen Sprossen und Rucola belegen. Zum Servieren die Omeletts auf Tellern anrichten, das Tomaten-Chutney darauf verteilen.

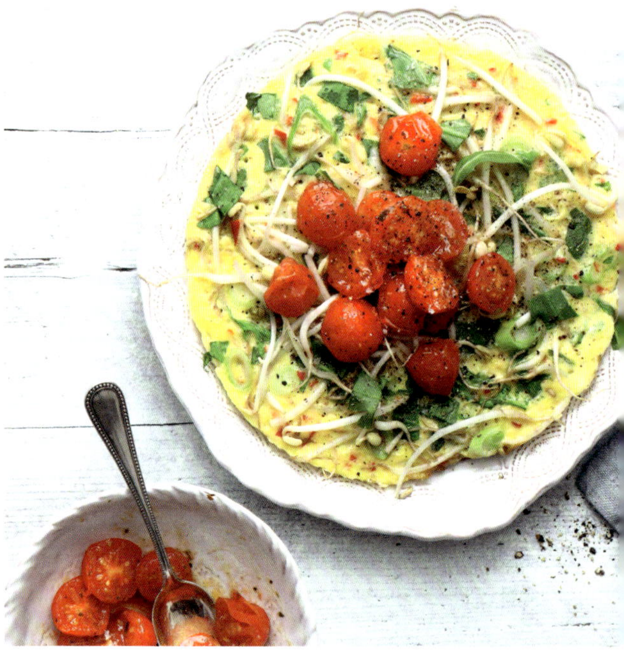

SPARGELRÜHREI MIT PUTENBRUST

Für 2 Personen
Zubereitungszeit: 25 Minuten

6 Stangen grüner Spargel (ca. 200 g) • Salz • 4 Eier (Größe M) • 4 EL Milch (1,5 % Fett) • 3 EL Amarant-Pops • ½ Bund Schnittlauch • Pfeffer • 2 Tomaten • 2 TL Butter • 100 g Putenbrustaufschnitt (in dünnen Scheiben)

Nährwerte pro Portion:
ca. 310 kcal, 30 g EW, 17 g F, 8 g KH

1.

Den Spargel waschen, im unteren Drittel schälen und die Enden abschneiden. Spargel in kochendem Salzwasser 5 bis 6 Minuten garen, dann herausnehmen, kalt abschrecken und gut abtropfen lassen.

2.

Inzwischen die Eier in einer Rührschüssel mit Milch und Amarant-Pops verquirlen. Schnittlauch waschen, trocken tupfen und in feine Röllchen schneiden. 1 EL Schnittlauch beiseitestellen, den Rest unter die Eiermilch rühren, alles salzen und pfeffern. Die Tomaten waschen und klein würfeln, dabei Stielansätze und Kerne entfernen.

3.

Die Butter in einer Pfanne zerlassen, die Eiermasse hineingießen und bei mittlerer Hitze zu einem Rührei stocken lassen, dabei mithilfe eines Pfannenwenders mehrmals von außen nach innen zusammenschieben.

4.

Zum Servieren das Rührei mit dem Spargel und dem Putenbrustaufschnitt auf Teller verteilen. Die Tomatenwürfel und den übrigen Schnittlauch darüberstreuen und etwas Pfeffer grob darübermahlen.

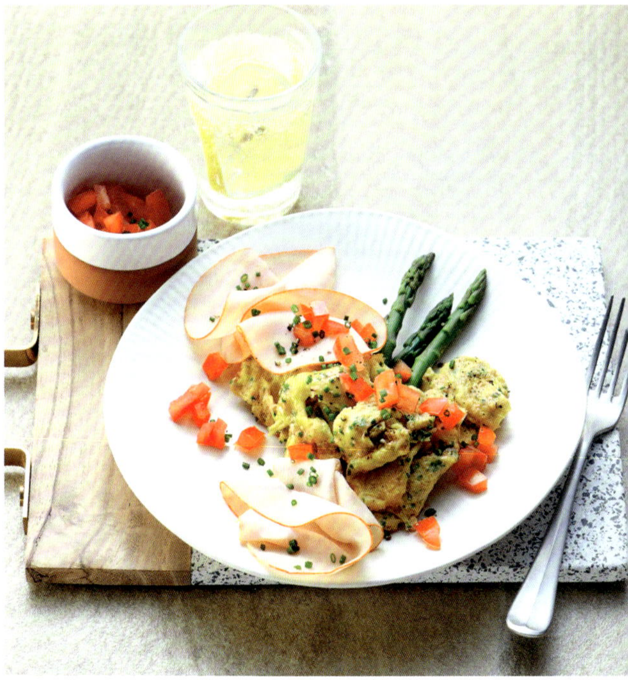

Tipp

Sie müssen nicht völlig auf Wurstwaren verzichten. Aber steigen Sie auf magere Alternativen wie Putenbrustaufschnitt oder Corned Beef um. Denn diese enthalten im Unterschied zu fetten Sorten wie Leberwurst nur relativ wenig Arachidonsäure, aus der der Körper entzündungsfördernde Stoffe bilden kann.

MÖHREN-CREMESUPPE

Für 2 Personen
Zubereitungszeit: 40 Minuten

1 kleine rote Zwiebel • 200 g Möhren • 1 mehligkochende Kartoffel (ca. 100 g) • 2 EL Rapskernöl • Salz • Pfeffer • 1 EL dunkles Mandelmus • 400 ml Gemüsebrühe • 100 g Kochsahne (15 % Fett) • 30 g Pumpernickel • 1 EL ungesalzene Pistazienkerne • 1 EL Mandelblättchen • ¼ TL gemahlener Kreuzkümmel • 1 EL Zitronensaft • einige Petersilienblätter zum Garnieren

Nährwerte pro Portion:
ca. 460 kcal, 8 g EW, 35 g F, 25 g KH

1.

Die Zwiebel schälen und fein würfeln. Die Möhren putzen, schälen und in dünne Scheiben hobeln oder schneiden. 1 EL Möhrenscheiben für das Topping beiseitelegen. Kartoffel schälen, waschen und würfeln.

2.

In einem Topf 1 EL Öl erhitzen und die Zwiebelwürfel darin bei mittlerer Hitze glasig dünsten. Möhren und Kartoffel hinzufügen und etwa 2 Minuten mitdünsten, alles mit Salz und Pfeffer würzen. Dann Mandelmus, Brühe und Sahne untermischen. Alles aufkochen und mit geschlossenem Deckel bei milder bis mittlerer Hitze etwa 15 Minuten köcheln lassen.

3.

Inzwischen den Pumpernickel zerbröseln, die Pistazien grob hacken. In einer Pfanne das übrige Öl erhitzen und die beiseitegelegten Möhrenscheiben darin unter Wenden etwa 3 Minuten braten, salzen und pfeffern. Pumpernickel, Pistazien und Mandeln dazugeben und alles bei mittlerer Hitze 3 bis 4 Minuten unter Wenden rösten. Herausnehmen und abkühlen lassen.

4.

Die Suppe im Topf mit dem Stabmixer fein pürieren und mit Salz, Pfeffer, Kreuzkümmel und Zitronensaft abschmecken. Zum Servieren die Suppe auf tiefe Teller verteilen und mit dem Pumpernickel-Nuss-Mix und den Petersilienblättern bestreuen.

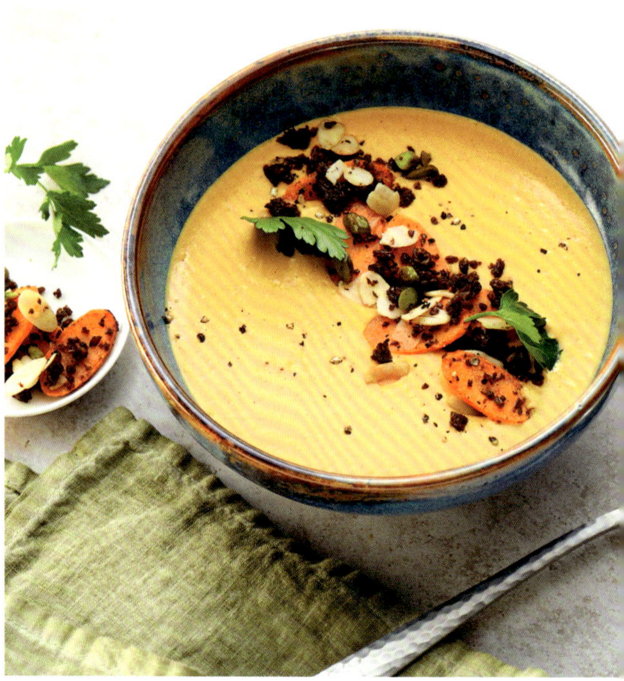

GEMÜSESUPPE MIT EIERSTICH

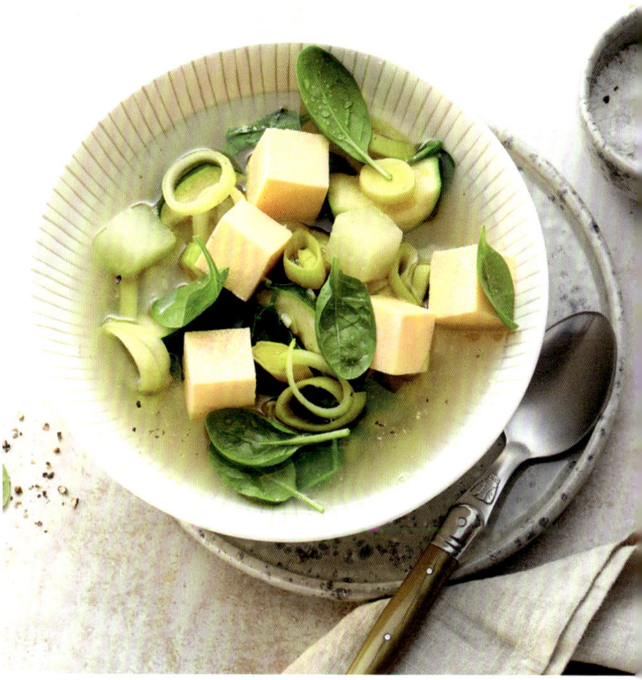

Für 2 Personen
Zubereitungszeit: 40 Minuten

Öl für die Form • 2 Eier (Größe M) • 100 ml Milch (1,5 % Fett) • Salz • frisch geriebene Muskatnuss • 100 g junger Spinat • 1 junger Kohlrabi (ca. 250 g) • 1 Knoblauchzehe • 1 junge Zucchini (ca. 125 g) • 1 dünne Stange Lauch (ca. 200 g) • 1 EL Olivenöl • ¾ l glutenfreie Gemüsebrühe • Pfeffer

Nährwerte pro Portion:
ca. 310 kcal, 15 g EW, 21 g F, 12 g KH

1.

Für den Eierstich eine flache ofenfeste Form (ca. 10 x 12 cm) mit Öl einfetten. Die Eier mit Milch, Salz und Muskatnuss verquirlen, in die Form gießen und mit Alufolie zudecken. Die Form in einen passenden Topf stellen und vorsichtig so viel heißes Wasser dazugießen, dass die Form bis zur Hälfte im Wasser steht. Den Eierstich mit geschlossenem Deckel bei milder Hitze etwa 20 Minuten stocken lassen. Dann die Form aus dem Wasser nehmen und etwas abkühlen lassen.

2.

Inzwischen den Spinat verlesen, waschen und trocken schleudern. Den Kohlrabi schälen und in etwa 2 cm große Würfel schneiden. Den Knoblauch schälen und fein würfeln. Die Zucchini putzen, waschen, längs halbieren und in etwa 2 cm große Stücke schneiden. Den Lauch putzen, waschen und die weißen und hellgrünen Teile in etwa ½ cm dünne Scheiben schneiden.

3.

Kohlrabi und Knoblauch in einem Topf im Öl bei mittlerer Hitze etwa 3 Minuten andünsten. Die Brühe dazugießen, alles aufkochen und mit geschlossenem Deckel bei milder Hitze etwa 5 Minuten garen. Dann Zucchini und Lauch dazugeben, alles aufkochen und mit geschlossenem Deckel bei milder Hitze weitere 3 Minuten garen. Zuletzt die Suppe salzen und pfeffern und vom Herd nehmen, den Spinat hinzufügen und in der Suppe etwas zusammenfallen lassen.

4.

Zum Servieren den Eierstich in etwa 1½ cm große Würfel schneiden und auf tiefe Teller verteilen. Die Gemüsesuppe möglichst heiß darüberschöpfen.

ASIATISCHE KÜRBISSUPPE

Für 2 Personen
Zubereitungszeit: 45 Minuten

400 g Butternusskürbis • 2 Schalotten • 15 g Ingwer • 1 rote Chilischote • 2 EL helles Sesamöl • 3 TL rote Miso-Paste (aus Asien- oder Bioladen) • 400 ml glutenfreie Gemüsebrühe • 200 ml fettarme Kokosmilch • 100 g Shiitake-Pilze • 1 TL geröstetes Sesamöl • Salz • Pfeffer • 4 Stiele Koriandergrün • 1–2 EL Limettensaft

Nährwerte pro Portion:
ca. 315 kcal, 5 g EW, 23 g F, 20 g KH

1.

Den Kürbis schälen, die Kerne entfernen und das Fruchtfleisch etwa 1 cm groß würfeln. Schalotten und Ingwer schälen und fein würfeln. Chili längs aufschneiden, putzen, waschen und in dünne Ringe schneiden, 2 TL Chili zum Garnieren beiseitelegen.

2.

In einem Topf 1 EL helles Sesamöl erhitzen und den Kürbis darin bei mittlerer Hitze etwa 3 Minuten andünsten. Schalotten, Ingwer und Chili etwa 2 Minuten mitdünsten. Miso erst mit etwas Brühe glatt rühren, dann mit der übrigen Brühe dazugießen. Alles aufkochen und mit geschlossenem Deckel bei milder bis mittlerer Hitze noch etwa 10 Minuten garen.

3.

Dann den Topf vom Herd nehmen und die Kokosmilch dazugeben. Alles im Topf mit dem Stabmixer fein pürieren. Die Suppe offen noch etwa 10 Minuten köcheln lassen.

4.

Inzwischen die Pilze putzen, die Stiele entfernen, die Kappen trocken abreiben und in dünne Scheiben schneiden. In einer Pfanne im übrigen hellen und im gerösteten Sesamöl bei starker Hitze 1 bis 2 Minuten anbraten, salzen und pfeffern. Koriander waschen, trocken tupfen, Blätter abzupfen.

5.

Zum Servieren die Suppe mit Salz, Pfeffer und Limettensaft abschmecken und mit den Pilzen auf tiefe Teller verteilen, mit beiseitegelegtem Chili und Koriander bestreuen.

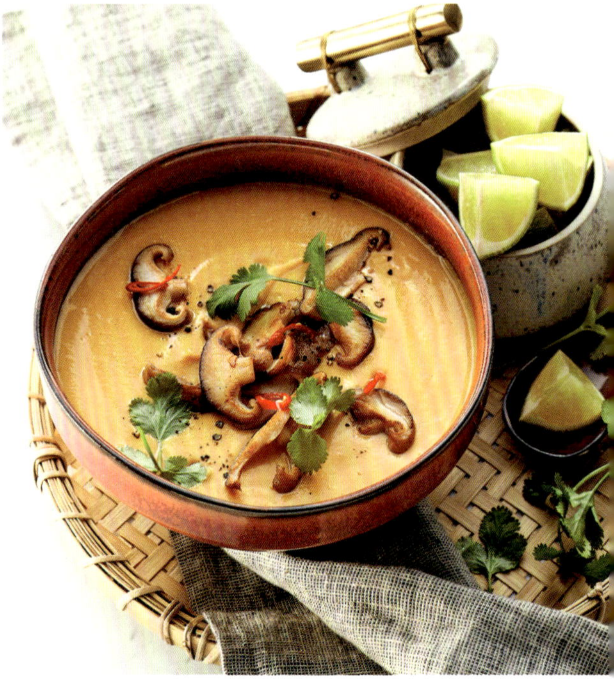

ROTE BETE MIT ZIEGENKÄSE

Für 2 Personen
Zubereitungszeit: 15 Minuten

300 g junge Rote Beten (mit Grün) •
1 kleiner säuerlicher Apfel (z. B. Elstar) •
4–5 EL Apfelsaft (ohne Zuckerzusatz) •
1 EL Olivenöl • Salz • Pfeffer •
60 g Ziegenfrischkäse • 40 g Buchweizen

Nährwerte pro Portion:
ca. 225 kcal, 7 g EW, 7 g F, 32 g KH

1.

Von den Roten Beten die Blätter abschneiden, waschen, trocken tupfen und in sehr feine Streifen schneiden, zum Garnieren beiseitelegen. Die Rote-Bete-Knollen putzen, schälen und auf der Gemüsereibe in dünne Scheiben hobeln (dabei am besten Einweghandschuhe tragen, da die Knollen stark abfärben!). Die Rote-Bete-Scheiben auf Tellern überlappend auslegen.

2.

Den Apfel waschen, vierteln und das Kerngehäuse entfernen. Die Apfelviertel in kleine Würfel schneiden. Die Hälfte der Apfelwürfel mit Apfelsaft, Öl und etwas Salz mischen. Auf den Roten Beten verteilen und alles mit Pfeffer würzen. Die restlichen Apfelwürfel vorsichtig mit dem Ziegenfrischkäse verrühren und den Mix mit etwas Salz und Pfeffer abschmecken.

3.

Den Buchweizen in einer Pfanne ohne Fett bei mittlerer Hitze hell rösten, dann noch heiß auf den Roten Beten verteilen. Zum Servieren von der Ziegenkäsemischung mit zwei Teelöffeln Nocken abstechen und auf die Roten Beten setzen. Mit den beiseitegelegten Rote-Bete-Blättern bestreuen.

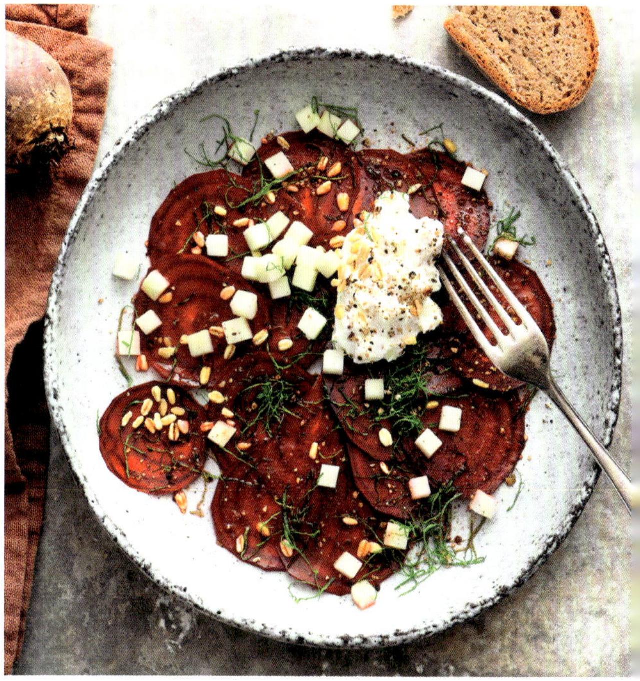

Tipp

Alternativ können Sie auch bereits vorgegarte Rote Beten (vakuumiert) verwenden und diese einfach etwas dicker aufschneiden. Dazu passt Roggenbrot.

PILZSALAT MIT TOFUDRESSING

Für 2 Personen
Zubereitungszeit: 30 Minuten

2 Scheiben Roggenvollkornbrot (à ca. 50 g) • 2 EL Olivenöl • 1 Mini-Romanasalat • 1 Staude Chicorée • 1 Stange Staudensellerie • 1 kleiner säuerlicher Apfel (z. B. Elstar) • ½ EL Zitronensaft • 100 g Seidentofu (aus Bioladen oder Reformhaus) • 2 EL frisch gepresster Orangensaft • 1 EL Apfelessig • 2 EL Rapskernöl • Salz • ¼ TL Piment d'Espelette (ersatzweise rosenscharfes Paprikapulver) • 100 g kleine Kräuterseitlinge • Pfeffer

Nährwerte pro Portion:
ca. 400 kcal, 11 g EW, 23 g F, 33 g KH

1.

Das Brot in 1 bis 2 cm große Würfel schneiden und in einer beschichteten Pfanne in ½ EL Olivenöl bei mittlerer Hitze etwa 5 Minuten knusprig hell rösten. Herausnehmen und auf Küchenpapier abtropfen lassen.

2.

Von Romana und Chicorée die äußeren Blätter entfernen. Beide Salate in die einzelnen Blätter teilen, waschen, trocken schleudern und quer in 2 bis 3 cm breite Streifen schneiden. Den Sellerie putzen, waschen und schräg in sehr feine Scheiben schneiden. Den Apfel waschen, vierteln, entkernen und längs in dünne Scheiben schneiden. Sofort mit dem Zitronensaft beträufeln, damit sie sich nicht bräunlich verfärben.

3.

Für das Dressing den Seidentofu in einem hohen Rührbecher mit Orangensaft, Essig und Rapskernöl mit dem Stabmixer cremig pürieren, mit Salz und Piment d'Espelette würzen. Romana, Chicorée, Sellerie und Apfelscheiben auf Teller verteilen und mit dem Tofudressing beträufeln.

4.

Die Kräuterseitlinge putzen, falls nötig, trocken abreiben und längs halbieren. Übriges Olivenöl in einer Pfanne erhitzen und die Pilze darin bei starker Hitze 4 bis 5 Minuten goldbraun braten. Mit Salz und Pfeffer würzen und auf dem Salat verteilen. Zum Servieren alles mit den Croûtons bestreuen.

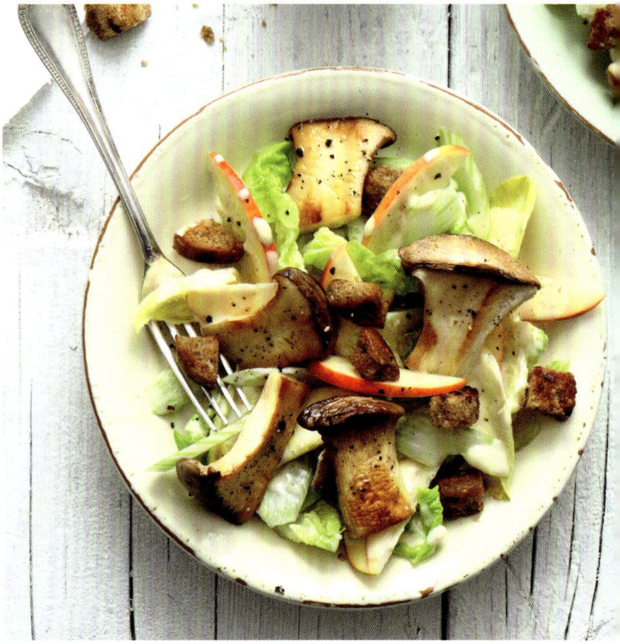

MEDITERRANER GEMÜSESALAT

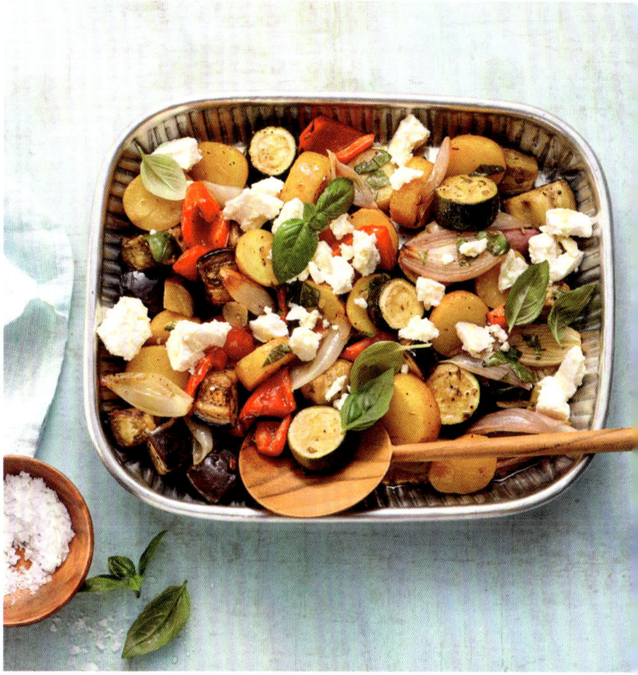

Für 2 Personen
Zubereitungszeit: 40 Minuten
Garen: 30 Minuten

½ Aubergine (ca. 150 g) • Salz • 1 junge Zucchini (ca. 150 g) • 1 rote Paprikaschote • 250 g kleine neue Kartoffeln • 1 Zweig Rosmarin • 4 Schalotten • 2 Knoblauchzehen • 4 EL Olivenöl • Pfeffer • 1–2 EL Rotweinessig • 2 Stiele Basilikum • 100 g fettarmer Feta (Schafskäse; 20 % Fett i. Tr.)

Nährwerte pro Portion:
ca. 460 kcal, 14 g EW, 33 g F, 25 g KH

1.

Den Backofen auf 200 °C vorheizen, dabei ein Backblech auf der mittleren Schiene mit vorheizen. Die Aubergine putzen, waschen, längs vierteln und in etwa 2 cm große Stücke schneiden, mit Salz bestreuen und 10 bis 15 Minuten ziehen lassen.

2.

Inzwischen die Zucchini putzen, waschen und in etwa 2 cm dicke Scheiben schneiden. Die Paprika längs vierteln, putzen, waschen und quer in etwa 2 cm breite Streifen schneiden. Die Kartoffeln gründlich waschen und samt Schale quer dritteln. Den Rosmarin waschen, trocken tupfen, die Nadeln abzupfen und fein hacken. Schalotten und Knoblauch schälen, die Schalotten längs halbieren, den Knoblauch in Scheiben schneiden. Die Aubergine mit Küchenpapier trocken tupfen.

3.

Alle vorbereiteten Zutaten in einer Schüssel mit 3 EL Öl, Salz und Pfeffer mischen. Das Gemüse auf dem vorgeheizten Blech verteilen und im Ofen etwa 30 Minuten garen. Dann aus dem Ofen nehmen und in einer Schüssel mit dem Essig und dem übrigen Öl beträufeln, mit Salz und Pfeffer würzen und alles gut mischen. Leicht abkühlen lassen.

4.

Inzwischen das Basilikum waschen, trocken tupfen, Blätter abzupfen und grob hacken. Zum Servieren das Basilikum unter den Gemüsesalat heben und den Salat auf Teller verteilen. Den Feta grob zerbröckeln und darüberstreuen.

SALAT MIT FALAFELN

Für 2 Personen
Zubereitungszeit: 45 Minuten

130 g Kichererbsen (aus der Dose) • 1 Ei • ½ Bund Petersilie • 1 Schalotte • 1 Knoblauchzehe • 3 EL Olivenöl • 1 EL Vollkornsemmelbrösel • ½ TL Chiliflocken • ½ TL gemahlener Kreuzkümmel • Salz • Pfeffer • 1 Mini-Romanasalat (ca. 150 g) • 100 g Salatgurke • 1 große Tomate • ½ kleine gelbe Paprikaschote • 30 g schwarze Oliven (ohne Stein) • 1 EL Weißweinessig • 3 EL Öl zum Braten

Nährwerte pro Person:
ca. 430 kcal, 12 g EW, 31 g F, 20 g KH

1.

Die Kichererbsen in ein Sieb abgießen, kalt abbrausen und gut abtropfen lassen. In einer Schüssel mit dem Ei fein pürieren. Petersilie waschen, trocken tupfen, Blätter abzupfen und hacken. Schalotte und Knoblauch schälen, fein würfeln und in 1 EL Öl hellbraun andünsten. Die Semmelbrösel und die Hälfte der Petersilie dazugeben, mit Chiliflocken, Kreuzkümmel, Salz und Pfeffer würzen. Danach die Bröselmischung unter die Kichererbsenmasse heben. Aus dem Teig mit angefeuchteten Händen ca. 8 walnussgroße Bällchen formen und jeweils flach drücken.

2.

Den Salat putzen, waschen, trocken schleudern und grob zerpflücken. Die Gurke waschen, längs halbieren und in Scheiben schneiden. Die Tomate waschen und in Scheiben schneiden, dabei den Stielansatz entfernen. Die Paprikaschote längs vierteln, putzen, waschen und in feine Streifen schneiden. Die Oliven vierteln. Essig, Salz, Pfeffer und übriges Öl zu einer Vinaigrette verrühren und die restliche Petersilie hinzufügen. Alle Salatzutaten mischen, auf Teller verteilen und mit der Vinaigrette beträufeln.

3.

Das Öl zum Braten in einer Pfanne erhitzen und die Falafeln darin bei mittlerer Hitze 5 bis 6 Minuten goldbraun braten. Dabei nach der Hälfte der Bratzeit wenden. Die Falafeln aus der Pfanne nehmen und auf Küchenpapier abtropfen lassen. Auf dem Salat anrichten und sofort servieren.

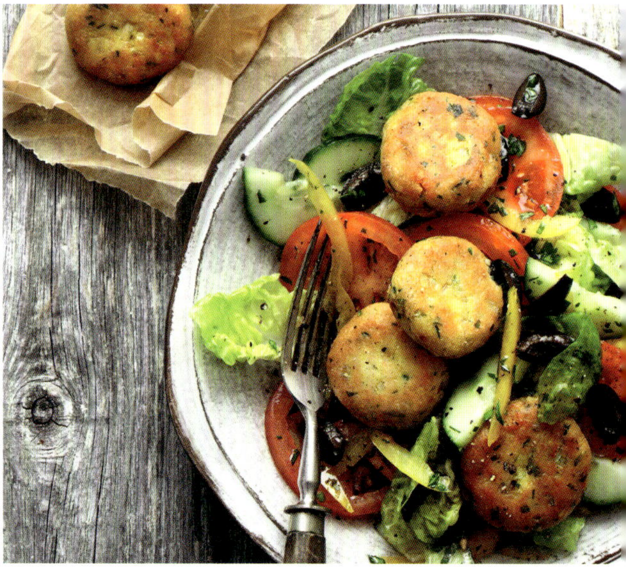

GRÜNKERN-GEMÜSE-SALAT

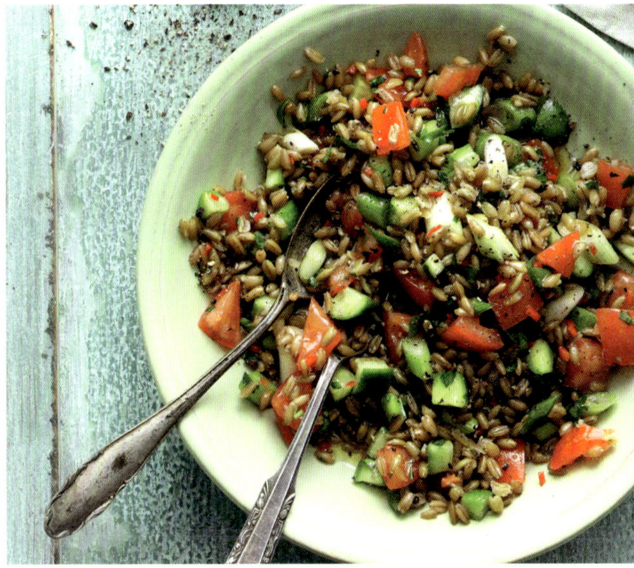

Für 2 Personen
Zubereitungszeit: 30 Minuten

375 ml Gemüsebrühe • 75 g Grünkern • 200 g Tomaten • 1 Mini-Salatgurke • 2 Frühlingszwiebeln • ½ rote Peperoni • ½ Bio-Zitrone • Salz • Pfeffer • 1 TL flüssiger Honig • 2 EL Olivenöl • ½ Bund Petersilie

Nährwerte pro Portion:
ca. 320 kcal, 7 g EW, 14 g F, 36 g KH

1.

Die Brühe in einem Topf aufkochen, den Grünkern einstreuen und mit geschlossenem Deckel bei schwacher Hitze 20 Minuten quellen lassen. Danach abgießen und offen abkühlen lassen.

2.

Die Tomaten waschen und klein würfeln, dabei die Stielansätze und Kerne entfernen. Die Gurke waschen und ebenfalls in kleine Würfel schneiden. Die Frühlingszwiebeln putzen, waschen und schräg in ½ cm dünne Ringe schneiden. Peperoni längs vierteln, putzen, waschen und sehr klein würfeln.

3.

Für das Dressing die Zitrone heiß waschen, abtrocknen und 1 TL Schale fein abreiben. Die Zitrone auspressen. Zitronensaft und -schale mit Salz, Pfeffer und Honig in einer Salatschüssel verrühren, das Öl nach und nach mit dem Schneebesen unterschlagen. Dann die Grünkernkörner mit Tomaten, Gurke, Frühlingszwiebeln und Peperoni unter das Dressing mischen.

4.

Die Petersilie waschen und trocken tupfen, die Blätter abzupfen, grob hacken und unter den Salat heben. Den Grünkernsalat mit Salz und Pfeffer abschmecken. Nach Belieben sofort servieren oder durchziehen lassen (siehe Tipp).

Tipp

Sie haben die Wahl: Sie können den Grünkern-Gemüse-Salat entweder lauwarm genießen oder 3 bis 4 Stunden zugedeckt in den Kühlschrank stellen und als kleine kalte Mahlzeit an heißen Tagen servieren. Auch zum Mitnehmen ins Büro eignet er sich prima.

GRANATAPFEL-BULGUR-SALAT

Für 2 Personen
Zubereitungszeit: 30 Minuten

100 g Dinkelvollkornbulgur (aus dem Bioladen) • 200 ml Gemüsebrühe • 2 EL Mandelblättchen • 1 kleiner Granatapfel • 1 Mini-Salatgurke • 1 kleiner Radicchio (ca. 150 g) • 3 große Blätter Endiviensalat (ca. 75 g) • ½ Bio-Orange • 1½ EL Zitronensaft • Salz • Pfeffer • 3 EL Olivenöl • 1 kleine rote Zwiebel • 2 Stiele Minze

Nährwerte pro Portion:
ca. 470 kcal, 12 g EW, 24 g F, 46 g KH

1.

Bulgur mit der Brühe in einem Topf aufkochen und nach Packungsanweisung mit geschlossenem Deckel bei milder Hitze 15 bis 20 Minuten ausquellen lassen, bis die Flüssigkeit fast vollständig eingekocht ist. Den Bulgur in einer Salatschüssel abkühlen lassen, dabei mit einer Gabel auflockern.

2.

Inzwischen die Mandeln in einer Pfanne ohne Fett bei mittlerer Hitze hell rösten. Herausnehmen und abkühlen lassen. Den Granatapfel halbieren, die Kerne über einer Schüssel mit einer Gabel auslösen und von den weißen Häutchen befreien. Die Gurke waschen und klein würfeln. Vom Radicchio die äußeren Blätter entfernen, den Salat in die einzelnen Blätter teilen. Dann mit den Endivienblättern waschen, trocken schleudern und in mundgerechte Stücke zupfen.

3.

Für das Dressing die Orange heiß waschen, abtrocknen und die Schale abreiben, den Saft auspressen. Orangenschale und -saft mit Zitronensaft, Salz und Pfeffer in einer Salatschüssel verrühren und das Öl unterschlagen. Die Zwiebel schälen und fein würfeln. Die Minze waschen, trocken tupfen, die Blätter abzupfen und fein hacken, mit der Zwiebel unter das Dressing mischen.

4.

Bulgur, Gurke, Salate und jeweils die Hälfte der Mandeln und Granatapfelkerne mit dem Dressing mischen und den Salat mit Salz und Pfeffer abschmecken. Zum Servieren auf Teller verteilen und mit den restlichen Mandeln und Granatapfelkernen bestreuen.

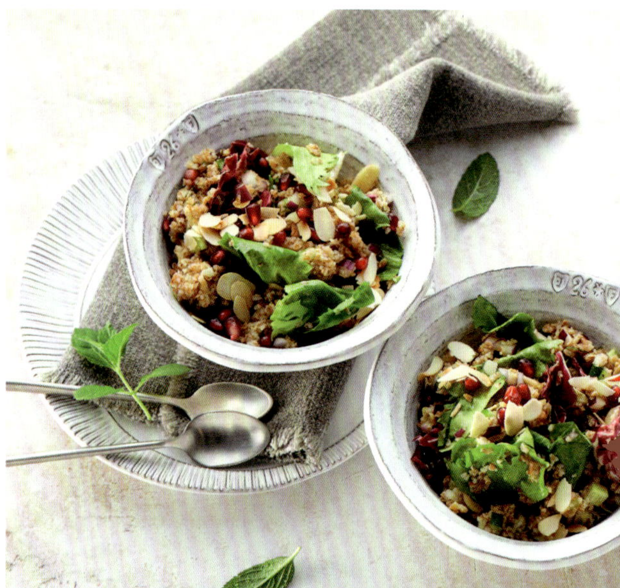

AUBERGINEN-TABOULÉ

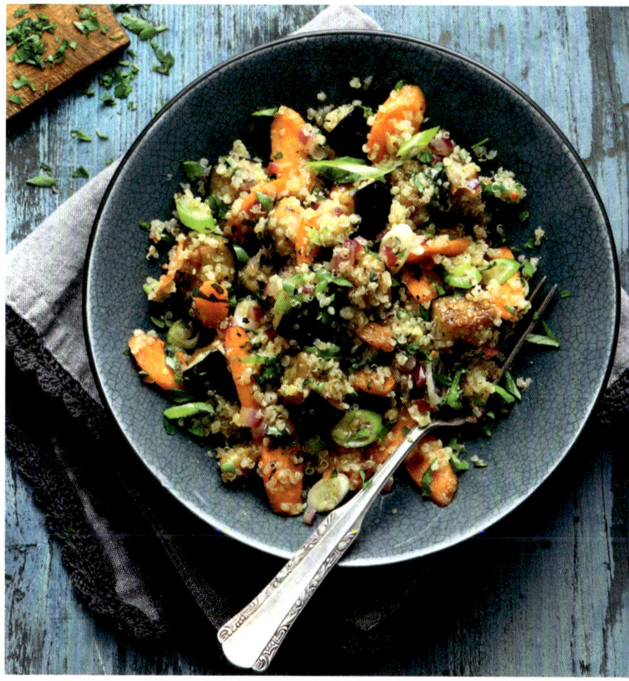

Für 2 Personen
Zubereitungszeit: 40 Minuten

1 Aubergine (ca. 300 g) • Salz • 75 g helle Quinoa • 200 ml glutenfreie Gemüsebrühe • 1 Möhre • 1 Frühlingszwiebel • 1 kleine rote Zwiebel • 1 Knoblauchzehe • 4 Stiele Petersilie • 1 Stiel Minze • 3 EL Olivenöl • 1 EL Zitronensaft • Pfeffer • ½ TL Dattelsirup (ersatzweise Ahornsirup) • ½ TL Pul biber (Chiliflocken)

Nährwerte pro Portion:
ca. 360 kcal, 7 g EW, 20 g F, 34 g KH

1.

Die Aubergine putzen, waschen und in etwa 2 cm große Stücke schneiden. Mit Salz bestreuen und 10 bis 15 Minuten ziehen lassen.

2.

Inzwischen die Quinoa in einem Sieb kalt abbrausen und abtropfen lassen. In einem kleinen Topf mit der Brühe aufkochen und mit geschlossenem Deckel bei mittlerer Hitze etwa 20 Minuten garen. Dann in ein Sieb abgießen und abtropfen lassen. In einer Salatschüssel lauwarm abkühlen lassen.

3.

Inzwischen die Möhre putzen, schälen und schräg in dünne Scheiben schneiden. Die Frühlingszwiebel putzen, waschen und in dünne Ringe schneiden. Zwiebel und Knoblauch schälen und fein würfeln. Petersilie und Minze waschen, trocken tupfen, die Blätter abzupfen und grob hacken. Die Auberginen mit Küchenpapier trocken tupfen.

4.

Das Öl in einer großen beschichteten Pfanne erhitzen und Auberginenstücke und Möhre darin bei mittlerer bis starker Hitze etwa 10 Minuten unter Wenden braten. Dann Frühlingszwiebel, Zwiebel und Knoblauch dazugeben und etwa 2 Minuten mitdünsten. Vom Herd nehmen.

5.

Das Gemüse und zwei Drittel der Kräuter unter die Quinoa mischen und den Salat mit Zitronensaft, Salz, Pfeffer, Dattelsirup und Pul biber kräftig abschmecken. Zum Servieren das Auberginen-Taboulé auf Teller verteilen und mit der restlichen Petersilie und Minze bestreuen.

LINSENSALAT MIT GARNELEN

Für 2 Personen
Zubereitungszeit: 35 Minuten

250 g rohe geschälte Garnelen (frisch oder tiefgekühlt und aufgetaut) • 1 Knoblauchzehe • 3 EL Olivenöl • Pfeffer • 80 g Beluga-Linsen • Salz • 2 EL Aceto balsamico • 200 g Rote Bete (vorgegart und vakuumiert) • 1 Staude Chicorée • ½ Bund Schnittlauch

Nährwerte pro Portion:
ca. 455 kcal, 35 g EW, 18 g F, 34 g KH

1.

Die Garnelen waschen und trocken tupfen. Den Knoblauch schälen und in dünne Scheiben schneiden. Die Garnelen mit 1 EL Öl und Pfeffer mischen und beiseitestellen.

2.

Die Linsen in kochendem Wasser nach Packungsanweisung etwa 20 Minuten bissfest garen. Kurz vor Ende der Garzeit kräftig mit Salz würzen. In ein Sieb abgießen, kalt abschrecken und abtropfen lassen.

3.

Inzwischen in einer Salatschüssel Essig, Salz und Pfeffer verquirlen und das übrige Öl nach und nach unterschlagen. Die Rote Bete in etwa 1 cm große Würfel schneiden (dabei am besten Einweghandschuhe tragen, da die Knollen stark abfärben!). Vom Chicorée die äußeren Blätter entfernen. Den Chicorée in die einzelnen Blätter teilen, waschen, trocken schleudern und in etwa 2 cm breite Streifen schneiden. Den Schnittlauch waschen, trocken tupfen und in feine Röllchen schneiden.

4.

Lauwarme Linsen, Rote Bete und zwei Drittel des Schnittlauchs mit der Vinaigrette mischen. Den Chicorée hinzufügen und unterheben. Den Salat mit Salz und Pfeffer abschmecken.

5.

Eine Pfanne ohne Fett erhitzen, Garnelen und Knoblauch darin bei mittlerer Hitze 2 bis 3 Minuten braten. Vom Herd nehmen und salzen. Zum Servieren den Salat auf Teller verteilen und die Garnelen daraufsetzen, mit dem übrigen Schnittlauch bestreuen.

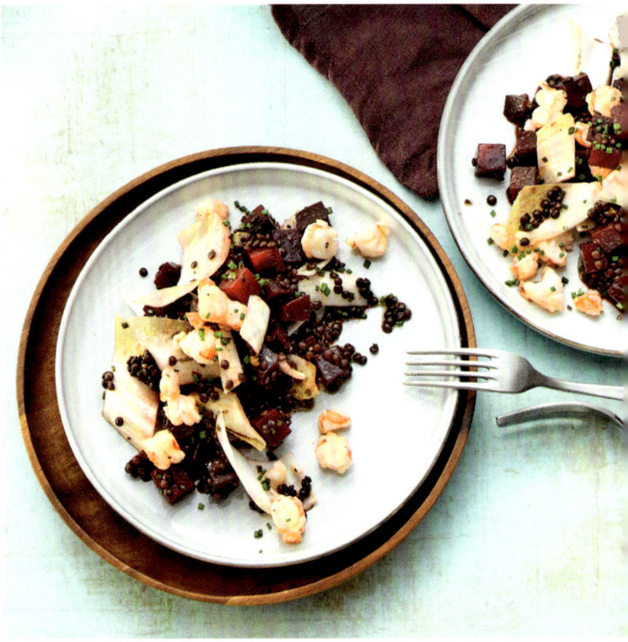

KRAUTPUFFER MIT APFELQUARK

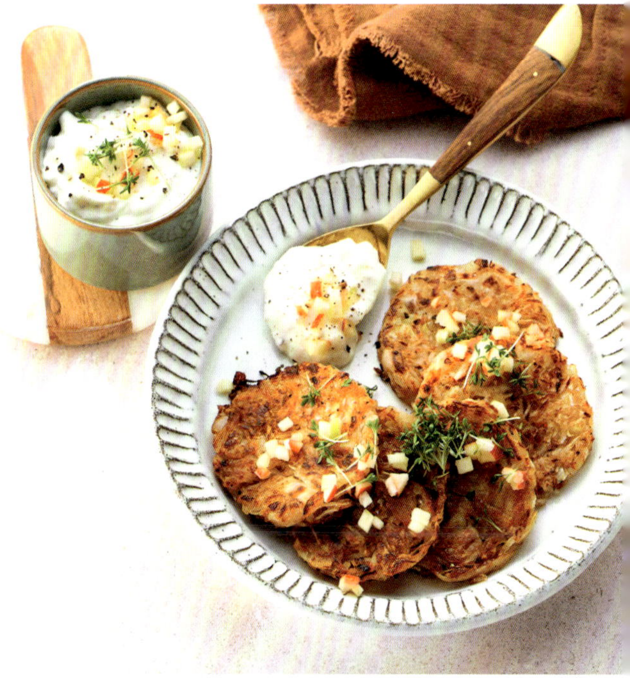

Für 2 Personen
Zubereitungszeit: 30 Minuten

200 g frisches Sauerkraut (aus dem Bioladen) • 200 g vorwiegend festkochende Kartoffeln • 1 – 2 EL Dinkelvollkornmehl • 1 Zwiebel • 4 EL Rapskernöl • Salz • Pfeffer • ¼ TL edelsüßes Paprikapulver • ¼ TL gemahlener Kümmel • 150 g Speisequark (20 % Fett i. Tr.) • 100 g Joghurt (1,5 % Fett) • 2 TL geriebener Meerrettich • 1 kleiner säuerlicher Apfel (z. B. Elstar) • 2 TL Zitronensaft • ½ Beet Kresse

Nährwerte pro Portion:
ca. 455 kcal, 16 g EW, 25 g F, 35 g KH

1.

Das Sauerkraut mit den Händen ausdrücken und in eine Schüssel geben. Kartoffeln schälen, waschen, trocken tupfen und auf der Gemüsereibe grob raspeln. Sofort mit den Händen gut ausdrücken und mit dem Mehl zum Kraut geben. Die Zwiebel schälen, fein würfeln und in 1 EL Öl glasig dünsten. Vom Herd nehmen und zum Kraut-Kartoffel-Mix geben. Alles mit Salz, Pfeffer, Paprikapulver und Kümmel würzen und gut mischen.

2.

Quark und Joghurt mit Meerrettich, Salz und Pfeffer verrühren. Den Apfel waschen, vierteln, entkernen und in kleine Würfel schneiden, sofort mit Zitronensaft beträufeln, damit er sich nicht bräunlich verfärbt. Zwei Drittel der Apfelwürfel unter den Quark mischen, den Rest beiseitestellen. Quark mit Salz und Pfeffer abschmecken.

3.

Das übrige Öl in einer großen beschichteten Pfanne erhitzen. Pro Puffer 1 bis 2 EL Kraut-Kartoffel-Mix nebeneinander in die Pfanne geben und flach drücken. Portionsweise 10 bis 12 Puffer bei mittlerer bis starker Hitze 3 bis 4 Minuten goldbraun braten, wenden und 2 bis 3 Minuten fertig braten. Die Puffer herausnehmen und auf Küchenpapier kurz abtropfen lassen.

4.

Zum Servieren die Kresse vom Beet abschneiden, waschen und trocken tupfen. Die Puffer mit dem Apfelquark auf Teller verteilen und mit den restlichen Apfelwürfeln und der Kresse bestreuen.

THUNFISCH MIT ZOODLES

Für 2 Personen
Zubereitungszeit: 30 Minuten

1 EL geschälte gehackte Mandeln • ½ Bund Petersilie • 2 Stiele Basilikum • 1 kleine Knoblauchzehe • 1 TL Kapern (in Lake) • ½ TL scharfer Senf • 3 EL Olivenöl • 1 TL Rotweinessig • Salz • Pfeffer • 500 g Zucchini • 2 Thunfischmedaillons (à ca. 100 g; aus nachhaltiger Fischzucht bzw. mit Qualitätssiegel) • 50 g fettarmer Feta (Schafskäse; 20 % Fett i. Tr.)

Nährwerte pro Portion:
ca. 510 kcal, 31 g EW, 40 g F, 6 g KH

1.

Die Mandeln in einer Pfanne ohne Fett bei mittlerer Hitze hell rösten. Herausnehmen und abkühlen lassen.

2.

Für die Salsa Petersilie und Basilikum waschen, trocken tupfen, die Blätter abzupfen und grob hacken. Knoblauch schälen und grob würfeln. Kräuter und Knoblauch mit Kapern, Senf, 2 EL Öl und Essig im Blitzhacker fein pürieren, salzen und pfeffern.

3.

Die Zucchini putzen, waschen und mit dem Spiralschneider oder mit einem scharfen Messer in spaghettidünne Streifen schneiden. In kochendem Salzwasser etwa 1 Minute garen, dann in ein Sieb abgießen, dabei 2 EL Kochwasser auffangen. Die Zoodles abtropfen lassen und warm halten.

4.

Inzwischen den Thunfisch waschen, trocken tupfen und rundum pfeffern. Übriges Öl in einer Pfanne erhitzen und den Thunfisch darin auf jeder Seite etwa 2 Minuten scharf anbraten. Vom Herd nehmen und salzen.

5.

Zum Servieren die Zoodles mit dem Thunfisch auf Tellern anrichten. Die Salsa mit dem aufgefangenen Kochwasser cremig rühren und über die Zoodles träufeln. Den Feta zerbröseln und mit den Mandeln darüberstreuen. Nach Belieben mit Basilikumblättern garnieren.

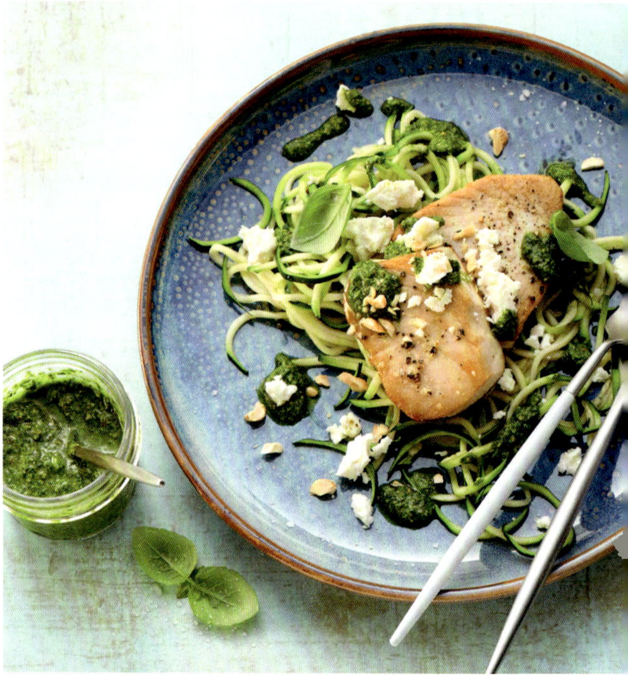

KRÄUTERPUTE MIT SPITZKOHL

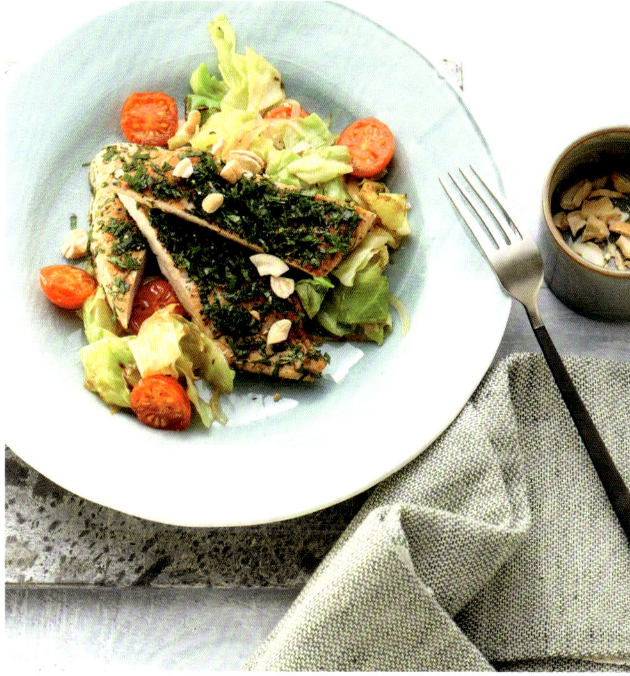

Für 2 Personen
Zubereitungszeit: 30 Minuten

300 g Spitzkohl • 1 Zwiebel • 1 Knoblauchzehe • 200 g Cocktailtomaten • 3 EL Rapskernöl • Salz • Pfeffer • 80 ml glutenfreie Gemüsebrühe • 2 Putenschnitzel (à ca. 160 g) • ½ Bund Petersilie • 2 Zweige Thymian • ¼ TL rosenscharfes Paprikapulver • 2 EL geröstete, gesalzene Cashewkerne

Nährwerte pro Portion:
ca. 340 kcal, 14 g EW, 25 g F, 12 g KH

1.

Vom Spitzkohl die äußeren Blätter und den harten Strunk entfernen. Den Spitzkohl putzen, waschen und in etwa 1½ cm breite Streifen schneiden. Die Zwiebel schälen, halbieren und in feine Streifen schneiden. Den Knoblauch schälen und fein würfeln. Die Tomaten waschen und halbieren.

2.

In einem breiten Topf 2 EL Öl erhitzen und Kohl, Zwiebel und Knoblauch darin bei mittlerer Hitze etwa 2 Minuten anbraten, mit Salz und Pfeffer würzen. Die Brühe dazugießen und alles mit geschlossenem Deckel bei mittlerer Hitze etwa 5 Minuten dünsten. Die Tomaten unterheben und das Gemüse mit geschlossenem Deckel warm halten.

3.

Inzwischen die Schnitzel waschen, trocken tupfen, mit Salz und Pfeffer würzen. Petersilie und Thymian waschen, trocken tupfen, die Blätter abzupfen, fein hacken und auf einem Teller mit Paprikapulver mischen.

4.

Das übrige Öl in einer Pfanne erhitzen und die Putenschnitzel darin bei mittlerer Hitze auf jeder Seite 2 bis 3 Minuten braten. Herausnehmen und im Kräuter-Mix wenden.

5.

Zum Servieren die Cashewkerne grob hacken. Das Gemüse auf Teller verteilen, die Schnitzel nach Belieben in Streifen schneiden und daraufsetzen. Zuletzt mit den Cashewkernen bestreuen.

GEMÜSE-WOK MIT MANDELN

Für 2 Personen
Zubereitungszeit: 45 Minuten

100 g Möhren • 1 Stange Staudensellerie • je 1 kleine rote und gelbe Paprikaschote • 50 g Zuckerschoten • 3 Frühlingszwiebeln • 10 g Ingwer • 1 Knoblauchzehe • 80 geschälte Mandeln • 2 EL helles Sesamöl • 1 TL gemahlener Koriander • 200 ml glutenfreie Gemüsebrühe • 2 EL glutenfreie Sojasauce (z. B. Tamari) • 2 TL Chilisauce • ½ TL Johannisbrotkernmehl • ½ Bund Koriandergrün • Salz • Pfeffer

Nährwerte pro Portion:
ca. 480 kcal, 15 g EW, 35 g F, 20 g KH

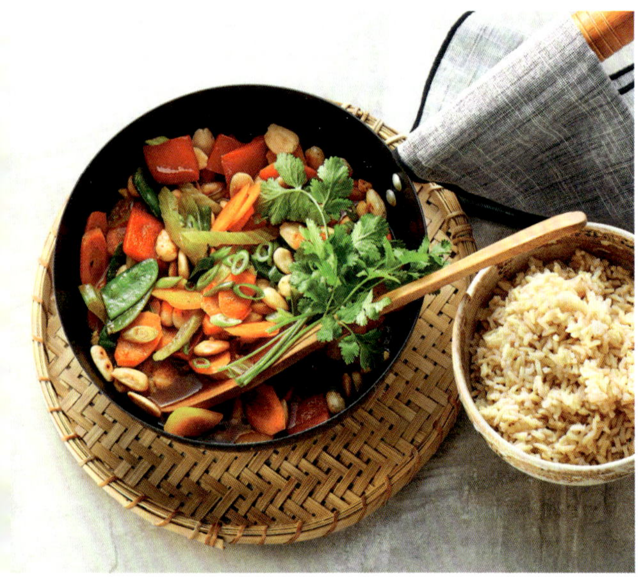

1.

Die Möhren putzen, schälen und in 3 bis 4 mm dünne Scheiben schneiden. Sellerie putzen, waschen und schräg in sehr feine Scheiben schneiden. Paprika halbieren, putzen, waschen und etwa 3 cm groß würfeln. Zuckerschoten waschen und halbieren. Frühlingszwiebeln putzen, waschen und in dünne Ringe schneiden. Ingwer und Knoblauch schälen und fein würfeln.

2.

Die Mandeln in einer Pfanne ohne Fett bei mittlerer Hitze goldbraun rösten. Herausnehmen und abkühlen lassen.

3.

Dann das Öl in Wok oder Pfanne erhitzen und Möhren, Sellerie und Paprika darin bei starker Hitze unter Rühren etwa 3 Minuten braten. Die Zuckerschoten dazugeben und etwa 2 Minuten mitbraten. Zuletzt Frühlingszwiebeln, Ingwer, Knoblauch und Koriander hinzufügen und bei mittlerer Hitze 2 bis 3 Minuten mitdünsten.

4.

Die Brühe mit Sojasauce, Chilisauce und Johannisbrotkernmehl verrühren und zum Gemüse gießen. Alles mit geschlossenem Deckel bei mittlerer Hitze etwa 5 Minuten sämig garen, dabei ab und zu umrühren.

5.

Zum Servieren das Koriandergrün waschen, trocken tupfen und die Blätter abzupfen. Die Mandeln unter den Gemüse-Wok mischen und mit Salz und Pfeffer abschmecken. Auf Teller verteilen und mit dem Koriandergrün bestreuen. Dazu passt Vollkornreis.

PASTA AUS WURZELGEMÜSE

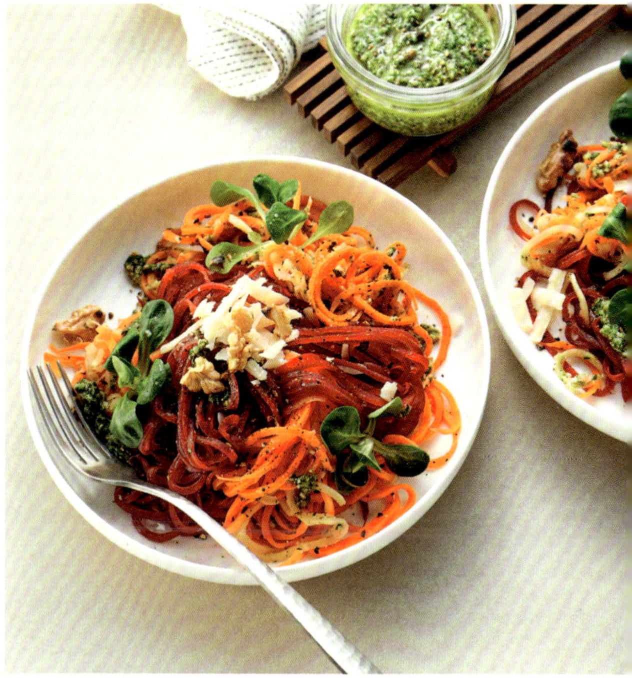

Für 2 Personen
Zubereitungszeit: 30 Minuten

20 g Walnusskerne • 50 g Feldsalat • 1 kleine Knoblauchzehe • 30 g geriebener Parmesan oder Grana Padano • 2 EL Olivenöl • 2 EL Walnussöl • Salz • Pfeffer • ca. 300 g Rote Beten • 200 g Möhren • 150 g Pastinaken

Nährwerte pro Portion:
ca. 430 kcal, 11 g EW, 31 g F, 23 g KH

1.

Die Nüsse in einer Pfanne ohne Fett bei mittlerer Hitze hell rösten. Herausnehmen, kurz abkühlen lassen und grob hacken. Den Feldsalat verlesen, waschen und trocken schleudern, 1 Handvoll beiseitelegen, den Rest grob hacken. Den Knoblauch schälen und grob würfeln.

2.

Für das Pesto gehackten Feldsalat, Knoblauch, die Hälfte der Nüsse und 20 g Parmesan oder Grana Padano mit dem Oliven- und Walnussöl im Blitzhacker oder in einem hohen Rührbecher mit dem Stabmixer fein mixen. Mit Salz und Pfeffer würzen.

3.

Inzwischen Rote Beten, Möhren und Pastinaken putzen, schälen und mit dem Spiralschneider oder mit einem scharfen Messer in spaghettidünne Streifen schneiden (dabei am besten Einweghandschuhe tragen, da die Roten Beten stark abfärben!).

4.

Die Gemüsestreifen im kochenden Salzwasser bei mittlerer Hitze 2 bis 3 Minuten bissfest garen. Die Gemüsenudeln in ein Sieb abgießen und abtropfen lassen, dabei 50 ml Kochwasser auffangen.

5.

Das Pesto und 3 EL Gemüsekochwasser in einer großen Pfanne erhitzen. Die Gemüsenudeln untermischen und, falls nötig, noch 2 EL Kochwasser dazugeben. Zum Servieren die „Pasta" mit Salz und Pfeffer abschmecken und auf tiefen Tellern anrichten. Mit dem beiseitegelegten Feldsalat garnieren und mit den übrigen Nüssen und dem restlichen Käse bestreuen.

NUDELPFANNE MIT BROKKOLI

Für 2 Personen
Zubereitungszeit: 30 Minuten

150 g Dinkelvollkorn-Penne • Salz • 300 g Brokkoli • 1 Knoblauchzehe • 3 große Blätter Salbei • 125 g Cocktailtomaten • 2 dünne Frühlingszwiebeln • 2 EL Olivenöl • 50 g schwarze Oliven (ohne Stein) • Pfeffer • 30 g Parmesan oder Grana Padano (am Stück)

Nährwerte pro Portion:
ca. 500 kcal, 20 g EW, 19 g F, 54 g KH

1.

Die Nudeln in reichlich kochendem Salzwasser nach Packungsanweisung bissfest garen. Inzwischen den Brokkoli putzen, waschen und in Röschen teilen, die Stiele schälen und in etwa 1 cm breite Stücke schneiden.

2.

Etwa 3 Minuten vor Ende der Nudelgarzeit den Brokkoli dazugeben und mitgaren. Die Nudel-Brokkoli-Mischung in ein Sieb abgießen und abtropfen lassen, dabei etwa 100 ml Kochwasser auffangen.

3.

Den Knoblauch schälen und fein würfeln. Die Salbeiblätter trocken abreiben und in Streifen schneiden. Die Tomaten waschen und halbieren. Frühlingszwiebeln putzen, waschen und in dünne Ringe schneiden.

4.

In einer Pfanne 1 EL Öl erhitzen und Knoblauch und Salbei darin anbraten. Tomaten und Frühlingszwiebeln 2 bis 3 Minuten mitbraten. Brokkoli-Nudel-Mix und Oliven mit dem übrigen Öl in die Pfanne dazugeben. Das aufgefangene Nudelkochwasser untermischen, alles erhitzen, salzen und pfeffern.

5.

Zum Servieren den Käse mit dem Sparschäler in grobe Späne hobeln. Die Brokkoli-Nudel-Pfanne auf tiefe Teller verteilen und mit den Käsespänen bestreuen.

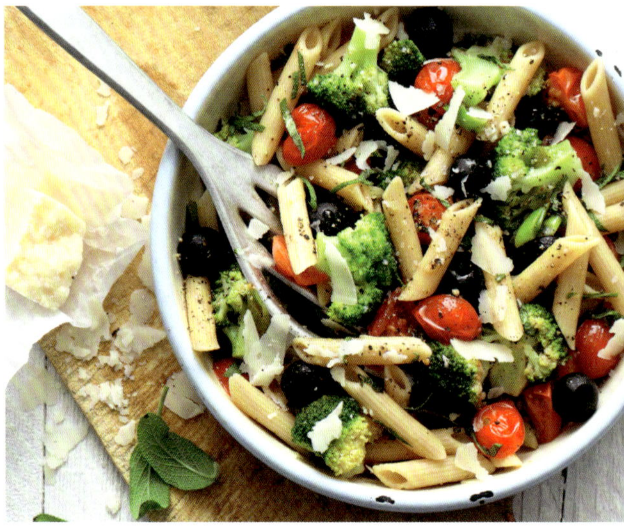

Variante

Statt Nudeln 300 g kleine festkochende Kartoffeln (z. B. Drillinge) samt Schale gründlich waschen, vierteln und in einer Pfanne in 2 EL Olivenöl bei mittlerer Hitze etwa 15 Minuten braten. Die übrigen Zutaten in die Pfanne dazugeben und alles noch etwa 5 Minuten fertig braten.

PFIFFERLING-BOHNEN-PASTA

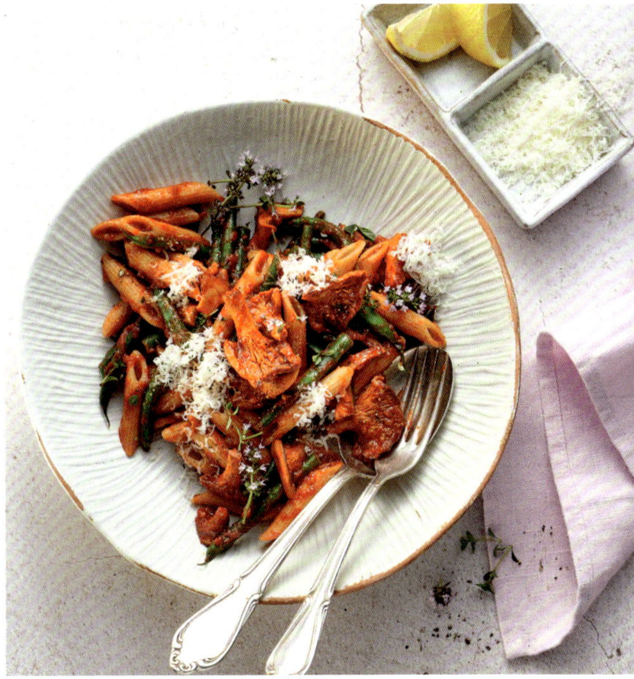

Für 2 Personen
Zubereitungszeit: 30 Minuten

Salz • 200 g grüne Bohnen • 160 g Dinkelvollkorn-Penne • 250 g Pfifferlinge • 1 Zwiebel • 1 Knoblauchzehe • 6 Stiele Thymian • 2 EL Olivenöl • 2 TL Tomatenmark • 200 g passierte Tomaten (aus der Dose) • 100 ml Gemüsebrühe • 30 g Parmesan (am Stück) • Pfeffer • 1–2 TL Zitronensaft

Nährwerte pro Portion:
ca. 520 kcal, 23 g EW, 18 g F, 58 g KH

1.

In einem Topf reichlich Salzwasser aufkochen. Inzwischen die Bohnen putzen, waschen und halbieren. Die Nudeln und Bohnen im kochenden Salzwasser einmal aufkochen, dann offen bei mittlerer Hitze 8 bis 10 Minuten bissfest garen. Danach in ein Sieb abgießen und abtropfen lassen.

2.

Die Pilze putzen und, falls nötig, trocken abreiben, größere Exemplare zerteilen. Zwiebel und Knoblauch schälen und getrennt fein würfeln. Thymian waschen, trocken tupfen, Blätter abzupfen und fein hacken.

3.

Das Öl in einer Pfanne erhitzen und Pilze und Zwiebel darin bei mittlerer bis starker Hitze 2 bis 3 Minuten anbraten. Knoblauch, Thymian und Tomatenmark hinzufügen und kurz mitbraten. Dann Tomatenpüree und Brühe dazugießen, alles unter Rühren aufkochen und offen bei mittlerer Hitze etwa 5 Minuten einkochen lassen.

4.

Den Parmesan reiben. Bohnen und Nudeln unter das Pilzragout heben und alles mit Salz, Pfeffer und Zitronensaft abschmecken. Zum Servieren die Pasta auf tiefe Teller verteilen und mit Parmesan bestreuen.

Tipp

Essen Sie Pfifferlinge besser nicht abends! Denn sie enthalten schwer verdauliches Chitin – einen Ballaststoff, den unser Darm nicht verwerten kann. Wer an Gicht leidet, sollte Pilze außerdem wegen ihres hohen Puringehalts meiden.

KARTOFFELN MIT ARTISCHOCKEN

Für 2 Personen
Zubereitungszeit: 45 Minuten

300 g kleine festkochende Kartoffeln (z. B. Drillinge) • Salz • 100 g saure Sahne (10 % Fett) • 3 ½ EL Olivenöl • ½ TL abgeriebene Bio-Zitronenschale • 2 TL Zitronensaft • Pfeffer • 100 g kleine Kräuterseitlinge • ½ rote Pfefferschote • 6 Stiele Thymian • 1 Dose Artischockenherzen (240 g Abtropfgewicht) • 1 Knoblauchzehe • 5 Stiele Petersilie • 20 g Parmesan (am Stück)

Nährwerte pro Portion:
ca. 460 kcal, 13 g EW, 29 g F, 28 g KH

1.

Die Kartoffeln gründlich waschen und samt Schale in kochendem Salzwasser etwa 20 Minuten garen. Dann abgießen, kurz ausdampfen und abkühlen lassen. Inzwischen für den Dip saure Sahne mit ½ EL Öl, Zitronenschale und -saft glatt rühren, mit Salz und Pfeffer würzen. Zugedeckt kühl stellen.

2.

Die Pilze putzen, falls nötig, trocken abreiben und halbieren oder vierteln. Die Pfefferschote längs halbieren, entkernen, waschen und quer in Streifen schneiden. Den Thymian waschen, trocken tupfen, die Blätter abzupfen und fein hacken. Die Artischocken abgießen, abtropfen lassen und je nach Größe halbieren oder vierteln. Den Knoblauch schälen und fein würfeln.

3.

In einer großen beschichteten Pfanne 2 EL Öl erhitzen und die Pilze darin bei starker Hitze 2 bis 3 Minuten anbraten. Kartoffeln, Pfefferschote und Thymian mit dem übrigen Öl dazugeben und alles bei mittlerer Hitze 5 bis 6 Minuten unter Wenden braten. Dann Artischocken und Knoblauch hinzufügen und alles weitere 3 Minuten braten, zuletzt mit Salz und Pfeffer würzen.

4.

Inzwischen die Petersilie waschen, trocken tupfen, Blätter abzupfen und grob hacken. Den Parmesan mit einem Sparschäler in Späne hobeln. Zum Servieren die Kartoffel-Artischocken-Pfanne mit der Petersilie und dem Parmesan bestreuen und den Dip dazu servieren.

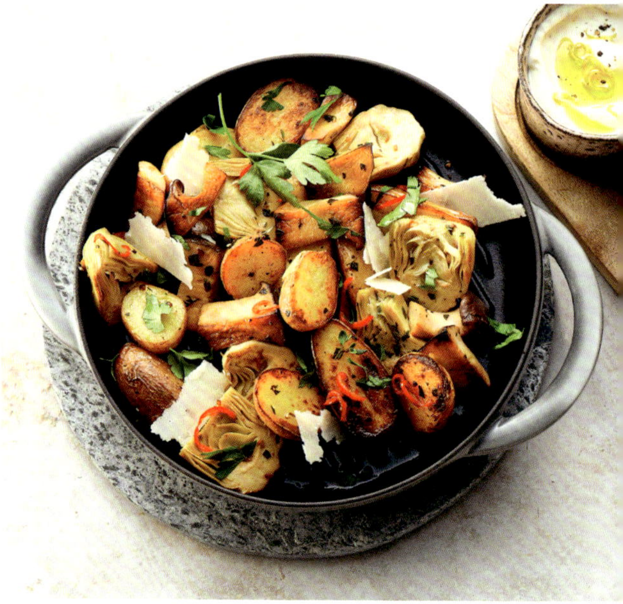

ZUCCHINI-FRITTATA

Für 2 Personen
Zubereitungszeit: 45 Minuten
Garen: 15 Minuten

75 g bunte Quinoa • Salz • 200 g Zucchini • 1 Frühlingszwiebel • 1 Knoblauchzehe • 30 g Bergkäse (mind. 30 % Fett i. Tr.; am Stück) • 4 Eier (Größe M) • 50 ml Milch (1,5 % Fett) • 3 EL Olivenöl • Pfeffer • 300 g gelbe und rote Cocktailtomaten • 2 Stiele Petersilie • 1 EL Aceto balsamico

Nährwerte pro Portion:
ca. 570 kcal, 28 g EW, 33 g F, 35 g KH

1.

Die Quinoa in einem Sieb kalt abbrausen und abtropfen lassen. Dann in einem Topf mit 200 ml Salzwasser aufkochen und mit geschlossenem Deckel bei mittlerer Hitze etwa 20 Minuten garen. Anschließend in ein Sieb abgießen und abtropfen lassen. In einer Schüssel lauwarm abkühlen lassen.

2.

Den Backofen auf 180 °C vorheizen. Zucchini putzen, waschen und in etwa 1 cm große Würfel schneiden. Die Frühlingszwiebel putzen, waschen und in dünne Ringe schneiden. Den Knoblauch schälen und fein würfeln. Den Käse fein reiben und in einer Rührschüssel mit Eiern und Milch mit einem Schneebesen verquirlen.

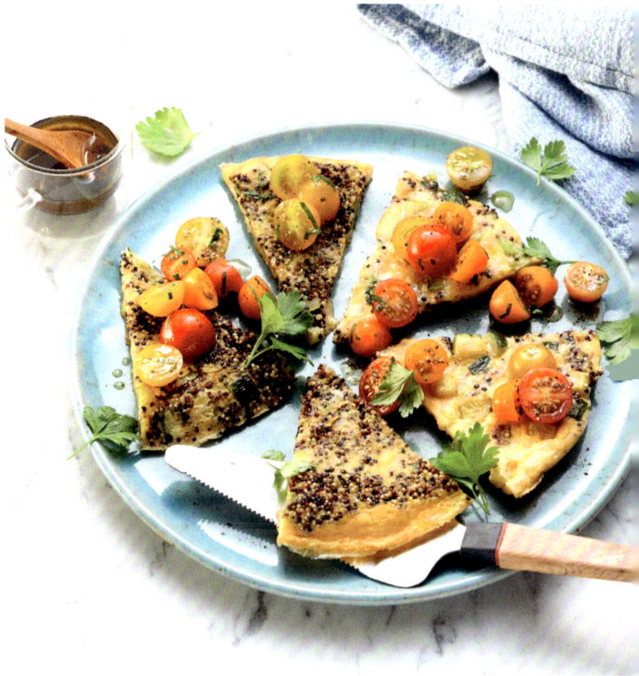

3.

In einer ofenfesten Pfanne (ca. 26 cm Durchmesser) 2 EL Öl erhitzen und Quinoa, Zucchini, Frühlingszwiebel und Knoblauch darin bei mittlerer Hitze etwa 4 Minuten dünsten, mit Salz und Pfeffer würzen. Die Eier-Käse-Milch über die Quinoa-Gemüse-Mischung gießen und bei milder Hitze etwa 3 Minuten stocken lassen. Dann die Frittata im Ofen auf der mittleren Schiene noch 10 bis 15 Minuten garen.

4.

Inzwischen die Tomaten waschen und halbieren. Die Petersilie waschen, trocken tupfen, die Blätter abzupfen und fein hacken. Essig, 1 EL Wasser, Salz, Pfeffer und übriges Öl verrühren, mit den Tomaten mischen.

5.

Zum Servieren die Frittata aus dem Ofen nehmen, in Portionsstücke schneiden und mit dem Tomatensalat servieren.

GRÜNKOHL-KÜRBIS-EINTOPF

Für 2 Personen
Zubereitungszeit: 45 Minuten

1 große Zwiebel • 1 Knoblauchzehe • 300 g Grünkohl • 1 EL Olivenöl • 1 Lorbeerblatt • ¾ lglutenfreie Gemüsebrühe • 200 g Möhren • 150 g Hokkaidokürbis • 2 Tomaten (ca. 120 g) • 125 g weiße Bohnen (aus der Dose) • ½ Bund Petersilie • Salz • Pfeffer

Nährwerte pro Portion:
ca. 310 kcal, 13 g EW, 14 g F, 27 g KH

1.

Die Zwiebel schälen und in etwa 1 cm große Würfel schneiden. Den Knoblauch schälen und fein würfeln. Den Grünkohl putzen, waschen und den harten Strunk entfernen. Den Kohl mit den Händen gut ausdrücken und in grobe Stücke schneiden.

2.

Das Öl in einem Topf erhitzen und Zwiebel und Knoblauch darin bei mittlerer Hitze etwa 5 Minuten andünsten. Den Grünkohl und das Lorbeerblatt hinzufügen und etwa 2 Minuten mitdünsten. Die Brühe dazugießen, alles aufkochen und den Eintopf mit geschlossenem Deckel bei mittlerer Hitze noch etwa 25 Minuten garen.

3.

Inzwischen die Möhren putzen und schälen. Den Kürbis waschen und die Kerne mit einem Löffel entfernen. Beides in 1 bis 2 cm große Würfel schneiden. Die Tomaten waschen und ebenfalls würfeln, dabei die Stielansätze entfernen. Nach etwa 10 Minuten Garzeit Möhren, Kürbis und Tomaten zum Grünkohl geben und mitgaren.

4.

Die Bohnen in ein Sieb abgießen, kalt abbrausen und abtropfen lassen. Etwa 5 Minuten vor Ende der Garzeit zum Eintopf geben und mit erhitzen. Die Petersilie waschen, trocken tupfen, die Blätter abzupfen und fein hacken. Zum Servieren den Eintopf mit Salz und Pfeffer abschmecken, auf tiefe Teller verteilen und mit Petersilie bestreuen.

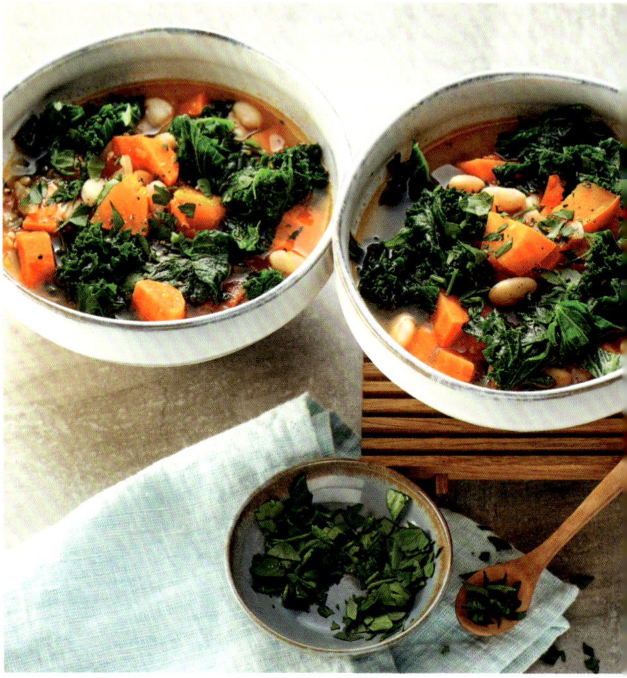

GEFÜLLTE PAPRIKA

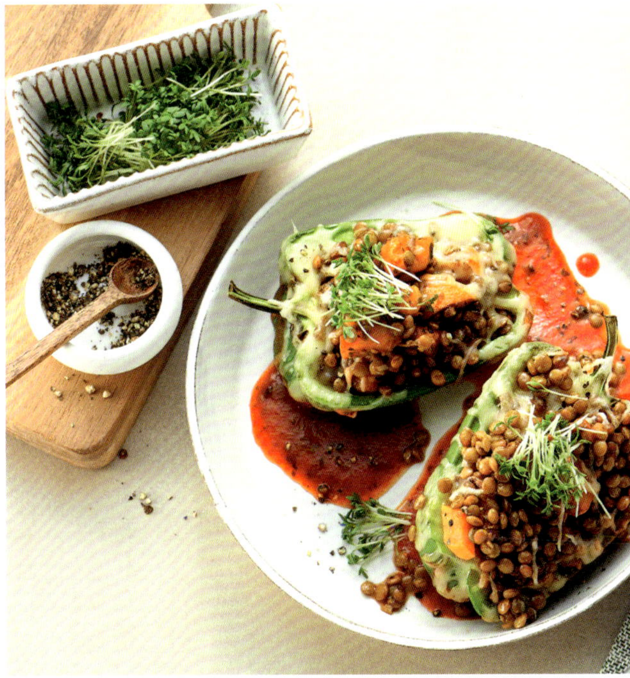

Für 2 Personen
Zubereitungszeit: 25 Minuten
Garen: 25 Minuten

2 grüne Paprikaschoten • 1 Schalotte • 1 Knoblauchzehe • 200 g Hokkaidokürbis • 6 Stiele Thymian • 40 g Bergkäse (30 % Fett i. Tr.; am Stück) • 1 EL Olivenöl • 100 g Linsen (z. B. Pardina) • 200 ml glutenfreie Gemüsebrühe • Salz • Pfeffer • 1 EL Aceto balsamico • 200 g passierte Tomaten mit Kräutern (aus der Dose) • ½ Beet Kresse

Nährwerte pro Portion:
ca. 390 kcal, 23 g EW, 13 g F, 38 g KH

1.

Die Paprika längs halbieren, putzen und waschen. Schalotte und Knoblauch schälen und fein würfeln. Kürbis waschen und die Kerne entfernen, das Fruchtfleisch in etwa ½ cm große Würfel schneiden. Den Thymian waschen, trocken tupfen, die Blätter abzupfen und fein hacken. Den Käse fein reiben.

2.

Schalotte und Knoblauch in einem Topf im Öl bei mittlerer Hitze glasig dünsten. Kürbis und Thymian hinzufügen und kurz mitdünsten. Die Linsen dazugeben, die Brühe dazugießen und alles mit geschlossenem Deckel bei milder Hitze etwa 20 Minuten garen, bis die Flüssigkeit eingekocht ist. Falls nötig, restliche Brühe abgießen. Die Kürbislinsen mit Salz, Pfeffer und Essig abschmecken.

3.

Inzwischen den Backofen auf 180 °C vorheizen. Das Tomatenpüree mit 50 ml Wasser in einem kleinen Topf aufkochen, mit Salz und Pfeffer würzen und offen bei mittlerer Hitze etwa 5 Minuten köcheln lassen. Die Sauce in einer Auflaufform (ca. 20 x 30 cm) verteilen. Die Paprikahälften innen salzen und pfeffern und mit den Kürbislinsen füllen. Dann nebeneinander in die Form setzen und mit dem Käse bestreuen. Die gefüllten Paprika im Ofen auf der mittleren Schiene etwa 25 Minuten garen.

4.

Zum Servieren die Kresse vom Beet abschneiden, waschen und gut trocken tupfen. Die gefüllten Paprika aus dem Ofen nehmen und mit der Sauce auf Teller verteilen, mit Kresse bestreuen.

LACHS MIT CURRYGURKEN

Für 2 Personen
Zubereitungszeit: 30 Minuten

1 rote Zwiebel • 2 kleine Möhren • 1 Knoblauchzehe • 1 Salatgurke (ca. 400 g) • 120 g Kichererbsen (aus der Dose) • 2 EL Olivenöl • 1 TL gemahlener Kreuzkümmel • 1 TL Currypulver • ¼ l glutenfreie Gemüsebrühe • 20 g dunkles Tahin (Sesampaste) • 1 EL Zitronensaft • Salz • Pfeffer • 2 Lachsfilets (à ca. 150 g) • 2 Stiele Minze • 3 Stiele Petersilie

Nährwerte pro Portion:
ca. 590 kcal, 39 g EW, 36 g F, 23 g KH

1.

Die Zwiebel schälen, halbieren und in feine Streifen schneiden. Die Möhren putzen, schälen, längs halbieren und schräg in etwa 1½ cm breite Stücke schneiden. Den Knoblauch schälen und fein würfeln. Die Gurke waschen, streifig schälen, längs halbieren und entkernen. Die Gurkenhälften schräg in etwa 2 cm breite Stücke schneiden. Die Kichererbsen in ein Sieb abgießen, kalt abbrausen und gut abtropfen lassen.

2.

Die Zwiebel in einer großen beschichteten Pfanne in 1 EL Öl bei mittlerer Hitze etwa 2 Minuten andünsten. Möhren und Knoblauch dazugeben, mit Kreuzkümmel und Curry bestäuben, 2 bis 3 Minuten mitdünsten. Die Brühe dazugießen, alles salzen und pfeffern, mit geschlossenem Deckel bei mittlerer Hitze etwa 5 Minuten dünsten. Tahin, Gurke und Kichererbsen untermischen, mit Zitronensaft, Salz und Pfeffer abschmecken und mit geschlossenem Deckel bei milder Hitze noch 5 Minuten garen.

3.

Die Lachsfilets waschen, trocken tupfen und rundum mit Salz und Pfeffer würzen. In einer Pfanne das übrige Öl erhitzen und den Fisch darin auf beiden Seiten etwa 2 Minuten kräftig anbraten. Dann bei mittlerer Hitze noch 3 bis 4 Minuten fertig braten.

4.

Zum Servieren Minze und Petersilie waschen, trocken tupfen, die Blätter abzupfen und fein hacken. Gemüse und Lachs auf Teller verteilen und mit den Kräutern bestreuen. Dazu passt Baguette mit Saaten.

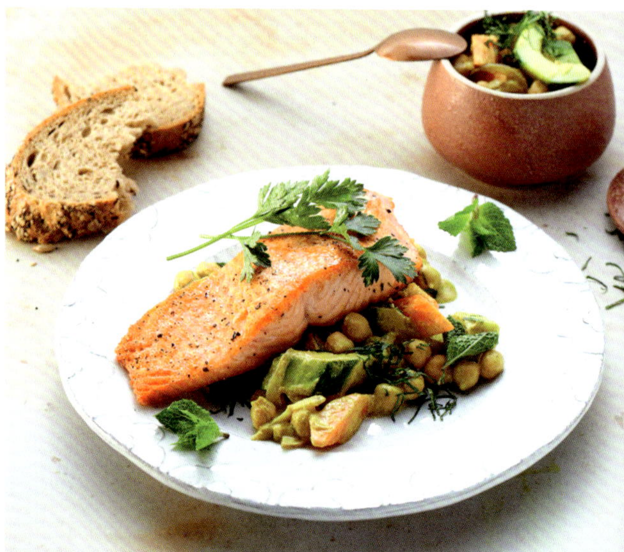

KABELJAU AUF BUNTEM GEMÜSE

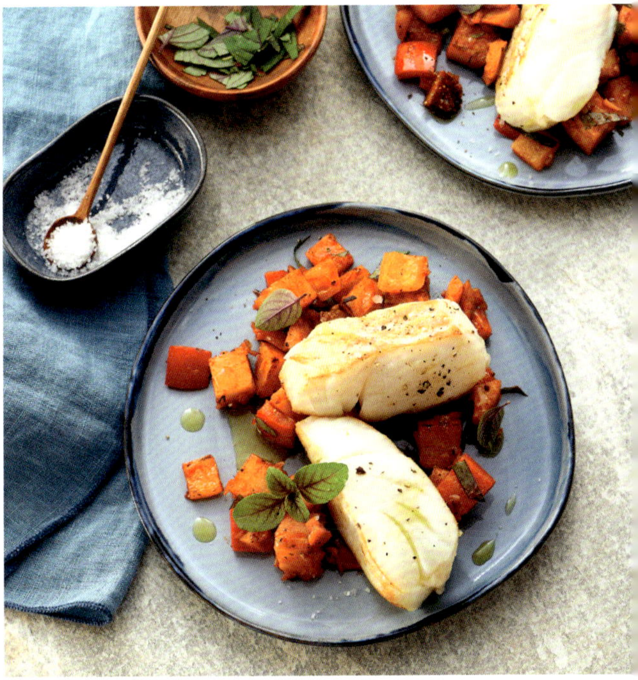

Für 2 Personen
Zubereitungszeit: 40 Minuten

200 g festkochende Kartoffeln • je 1 rote und gelbe Paprikaschote • 1 Zwiebel • 3 EL Olivenöl • Salz • Pfeffer • ½ TL rosenscharfes Paprikapulver • 2 TL Paprika- oder Tomatenmark • 150 ml glutenfreie Gemüsebrühe • 300 g Kabeljaurückenfilet • 4 Stiele Basilikum

Nährwerte pro Portion:
ca. 390 kcal, 31 g EW, 18 g F, 22 g KH

1.

Die Kartoffeln schälen, waschen und etwa 1½ cm groß würfeln. Die Paprika längs halbieren, putzen, waschen und in etwa 1 cm große Würfel schneiden. Die Zwiebel schälen und fein würfeln.

2.

In einer beschichteten Pfanne 2 EL Öl erhitzen und die Kartoffeln darin bei mittlerer Hitze etwa 5 Minuten braten. Paprika und Zwiebel dazugeben und 2 bis 3 Minuten weiterbraten, dabei ab und zu wenden. Alles mit Salz, Pfeffer und Paprikapulver würzen. Dann das Paprika- oder Tomatenmark dazugeben und kurz andünsten. Die Brühe dazugießen, alles aufkochen und mit geschlossenem Deckel bei mittlerer Hitze noch etwa 10 Minuten garen.

3.

Inzwischen den Fisch waschen, trocken tupfen und in 4 Stücke schneiden. Jedes Fischstück mit Salz und Pfeffer würzen. Das übrige Öl in einer Pfanne erhitzen und die Fischstücke darin bei mittlerer Hitze auf jeder Seite etwa 1 Minute anbraten. Das Gemüse mit Salz und Pfeffer abschmecken, die Fischstücke darauflegen und mit geschlossenem Deckel bei milder Hitze 5 bis 6 Minuten gar ziehen lassen.

4.

Zum Servieren das Basilikum waschen und trocken tupfen, die Blätter abzupfen und grob hacken. Das Kartoffel-Paprika-Gemüse mit dem Kabeljau auf Teller verteilen und mit dem Basilikum bestreuen.

HÄHNCHEN MIT RAHMGEMÜSE

Für 2 Personen
Zubereitungszeit: 40 Minuten

Salz • 125 g Langkornvollkornreis • 200 g Blumenkohl • 100 g Zuckerschoten • 1 große rote Spitzpaprikaschote • 100 g Austernpilze • 75 g tiefgekühlte Erbsen • 300 g Hähnchenbrustfilet • 2 EL Rapskernöl • Pfeffer • 150 ml glutenfreie Hühnerbrühe • 1 TL abgeriebene Bio-Zitronenschale • ½ Bund Petersilie • 2 EL saure Sahne (10 % Fett) • einige Spritzer Worcestershiresauce

Nährwerte pro Portion:
ca. 665 kcal, 54 g Ew, 20 g F, 60 g KH

1.

In einem Topf 300 ml Salzwasser aufkochen und den Reis darin bei mittlerer Hitze nach Packungsanweisung bissfest garen.

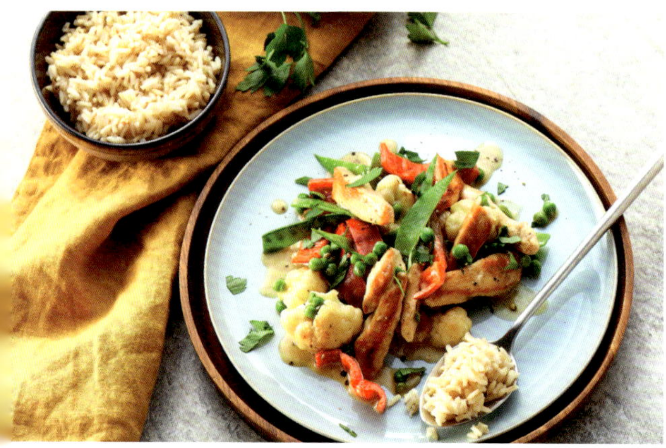

2.

Inzwischen Blumenkohl putzen, waschen und in Röschen teilen. Zuckerschoten waschen und halbieren. Paprika längs halbieren, putzen, waschen und quer in etwa 1 cm breite Streifen schneiden. Pilze putzen, falls nötig, trocken abreiben und in mundgerechte Stücke schneiden. Erbsen antauen lassen. Hähnchenfilet waschen, trocken tupfen und in etwa 1 cm breite Streifen schneiden.

3.

In einer großen Pfanne 1 EL Öl erhitzen und das Fleisch darin bei mittlerer bis starker Hitze 4 bis 5 Minuten goldbraun braten. Mit Salz und Pfeffer würzen, aus der Pfanne nehmen und beiseitestellen.

4.

Das übrige Öl in der Pfanne erhitzen und den Blumenkohl darin bei mittlerer Hitze etwa 3 Minuten andünsten. Zuckerschoten, Paprika, Pilze und Erbsen dazugeben und alles noch etwa 3 Minuten braten. Die Brühe dazugießen, Fleisch und Zitronenschale dazugeben und alles bei mittlerer Hitze etwa 4 Minuten köcheln lassen.

5.

Inzwischen die Petersilie waschen, trocken tupfen, die Blätter abzupfen und fein hacken. Die Pfanne vom Herd nehmen und saure Sahne und Petersilie unterrühren, zuletzt mit Salz, Pfeffer und Worcestershiresauce abschmecken.

6.

Zum Servieren den Reis in ein Sieb abgießen und kurz ausdampfen lassen. Dann mit Rahmgemüse und Hähnchen anrichten.

HÄHNCHEN-GEMÜSE-AUFLAUF

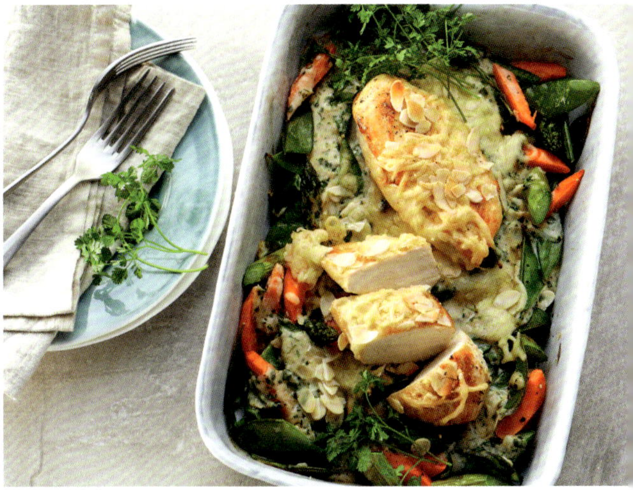

Für 2 Personen
Zubereitungszeit: 35 Minuten
Garen: 25 Minuten

250 g grüner Spargel • 200 g Möhren • 150 g Zuckerschoten • Salz • 1 Schalotte • 1 EL Butter • 1 EL Dinkelvollkornmehl • 150 ml Milch (1,5 % Fett) • Pfeffer • frisch geriebene Muskatnuss • 20 g Kerbel • 2 Hähnchenbrustfilets (à ca. 150 g) • 1 EL Olivenöl • 30 g geriebener Gouda (mind. 30 % Fett i. Tr.) • 2 EL Mandelblättchen

Nährwerte pro Portion:
ca. 520 kcal, 51 g EW, 22 g F, 23 g KH

1.

Den Spargel waschen, im unteren Drittel schälen, Enden abschneiden. Spargel schräg in etwa 2 cm breite Stücke schneiden. Die Möhren putzen, schälen und schräg in etwa ½ cm dicke Stücke schneiden. Zuckerschoten waschen und halbieren. Spargel und Möhren in kochendem Salzwasser etwa 6 Minuten blanchieren, dabei nach etwa 3 Minuten Zuckerschoten dazugeben. Alles in ein Sieb abgießen, dabei etwa 150 ml Kochwasser auffangen. Das Gemüse kalt abschrecken und gut abtropfen lassen.

2.

Schalotte schälen, fein würfeln und in einem Topf in der Butter bei mittlerer Hitze glasig dünsten. Mit Mehl bestäuben und kurz andünsten. Milch und das aufgefangene Gemüsekochwasser dazugießen. Alles aufkochen und offen bei milder Hitze 10 bis 15 Minuten unter Rühren köcheln lassen. Mit Salz, Pfeffer und Muskatnuss würzen.

3.

Inzwischen den Backofen auf 200 °C vorheizen. Kerbel waschen, trocken tupfen, Blätter abzupfen und einige zum Garnieren beiseitelegen, Rest grob hacken. Hähnchen waschen, trocken tupfen, salzen und pfeffern. Dann in einer Pfanne im Öl auf jeder Seite etwa 2 Minuten anbraten, herausnehmen.

4.

Das Gemüse in einer Auflaufform (ca. 20 x 30 cm) verteilen, salzen und pfeffern. Den gehackten Kerbel unter die Sauce mischen und alles über das Gemüse gießen. Die Hähnchenfilets daraufsetzen und alles mit Käse und Mandelblättchen bestreuen. Den Auflauf im Ofen auf der 2. Schiene von unten etwa 25 Minuten garen. Zum Servieren aus dem Ofen nehmen und kurz abkühlen lassen, dann mit den beiseitegelegten Kerbelblättern garnieren.

SCHOKOEIS MIT PAPAYA

Für 4 Personen
Zubereitungszeit: 30 Minuten
Abkühlen: 1 Stunde
Gefrieren: 40 Minuten

150 g Bitterschokolade (mind. 70 % Kakaoanteil) • 1 Vanilleschote • 200 ml ungesüßter Kokosdrink • 5 EL Rapskernöl • 200 g cremige Kokosmilch light • ½ reife Papaya (ca. 350 g) • ½ Bio-Zitrone

Nährwerte pro Portion:
ca. 330 kcal, 6 g EW, 22 g F, 26 g KH

1.

130 g Schokolade in Stücke brechen, den Rest zum Garnieren beiseitelegen. Die Vanilleschote längs aufschneiden und das Mark herauskratzen. Vanilleschote und -mark mit den Schokoladenstücken und dem Kokosdrink in einem Topf bei milder Hitze so lange unter Rühren erhitzen, bis die Schokolade geschmolzen ist. Die Vanilleschote wieder entfernen, Öl und Kokosmilch dazugeben und gründlich unterrühren, die Masse vom Herd nehmen und etwa 1 Stunde abkühlen lassen.

2.

Anschließend die Schokoladenmasse in der Eismaschine etwa 40 Minuten cremig gefrieren lassen. (Alternativ die Masse in eine flache Form geben und im Tiefkühlfach etwa 4 Stunden gefrieren, dabei alle 30 Minuten durchrühren, damit sie cremig bleibt.)

3.

Inzwischen die Papaya schälen, die Kerne mit einem Löffel entfernen und das Fruchtfleisch etwa 1 cm groß würfeln. Die Zitrone heiß waschen, abtrocknen und die Schale fein abreiben, den Saft auspressen. Zitronensaft und -schale (nach Belieben mit 2 TL Kokosblütenzucker) in einer Schüssel verrühren und die Papayawürfel untermischen.

4.

Zum Servieren die beiseitegelegte Schokolade fein hacken. Das Eis mit dem Eisportionierer zu Kugeln formen und mit den Papayawürfeln in Dessertschalen anrichten. Mit der gehackten Schokolade bestreuen und nach Belieben mit Minzeblättern garnieren.

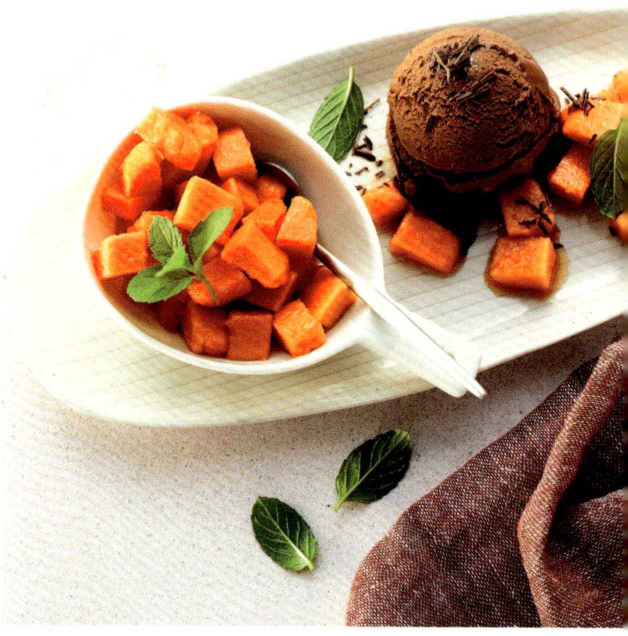

SAUERKIRSCH-KOKOS-CRUMBLE

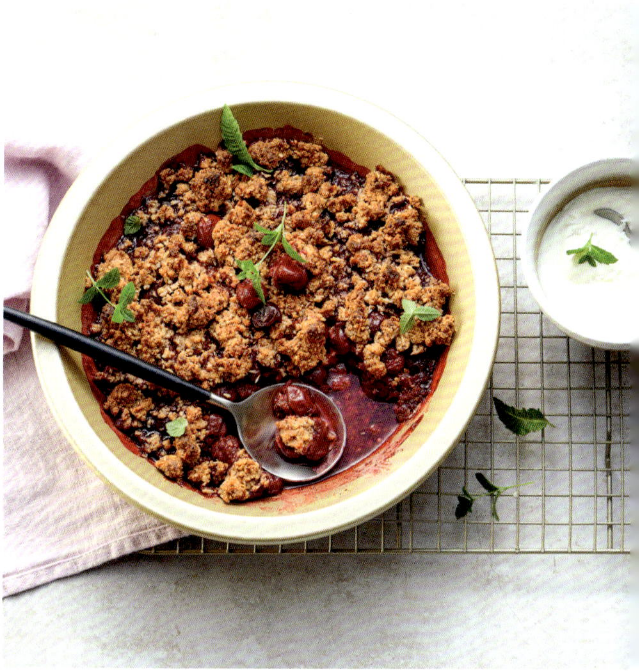

Für 4 Personen
Zubereitungszeit: 20 Minuten
Backen: 40 Minuten

300 g tiefgekühlte Sauerkirschen • ½ TL gemahlene Vanille • 1 Msp. gemahlener Kardamom • 2 TL Ahornsirup • 50 g Dinkelvollkornmehl • 50 g teilentöltes Mandelmehl • 20 g Kokosblütenzucker • 30 g Kokosraspel • 50 g natives Kokosöl • 200 g ungesüßter Kokosjoghurt

Nährwerte pro Portion:
ca. 400 kcal, 7 g EW, 29 g F, 26 g KH

1.

Den Backofen auf 180 °C vorheizen. Die Sauerkirschen etwa 10 Minuten antauen lassen, dann mit Vanille, Kardamom und Ahornsirup mischen. In einer kleinen ofenfesten Form (ca. 24 cm Durchmesser) oder zwei kleinen ofenfesten Förmchen (à ca. 12 cm Durchmesser) verteilen.

2.

Für die Streusel Dinkel- und Mandelmehl, Zucker, Kokosraspel und Öl in einem hohen Rührbecher mit den Quirlen des Handrührgeräts oder mit den Händen zu Streuseln verkneten. Die Streusel gleichmäßig auf den Kirschen verteilen und den Crumble im Ofen auf der mittleren Schiene 35 bis 40 Minuten goldbraun backen.

3.

Zum Servieren den Crumble aus dem Ofen nehmen und kurz abkühlen lassen. Den Joghurt cremig rühren und mit dem Crumble servieren. Nach Belieben mit einigen Minzeblättern garnieren.

Tipp

Mandelmehl ist trockener und liefert mehr Eiweiß, aber weniger Kohlenhydrate und Fett (zehn bis zwölf Prozent) als gemahlene Mandeln mit einem Ölanteil von etwa 60 Prozent. Es ist ein Nebenprodukt der Pressung von Mandelöl. Dabei wird den Mandelkernen Öl entzogen, übrig bleiben die Rückstände, der sogenannte Presskuchen. Dieser wird nochmals gemahlen und kommt als „entöltes" oder „teilentöltes" Mandelmehl in den Handel.

APFEL-SCONES MIT ZIMTCREME

Für 10 Stück
Zubereitungszeit: 35 Minuten
Backen: 20 Minuten
Abkühlen: 30 Minuten

200 g Dinkelvollkornmehl • 1 TL Weinsteinbackpulver • 1 EL Vollrohrzucker • ¼ TL Salz • 1 säuerlicher Apfel (z. B. Elstar) • 50 g Haselnusskerne • 50 g weiche Butter • 150 g Joghurt (1,5 % Fett) • 1 Eigelb (Größe M) • 200 g Frischkäse (Halbfettstufe) • ½ TL Zimtpulver • Dinkelmehl zum Arbeiten

Nährwerte pro Stück:
ca. 190 kcal, 6 g EW, 9 g F, 19 g KH

1.

Den Backofen auf 200 °C vorheizen. Ein Backblech mit Backpapier belegen. Mehl, Backpulver, Zucker und Salz in einer Rührschüssel mischen.

2.

Den Apfel vierteln, schälen und das Kerngehäuse entfernen. Die Apfelviertel in kleine Würfel schneiden. Die Haselnüsse hacken. Apfelwürfel, Nüsse, Butter und Joghurt zur Mehlmischung geben. Alles erst zügig mit den Knethaken des Handrührgeräts mischen, dann mit den Händen zu einem glatten Teig verkneten.

3.

Den Teig auf der bemehlten Arbeitsfläche etwa 2 ½ cm hoch ausrollen. Mit einem runden Ausstecher (ca. 5 cm Durchmesser) etwa 10 Kreise ausstechen, nebeneinander auf das Backblech setzen und etwa 5 Minuten ruhen lassen. Dann die Scones mit verquirltem Eigelb bestreichen und im Ofen auf der mittleren Schiene 15 bis 20 Minuten backen.

4.

Die Scones aus dem Ofen nehmen und etwa 30 Minuten abkühlen lassen. Inzwischen den Frischkäse mit dem Zimt gründlich verrühren und kühl stellen. Zum Servieren die Scones jeweils quer halbieren, die untere Hälfte mit etwas Zimtcreme bestreichen und jeweils eine obere Hälfte daraufsetzen. Nach Belieben mit Minzeblättern garnieren.

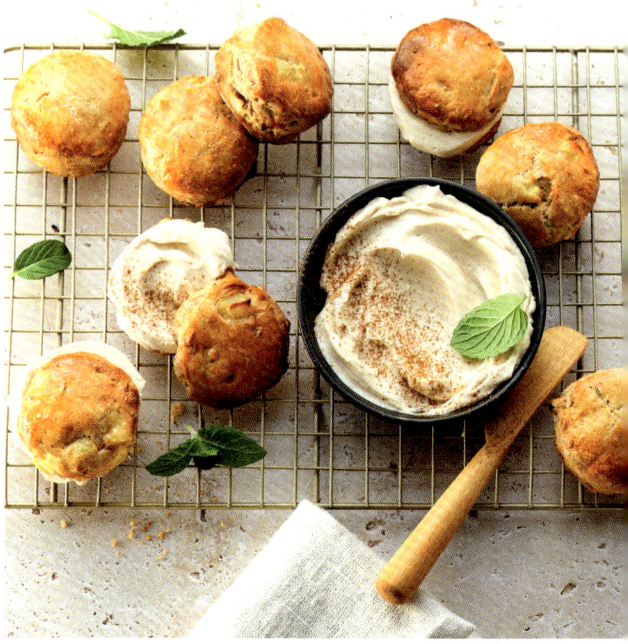

SCHMARREN MIT BEEREN

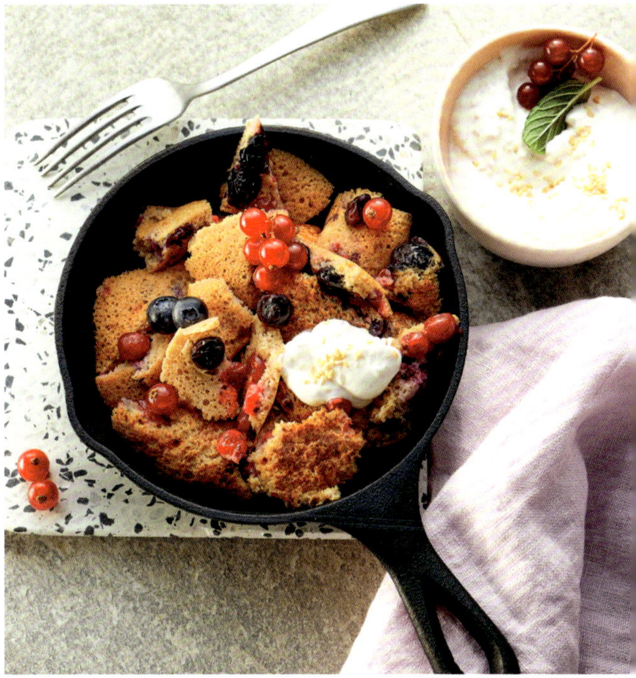

Für 2 Personen
Zubereitungszeit: 30 Minuten

2 EL geschälter Sesam • 125 g Blaubeeren • 125 g Rote Johannisbeeren • 2 Eier (Größe M) • Salz • ½ Vanilleschote • 2 TL Vollrohrzucker • 125 ml ungesüßter Mandeldrink • 75 g Dinkelvollkornmehl • ¼ TL Weinsteinbackpulver • 2 EL Rapskernöl • 200 g griech. Joghurt (2 % Fett)

Nährwerte pro Portion:
ca. 465 kcal, 18 g EW, 23 g F, 40 g KH

1.

Den Sesam in einer Pfanne ohne Fett bei mittlerer Hitze hell rösten. Herausnehmen und abkühlen lassen. Die Beeren verlesen, waschen und trocken tupfen, die Johannisbeeren von den Rispen streifen.

2.

Die Eier trennen. Die Eiweiße mit 1 Prise Salz in einem hohen Rührbecher mit den Quirlen des Handrührgeräts steif schlagen. Die Vanilleschote längs aufschneiden, das Mark herauskratzen und mit Eigelben und Zucker in einer Rührschüssel mit den Quirlen des Handrührgeräts hellschaumig aufschlagen. Dann nach und nach den Mandeldrink dazugeben. Das Mehl mit dem Backpulver mischen und unterrühren. Zuletzt den Eischnee locker unterheben.

3.

Den Backofen auf 80 °C vorheizen. In einer mittelgroßen Pfanne 1 EL Öl erhitzen. Die Hälfte des Teigs hineingeben und mit der Hälfte der Beeren bestreuen. Mit geschlossenem Deckel bei mittlerer Hitze 7 bis 8 Minuten backen, bis die Unterseite des Pfannkuchens hellbraun ist. Den Pfannkuchen wenden und 2 bis 3 Minuten fertig backen. Mit zwei Gabeln in grobe Stücke zupfen, in eine Auflaufform geben und im Ofen warm halten. Den übrigen Teig mit dem restlichen Öl genauso zubereiten.

4.

Zum Servieren den Joghurt mit 1½ EL Sesam glatt rühren. Den Schmarren auf Teller verteilen und mit dem übrigen Sesam bestreuen. Den Sesamjoghurt dazu reichen.

SANFTES TRAINING GEGEN SCHMERZEN

WAS RHEUMAPATIENTEN BEACHTEN MÜSSEN

Körperliche Aktivitäten sind ein wichtiger Teil der Rheumatherapie und sollten selbstverständlich zum Alltag gehören. Doch es kommt sehr genau darauf an, wie Sie Ihre Gelenke auf schonende Weise bewegen. Sportliche Höchstleistungen und falscher Ehrgeiz sind dabei fehl am Platz. Die erkrankten Gelenke dürfen nicht ruhen, aber auch nicht überlastet werden. Angemessene Herausforderungen für den ganzen Körper und gezielte Übungen für die Gelenke sind Training und Therapie zugleich. Dabei gilt: Bewegung ja, Überlastung nein.

SPORT UND BEWEGUNG BEI RHEUMA

Training mit Rheuma? Ja, bitte! Denn trotz Schmerzen sind körperliche Aktivitäten wichtig für die Gelenke. Dabei gibt es allerdings einiges zu beachten, denn es kommt sehr genau auf das richtige Training zur richtigen Zeit und in der optimalen Dosis an.

Sport treiben, wenn alles wehtut? Diese Frage klingt fast absurd. Doch sie hat ihre Berechtigung. Bereits für gesunde Menschen ist es nicht einfach, sich regelmäßig zum Sport aufzuraffen. Wie soll Bewegung dann bei Schmerzen helfen? Das klappt in der Tat nicht zu jedem Zeitpunkt. In akuten Phasen kann übertriebenes körperliches Training mehr schaden als nützen, denn bei Rheumaschüben lösen viele Bewegungen vor allem Schmerzen aus, die wiederum zu Stress führen, der neue Schübe verursachen kann. Doch sobald akute Beschwerden vorbei sind, steigert Bewegung die Lebensqualität, lindert Schmerzen und verbessert das Wohlbefinden. Studien haben gezeigt, dass körperliche Aktivitäten auch gegen die rheumabedingte Müdigkeit hilft.

ANGEBOTE MIT GROSSER SPANNE

Beim Thema Bewegung gegen Rheuma ist die Spanne der Möglichkeiten groß. Schließlich kommen die Patienten mit unterschiedlichen Voraussetzungen. Es gibt welche, die sich kaum noch alleine bewegen können, ebenso wie solche, die in schubfreien Phasen genauso aktiv sind wie Gesunde. Deshalb muss jedes Training individuell mit dem behandelnden Arzt abgestimmt werden. Das Angebot reicht von Ergotherapie für den Alltag über Übungen im Krankenbett bis zum schonenden Fitnesstraining für alle. Zur Kräftigung tragen Programme zum Muskelaufbau bei. Ausdauereinheiten stärken Herz und Lunge. Körper- und Atemübungen wie etwa Yoga entspannen und verbessern zudem die Beweglichkeit ebenso wie die Koordinationsfähigkeit.

ERGOTHERAPIE FÜR DEN ALLTAG

Um im Alltag zurechtzukommen, hilft erst einmal eine sogenannte Ergotherapie. Der Begriff stammt aus dem Griechischen und bedeutet in etwa: Gesundwerden durch Handeln. Sind die Finger und die Hände bei einer Rheumatoiden Arthritis stark betroffen, fällt es Patienten oft schwer, bestimmte Handgriffe im Haushalt auszuführen. Ob Türen aufschließen, Autofahren, Essen zubereiten, Einkaufstaschen tragen oder ein Glas mit Schraubverschluss öffnen – hier versteht sich die Ergotherapie als Hilfe zur Selbsthilfe. Experten geben Anregungen für Hilfsmittel im Alltag und spezielle Funktions- und Lagerungsschienen. Fragen Sie Ihren Rheumatologen nach einem Ergotherapeuten in der Nähe und einem entsprechenden Rezept.

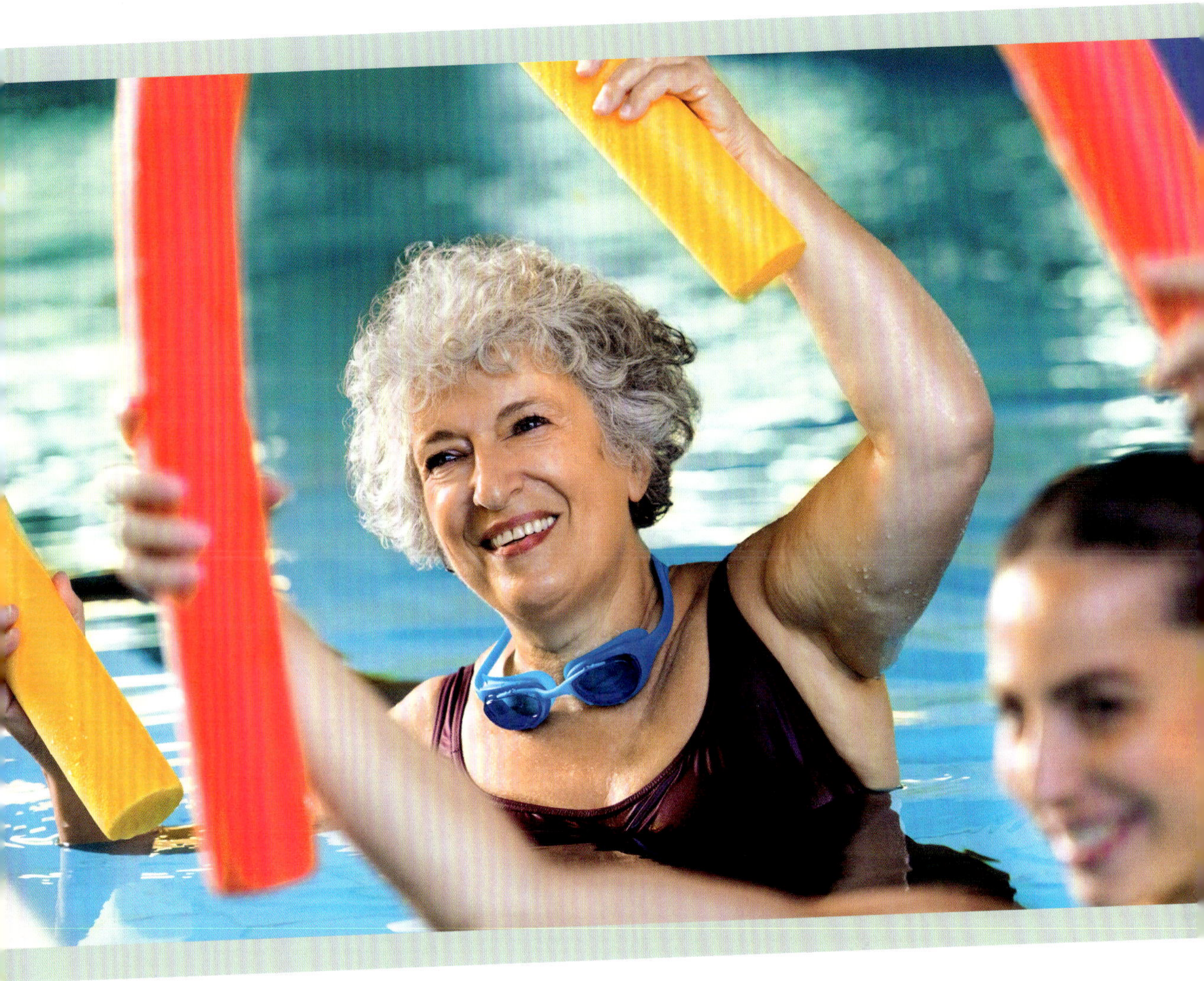

FUNKTIONSTRAINING ALS BASIS

Der erste Schritt ist meist ein Funktionstraining. Dazu gehören bewegungstherapeutische Übungen, die die Gelenke wieder so beweglich machen, dass sie ihre Funktionen erfüllen können. Dafür werden die Muskeln nach dem Prinzip „Fordern ohne zu überfordern" gestärkt und die Flexibilität der Gelenke erhöht. Um dabei möglichst schonend vorzugehen, finden die Übungen in warmem Wasser oder in wohltemprierten Räumen statt. Kurse werden in der Regel als Gruppenprogramme angeboten, denn viele Betroffene wissen das Gemeinschaftsgefühl zu schätzen und kommen in Gesellschaft mit Gleichgesinnten besser mit der Krankheit zurecht. Als sogenannte ergänzende Leistung zur Rehabilitation wird Funktionstraining von den gesetzlichen Krankenkassen bezahlt.

Tipp: Die Selbsthilfeorganisation Deutsche Rheuma-Liga bietet über ihre Landesverbände verordnetes Funktionstraining und Bewegungsangebote für Rheumapatienten in Ihrer Nähe. Mehr Informationen finden Sie über die Webseite www.rheuma-liga.de unter „Angebote" bei „Funktionstraining".

GENAUSO AKTIV SEIN WIE GESUNDE

Die „European League Against Rheumatism", ein Zusammenschluss aus Rheumatologen, anderen Ärzten und Patientenvertretern, kommt zu dem Schluss, dass körperliche Aktivitäten und Sport heute Bestandteil jeder Rheumabehandlung sein sollten. Das Pensum hängt dabei vom Einzelfall ab. Doch in der Gesamtheit gilt: Seien Sie möglichst genauso aktiv wie Gesunde. Das optimale Maß orientiert sich dabei an den Empfehlungen der Weltgesundheitsorganisation (WHO) – und darf für Rheumakranke nicht in einer abgespeckten Version das Ziel sein. Erwachsene sollten sich demnach an fünf Tagen in der Woche mindestens 30 Minuten mäßig intensiv oder an drei Tagen jeweils 20 Minuten intensiv bewegen. Viele Patienten mit Rheumatoider Arthritis sind weit davon entfernt. Gerade mal knapp 20 Prozent der 30- bis 64-Jährigen betätigen sich länger als zwei Stunden pro Woche sportlich.

VIELE POSITIVE EFFEKTE

Gelingt es, durch Bewegung wieder mehr Schwung ins Leben zu bringen, profitiert der gesamte Körper davon. Nicht nur die Gelenke und ihre Funktionen können sich verbessern. Bewegung beeinflusst auch den Verlauf von anderen Krankheiten positiv, beziehungsweise beugt ihnen vor. Wer sich jahrelang kaum bewegt hat, leidet oftmals unter Übergewicht. Dagegen ist angemessener Sport – neben einer ausgewogenen, gesunden Ernährung – ein gutes Mittel. Wer trainiert, verbraucht mehr Energie – und wenn die ersten überflüssigen Pfunde erst einmal abgebaut sind, fällt das Dranbleiben viel leichter, denn die Gelenke werden mit weniger Gewicht weniger belastet.

Auch vor gefährlichen Herz-Kreislauf-Erkrankungen schützt moderates Training wirksam. Wegen der Entzündungen in den Gelenken haben Rheumapatienten ein besonders hohes Risiko für Atherosklerose, auch Gefäßverstopfung genannt. Verengungen in den Blutbahnen führen schnell zu Bluthochdruck und in der Folge zu Thrombosen, Herzbeschwerden oder sogar zu Schlaganfällen und Herzinfarkten. Nicht zu vergessen: Bewegung verhindert das Fortschreiten von Osteoporose, verlangsamt also den Abbau der Knochen, die unter Belastung stärker und fester werden.

Tipps fürs Üben zu Hause

Auf den nächsten Seiten haben wir Übungen zusammengestellt, die Sie leicht zu Hause durchführen können. Dabei sollten Sie sich an folgende Regeln halten:

- Gehen Sie immer nur bis an die Schmerzgrenze.
- Trainieren Sie regelmäßig in Ruhe und in langsamem Tempo.
- Atmen Sie dabei entspannt und verkrampfen Sie sich nicht.
- Wenn Schmerzen auftreten, sollten Sie das mit Ihrem Arzt oder Physiotherapeuten besprechen – das gilt vor allem bei einem Schub, nach Operationen oder bei künstlichem Gelenkersatz.
- Suchen Sie sich eine Rheumasportgruppe, wenn Sie unsicher sind.

SPORTARTEN FÜR RHEUMAPATIENTEN

Diese Sportarten sind gut bei Rheuma geeignet, da sie die Gelenke trainieren, ohne sie zu überlasten.

WALKEN UND SPAZIERENGEHEN

Ob schnell oder langsam: vom Gehen (am besten an der frischen Luft) profitiert der ganze Organismus. Walkingstöcke erleichtern das schonende Bewegungstraining.

SCHWIMMEN UND AQUAGYMNASTIK

Im Wasser lassen sich Muskeln und Sehnen gelenkschonend kräftigen. Die Grundfitness wird verbessert. Das Wasser sollte dabei warm, aber nicht zu warm sein. Bei Herz-Kreislauf-Problemen sollten Sie vorher mit dem Arzt sprechen.

RADFAHREN

Bewegung durch Fahrradfahren kann sich ebenfalls positiv auf Rheuma auswirken. Die Fitness wird gesteigert, ohne dass das Körpergewicht die Gelenke belastet. Wer das Rad als Fortbewegungsmittel nutzt, wird mobiler und kommt mehr raus an die frische Luft.

YOGA

Yoga gehört zu den ältesten ganzheitlichen Methoden, die sowohl den Körper als auch die Seele stärken. Denn es geht neben der Bewegung auch um die richtige Atmung und um Entspannung. Sanfte gymnastische Übungen stärken die Muskulatur und trainieren die Beweglichkeit.

ÜBUNGEN FÜR DEN KREISLAUF

Müdigkeit, schlechter Schlaf, Schmerzen, steife Gelenke – kein Wunder, dass Rheumapatienten häufig nur schwer in Schwung kommen. Hier zeigen wir Ihnen ein paar Übungen, die das Herz-Kreislauf-System schonend in Fahrt bringen.

1 FAHRRADFAHREN IM BETT

Diese Übung können Sie gleich morgens im Bett absolvieren, um langsam und ohne Risiko in Schwung zu kommen. Nebenbei trainieren Sie die Bauch- und Beinmuskeln.

So geht's: Legen Sie sich auf der Matratze (oder aber auf einer Matte) auf den Rücken. Strecken Sie die Beine in die Luft und bewegen Sie sie so, als ob Sie auf einem Fahrrad sitzen. Imitieren Sie also das Radfahren.

Machen Sie 3-mal 30 Umdrehungen mit zwei kurzen Pausen dazwischen.

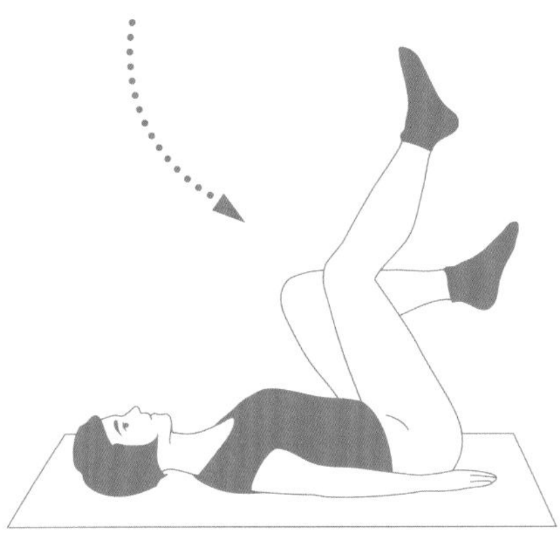

2 ÄPFEL PFLÜCKEN IM SITZEN

Jetzt ist der Oberkörper dran. Strecken und Dehnen bringen den Kreislauf sanft in Fahrt. Versuchen Sie, dabei zu gähnen, um die Lungen mit einer Extraportion Sauerstoff zu versorgen.

So geht's: Setzen Sie sich im Schneidersitz aufs Bett und strecken Sie abwechselnd den rechten und den linken Arm hoch. Stellen Sie sich vor, dass Sie mit den Händen weit nach oben kommen müssen, um hoch hängende Äpfel zu pflücken.

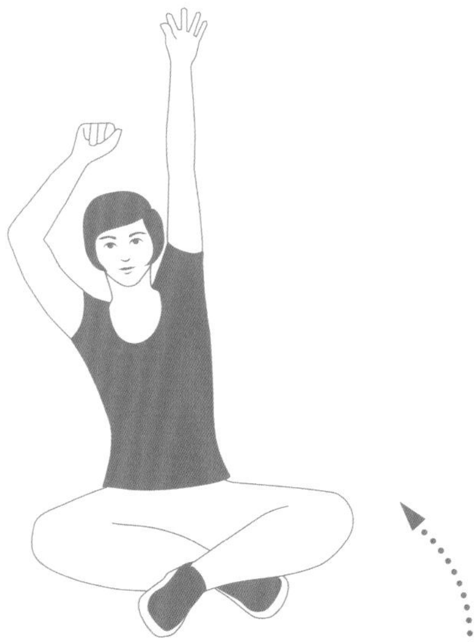

Pflücken Sie mit jeder Hand 15 imaginäre Äpfel, also 30 insgesamt.

3 GEHEN MIT SCHWINGENDEN ARMEN

Weiter geht's mit zusätzlichen Herausforderungen: Bringen Sie den Kreislauf auch mit den Armen in Schwung.

So geht's: Marschieren Sie auf der Stelle und schwingen Sie die Arme mit – jeweils entgegengesetzt zum Bein. Also den linken Arm nach vorn, wenn das rechte Bein vorn ist, und umgekehrt.

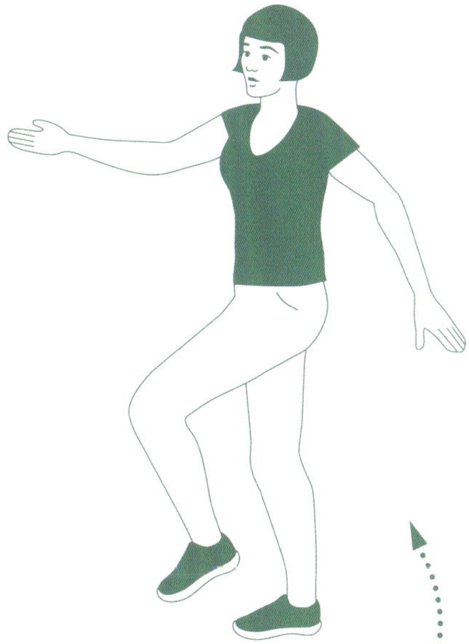

Machen Sie 60 Schritte mit Armunterstützung.

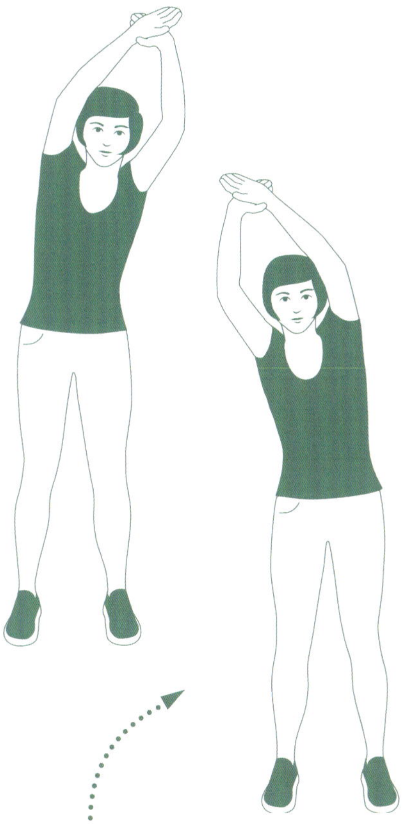

Strecken Sie jede Seite 20-mal schräg zur Decke.

4 ARME SCHRÄG STRECKEN

Bei dieser Übung wird vor allem der Rücken, aber auch der ganze Körper gedehnt. Außerdem verbessert sie die Koordinationsfähigkeit.

So geht's: Stellen Sie sich mit schulterbreit geöffneten Beinen fest auf den Boden. Legen Sie die Hände so zusammen wie auf dem Bild und strecken Sie die Handinnenflächen zur Decke. Dann ziehen Sie die Hände abwechselnd jeweils mit der anderen Hand schräg nach oben. Halten Sie die Streckung ein paar Sekunden, dann ist die andere Hand dran.

ÜBUNGEN FÜR DIE HÄNDE

Ob am Bildschirm oder im Haushalt – wenn jede Handbewegung schmerzhaft ist, kann Training hilfreich sein. Diese Fingerübungen sorgen dafür, dass die kleinen wichtigen Gelenke beweglich bleiben.

1 FAUST SCHLIESSEN UND ÖFFNEN

Bei der weitverbreiteten Rheumatoiden Arthritis sind die Fingergelenke häufig betroffen. Mit dieser einfachen Übung verhindern Sie Versteifungen.

So geht's: Bilden Sie zuerst mit den Fingern eine lockere Faust – als ob Sie einen Gegenstand greifen würden. Dann strecken Sie die Finger weit geöffnet nach oben und auseinander.

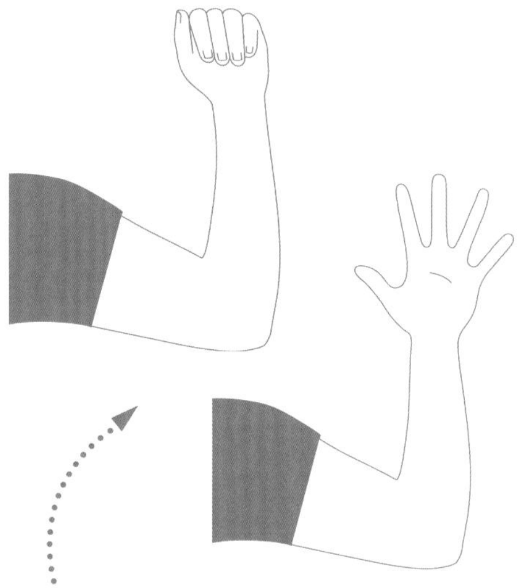

Wiederholen Sie das Öffnen und Schließen 10-mal.

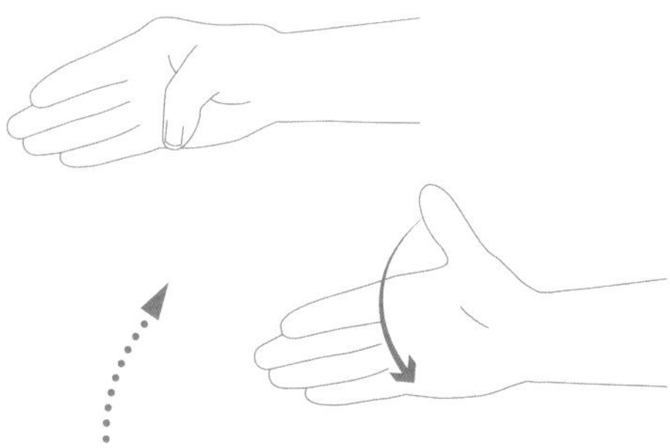

Spreizen Sie den Daumen auf jeder Seite in 3 Durchgängen jeweils 10-mal ab, also insgesamt 30-mal mit zwei Lockerungspausen.

2 DAUMEN ABSPREIZEN

Das Daumengelenk wird mit dieser Übung gesondert trainiert.

So geht's: Legen Sie Ihre Hand mit der Außenkante auf einen Tisch. Nun führen Sie den Daumen über die Innenfläche der Hand bis zum Grundgelenk des kleinen Fingers. Anschließend spreizen Sie den Daumen nach oben ab. Das Handgelenk bleibt dabei gestreckt und darf nicht eingeknickt werden.

3 KLEINE FAUST

Diese Übung dient dazu, die Fingergelenke zu mobilisieren und ihre Funktionen möglichst umfassend zu erhalten.

So geht's: Die kleine Faust unterscheidet sich in einem wichtigen Detail von anderen Faustübungen. Achten Sie darauf, dass Sie nur die Fingergelenke öffnen und schließen und nicht die ganze Hand. Fahren Sie regelrecht die „Krallen" aus und wieder ein. Beugen Sie also nur die End- und die Mittelgelenke der Finger. Die Fingergrundgelenke und das Handgelenk bleiben gestreckt.

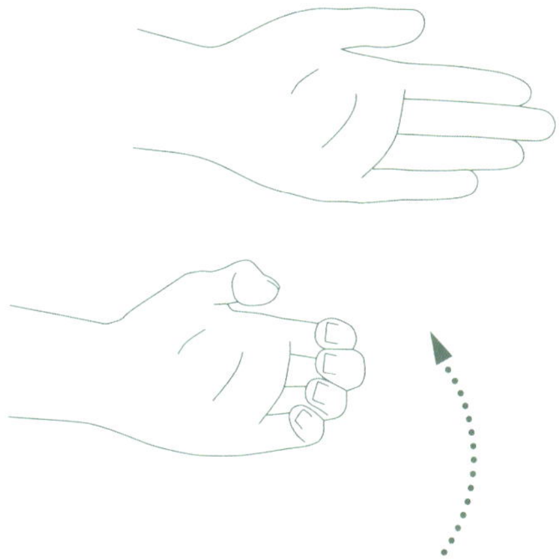

Machen Sie die kleine Faust 10-mal mit jeder Hand.

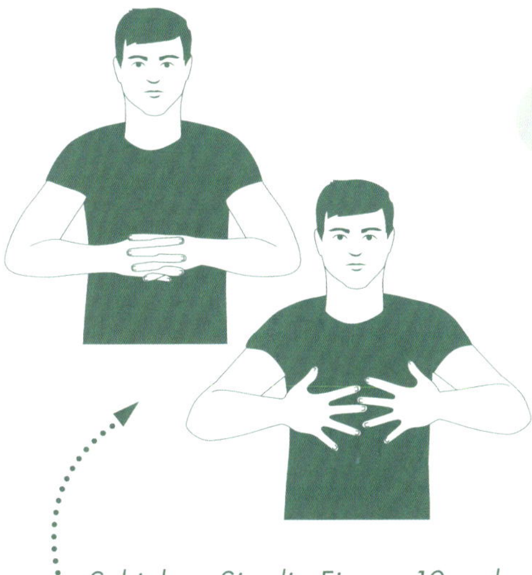

Schieben Sie die Finger 10-mal zusammen und auseinander.

4 FINGER INEINANDERSCHIEBEN

Diese Übung hält die Fingergelenke beweglich.

So geht's: Falten Sie die Hände, indem Sie die Finger vor der Brust ineinanderschieben wie auf dem Bild. Danach führen Sie sie wieder auseinander und spreizen die Finger dabei leicht. Dann geht's zurück in die Faltung.

GUTES FÜR DIE HÄNDE

Um die Muskulatur in den Händen zu lockern und die Durchblutung zu fördern, eignet sich ein Igelball. Den können Sie zum Beispiel ...

- ... über den Handrücken rollen und schmerzende Stellen leicht massieren.
- ... sanft greifen, nicht quetschen.
- ... zwischen den Handflächen hin- und herrollen und die Hand massieren.

ÜBUNGEN FÜR DIE SCHULTERN

An dieses Gelenk werden umfassende Anforderungen gestellt. Die Schulter wird durch Muskeln und Bänder zusammengehalten und ist das beweglichste Gelenk im ganzen Körper. Leichte Übungen halten die Schultern in alle Richtungen beweglich.

1 ARME PENDELN LASSEN

Diese Übung mobilisiert die Schultergelenke auf sanfte Weise. Dafür nutzen Sie am besten einen Stuhl zum Festhalten.

So geht's: Stellen Sie sich hinter einen Stuhl mit Lehne und halten Sie sich mit einer Hand fest. Der Oberkörper ist leicht nach vorn geneigt. Den freien Arm heben und senken Sie seitlich neben dem Körper. Führen Sie die Hand dabei weit nach hinten. Schwingen Sie den Arm wie ein lockeres Pendel vor und zurück.

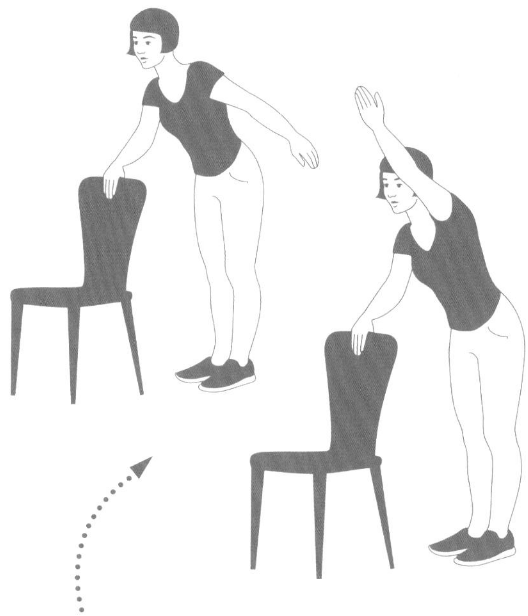

Pendeln Sie jeweils 10-mal abwechselnd mit beiden Armen.

2 IM SITZEN SCHULTERN KREISEN

Auch diese Übung hält die Schultergelenke beweglich. Sie können Sie im Sitzen durchführen.

So geht's: Hier geht es nicht darum, die Schultern nur nach oben zu ziehen und wieder fallen zu lassen. „Malen" Sie stattdessen möglichst große Kreise mit den Schultern in die Luft. Rollen Sie sie abwechselnd nach vorn und nach hinten.

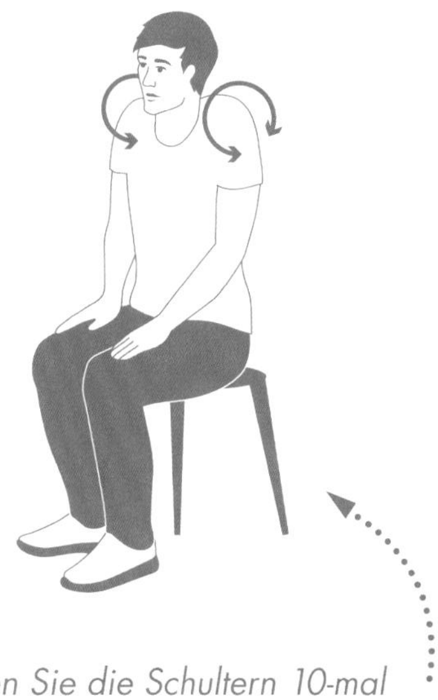

Kreisen Sie die Schultern 10-mal nach vorn und 10-mal nach hinten.

3 OBERKÖRPER SEITLICH DREHEN

Das Schultergelenk sollte möglichst in viele Richtungen beweglich bleiben und durch Muskeln gestützt werden. Diese Übung fördert seitliche Drehbewegungen.

So geht's: Setzen Sie sich auf einen Hocker und strecken Sie beide Arme waagerecht nach vorn. Die Handinnenflächen zeigen nach oben. Jetzt drehen Sie zuerst den rechten Arm gestreckt nach hinten, während der linke in der Ausgangsstellung bleibt. Der Kopf wird ebenfalls nach hinten gedreht. Dann führen Sie den rechten Arm zurück und wechseln die Seite.

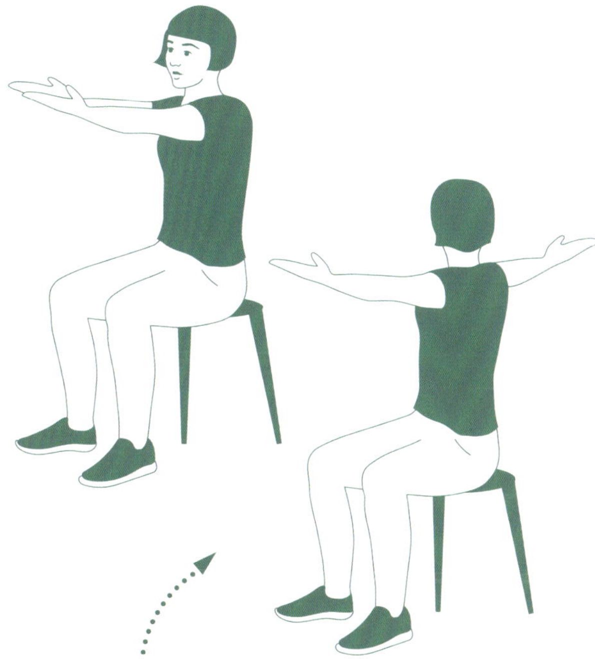

Drehen Sie sich 10-mal zu jeder Seite.

4 AUSSENROTATION

Um die Außenrotation zu trainieren, legen Sie sich bäuchlings auf eine Matte. Der Blick ist zum Boden gerichtet.

So geht's: Nun legen Sie beide Hände seitlich auf die Lendenwirbelsäule, sodass die Handinnenflächen nach oben zeigen. Drücken Sie dann die Ellenbogen von oben 10 Sekunden in die Matte. Wichtig: Halten Sie die Schultern dabei ruhig, ziehen Sie sie nicht hoch.

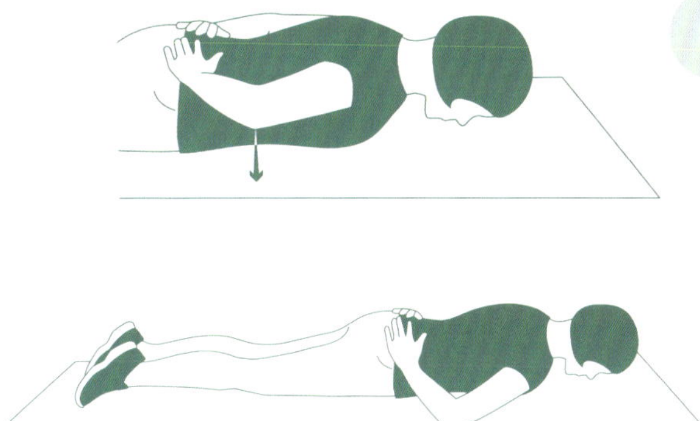

Drücken Sie die Ellenbogen 3-mal 10 Sekunden lang zu Boden.

ÜBUNGEN FÜRS ELLENBOGENGELENK

Ob für Bewegungen im Kreis, nach oben, nach innen oder nach außen: Das Ellenbogengelenk besteht aus drei Teilgelenken, die umfassende Bewegungen möglich machen. Kleine Übungen zwischendurch halten die Ellenbogen fit.

1 ARME PENDELN LASSEN

Um die Ellenbogengelenke zu entlasten, ist es wichtig, Fehlhaltungen auszugleichen. Diese Übung dient dazu.

So geht's: Setzen Sie sich auf einen Hocker. Beugen Sie die Arme im Ellenbogengelenk wie auf der Abbildung und führen Sie sie langsam nach hinten. Fixieren Sie dabei die Beugung, indem Sie die Muskeln fest anspannen. Dann führen Sie die Arme im gleichen Winkel nach vorn.

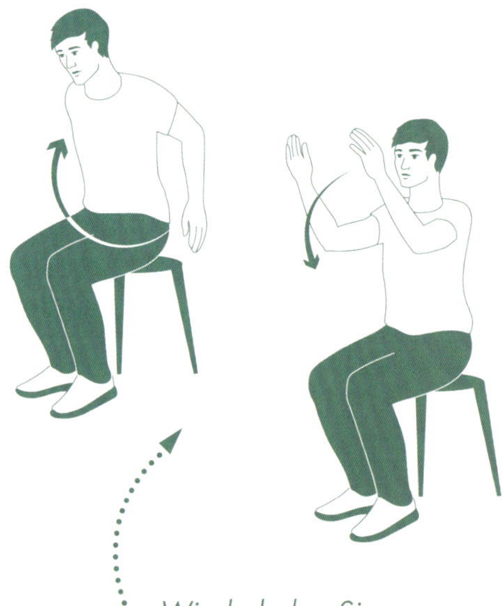

Wiederholen Sie die Übung 10-mal.

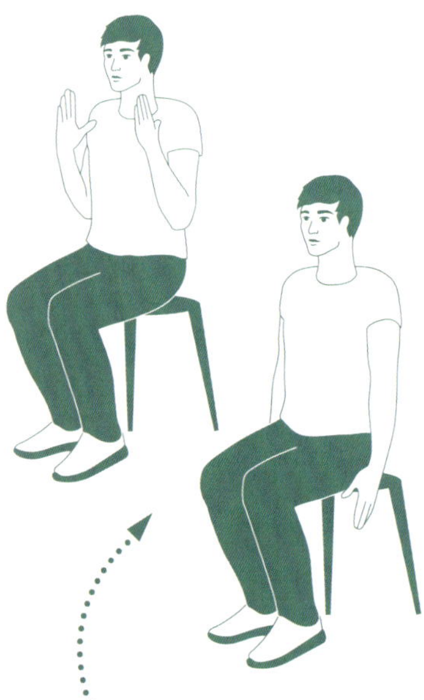

Absolvieren Sie die Übung 10-mal.

2 ELLENBOGENGELENKE ÖFFNEN UND SCHLIESSEN

Die Muskulatur stärken und die Ellenbogengelenke gleichzeitig beweglich halten – das ist das Ziel dieser Übung.

So geht's: Setzen Sie sich auf einen Hocker und lassen Sie die Arme seitlich nach unten hängen. Die Finger und das Handgelenk sind dabei gestreckt; der Daumen leicht abgespreizt. Aus dieser Position heraus wird der Ellenbogen gebeugt und wieder gestreckt. Die Handhaltung bleibt dabei unverändert.

3 HÄNDE WENDEN IM SITZEN

Bei dieser Übung ist es wichtig, dass Sie die Ellenbogengelenke ruhig halten. Sie sollten immer Kontakt mit dem Oberkörper haben und nicht abgespreizt werden.

So geht's: Setzen Sie sich aufrecht auf einen Hocker an einen Tisch. Die Füße stehen fest auf dem Boden. Halten Sie die Oberarme so, dass die Ellenbogen seitlich den Oberkörper berühren. Die Unterarme liegen im 90-Grad-Winkel auf dem Tisch. Nun drehen Sie die die Handinnenflächen abwechselnd nach innen und nach außen.

Führen Sie 10 Wechsel durch.

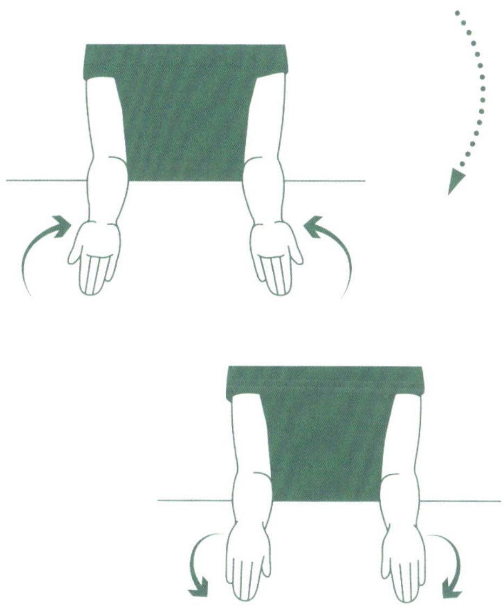

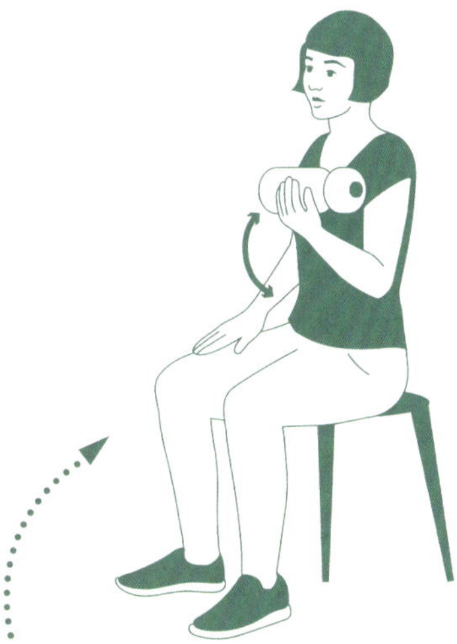

Machen Sie mit jeder Seite 3-mal 10 Wiederholungen.

4 KLEINE GEWICHTE HEBEN

Verbessern Sie Ihre Armkraft mit leichten Herausforderungen wie in dieser Übung.

So geht's: Setzen Sie sich auf einen Stuhl und nehmen Sie ein leichtes Gewicht (zum Beispiel eine Wasserflasche) in die Hand. Heben Sie die Flasche aus dem Ellenbogengelenk heraus in Richtung Schulter und wieder zurück.

ÜBUNGEN FÜR DIE HÜFTE

Nicht nur Alltagsbewegungen wie Laufen oder Treppensteigen fördern die Beweglichkeit der Hüfte. Mit gezielten Übungen, die das Strecken und Beugen unterstützen, können Sie Versteifungen verhindern und Schmerzen lindern.

AUF DEM BAUCH SCHWIMMEN

Diese Übung stärkt den ganzen Rücken und die Hüfte. Achten Sie darauf, dass Sie die Wirbelsäule gerade halten. Das gelingt, indem Sie die Stirn auf den Boden legen.

So geht's: Legen Sie sich auf den Bauch auf den Boden. Heben Sie die Arme im 90-Grad-Winkel neben dem Körper hoch und stellen Sie die Zehen auf. Aus dieser Position absolvieren Sie mit den Armen Schwimmbewegungen wie beim Brustschwimmen.

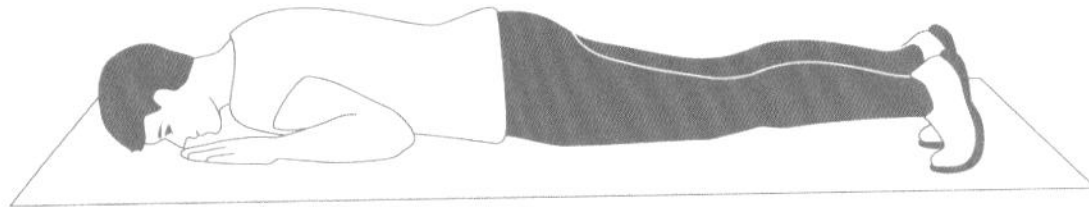

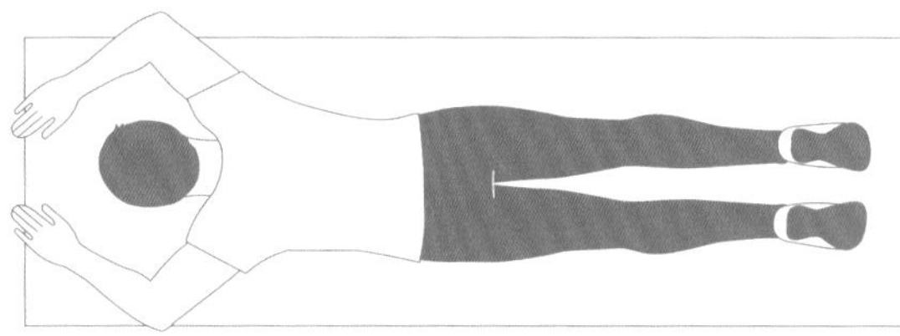

„Schwimmen" Sie 1 Minute lang.

BEINE IM SITZEN NACH AUSSEN DREHEN

Halten Sie das Hüftgelenk beweglich, indem Sie die Beine nach außen drehen.

So geht's: Setzen Sie sich auf einen Hocker, sodass Sie die Hände hinter dem Gesäß abstützen können, um den Rücken zu entlasten. Beide Füße stehen fest auf dem Boden. Jetzt heben Sie ein Bein etwa im rechten Winkel an, führen es langsam nach außen und wieder zurück. Das Bein wird dazwischen nicht abgesetzt. Dann ist das andere Bein an der Reihe. Die Hüfte bleibt dabei gerade.

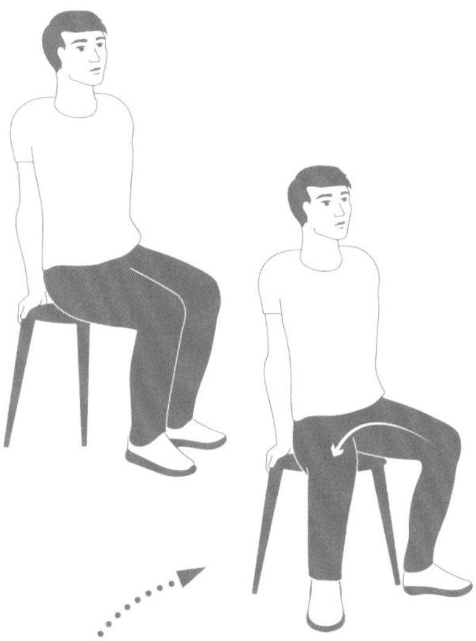

Bewegen Sie jedes Bein 15-mal nach außen und zurück.

AUF DEM RÜCKEN LIEGEND EIN BEIN HEBEN

Mobilisieren Sie die Hüfte in der Rückenlage. So werden die Gelenke nicht unnötig mit Gewicht belastet.

So geht's: Legen Sie sich auf den Rücken auf eine Matte und stellen Sie ein Bein auf. Die Hände liegen flach auf der Unterlage. Nun ziehen Sie das andere Bein gestreckt nach oben. Der Fuß wird dabei angezogen. Heben Sie das Bein so weit nach oben, wie Sie es schaffen und senken Sie es danach langsam wieder ab auf den Boden. Anschließend wechseln Sie die Seite.

Heben Sie jedes Bein 10-mal.

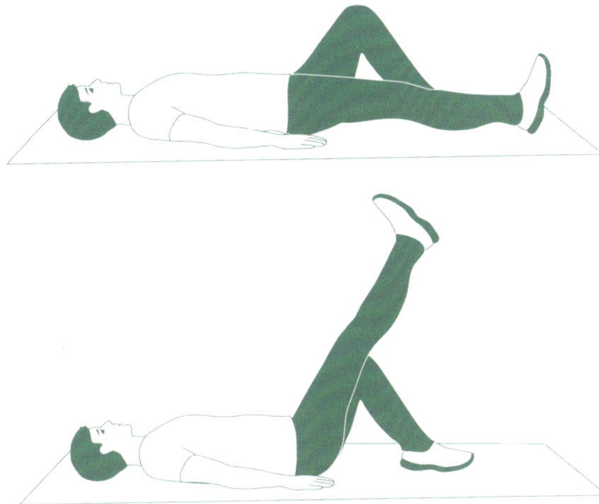

Senken Sie jedes Knie 10-mal ab.

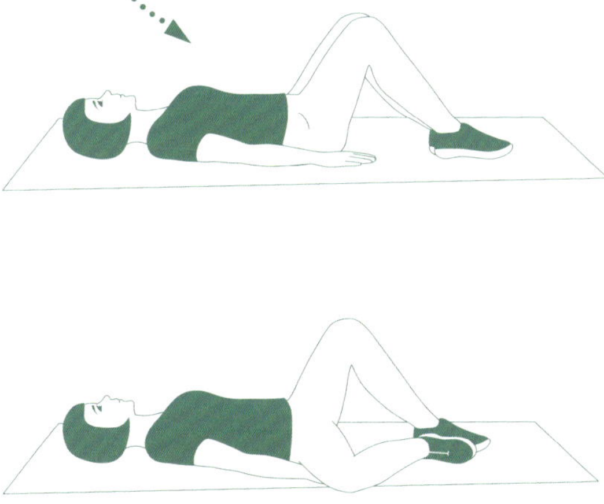

BEIN SEITLICH SENKEN

Diese Übung zur Lockerung der Hüftmuskulatur findet ebenfalls im Liegen statt.

So geht's: Stellen Sie in der Rückenlage beide Beine nebeneinander auf. Die Füße berühren mit der ganzen Sohle den Boden. Dann senken Sie langsam das rechte Knie zur Seite und führen es zurück in die Ausgangsstellung. Im nächsten Schritt ist das linke Knie dran.

ÜBUNGEN FÜR DIE FÜSSE UND DIE ZEHEN

Wenn rheumatische Erkrankungen fortschreiten, kommt es oft zu Verdickungen in den Gelenken. Spezielle Übungen für die Fuß- und Zehengelenke fördern die Durchblutung und lindern Schmerzen.

FERSEN UND ZEHENSPITZEN MOBILISIEREN

Den Sprunggelenken tut es gut, wenn sie bewegt werden, ohne Gewicht tragen zu müssen. Deshalb findet diese Übung im Sitzen statt.

So geht's: Setzen Sie sich auf einen Stuhl und lassen Sie die Arme locker seitlich hängen. Die Füße stehen mit der ganzen Sohle auf dem Boden. Nun heben Sie die Fersen, sodass nur noch die Zehen den Boden berühren. Danach bleiben Sie mit den Fersen auf dem Boden und ziehen die Zehen nach oben. Machen Sie die Übung mit beiden Beinen gleichzeitig.

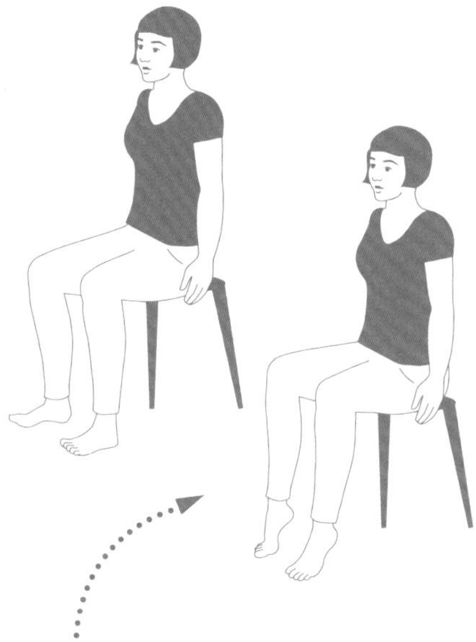

Absolvieren Sie 15 Wechsel zwischen Zehen und Fersen.

FÜSSE KREISEN IM SITZEN

Fußgymnastik stabilisiert die Gelenke, hält sie geschmeidig und schützt vor Verletzungen.

So geht's: Setzen Sie sich mit geradem Rücken auf einen Stuhl. Stützen Sie sich dabei ruhig mit den Händen hinter dem Gesäß ab. Beginnen Sie mit der Übung, indem Sie ein Bein gestreckt anheben. Nun kreisen Sie den Fuß erst rechts, dann links herum. „Malen" Sie dabei möglichst große Kreise in die Luft. Anschließend wechseln Sie das Bein.

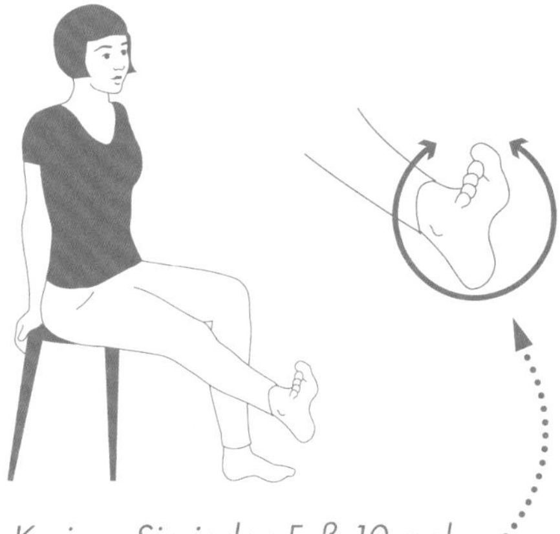

Kreisen Sie jeden Fuß 10-mal nach links und 10-mal nach rechts.

INNEN- UND AUSSENRAND HOCHZIEHEN

Damit die Gelenke in alle Richtungen beweglich bleiben, sollten auch alle Richtungen trainiert werden. Hier geht's um die Innen- und Außenseiten.

So geht's: Setzen Sie sich bequem auf einen Stuhl und stützen Sie die Hände seitlich hinter dem Gesäß auf. Strecken Sie die Beine leicht geöffnet parallel nach vorn aus. Ziehen Sie dann abwechselnd die Fußinnenseite und die Fußaußenseite so weit wie möglich nach oben. Achten Sie darauf, dass die Kniescheibe nicht mitdreht, sondern nach oben zeigt.

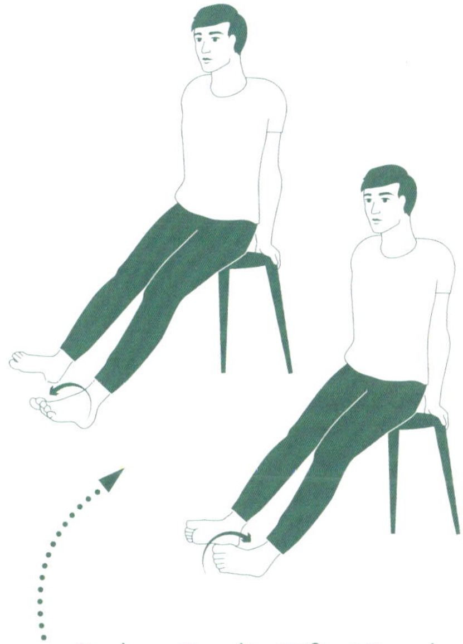

Drehen Sie die Füße 10-mal nach innen und 10-mal nach außen.

GUTES FÜR DIE ZEHEN

Viele Rheumapatienten leiden unter Schmerzen in den Zehengelenken. Diese Übung ist speziell für die Zehen gedacht und kann Abhilfe schaffen.

So geht's: Setzen Sie sich auf einen Stuhl. Stellen Sie beide Beine mit der ganzen Fußsohle auf den Boden. Versuchen Sie zuerst, nur den großen Zeh nach oben zu ziehen. Das ist gar nicht so einfach und gelingt leichter, wenn Sie die anderen Zehen geschlossen auf dem Boden lassen. Anschließen heben Sie nur die kleinen Zehen hoch.

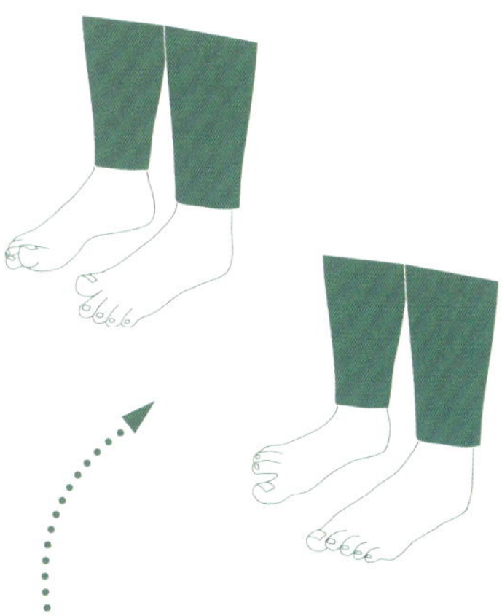

Heben Sie 10-mal die großen Zehen und 10-mal die kleinen Zehen.

ÜBUNGEN FÜR DIE KNIE

Steife Knie am Morgen und Schmerzen beim Auftreten sind typische Symptome einer Gelenkentzündung im Knie. Sanfte Bewegungseinheiten speziell fürs Knie können Beschwerden lindern.

FERSE IM SITZEN HEBEN

Um das Kniegelenk effektiv zu dehnen, achten Sie darauf, dass Sie den Oberkörper während der Übung nicht nach hinten neigen, sondern aufrecht halten. Das gelingt am besten, wenn Sie die Arme etwa in Höhe der Kniegelenke seitlich aufstützen.

So geht's: Setzen Sie sich aufrecht auf eine Matte und stützen Sie die Hände seitlich auf. Nun strecken Sie ein Bein, sodass das Knie durchgedrückt ist. Heben Sie die Ferse hoch und halten Sie den angezogenen Fuß in der Luft. Danach ist das andere Bein dran.

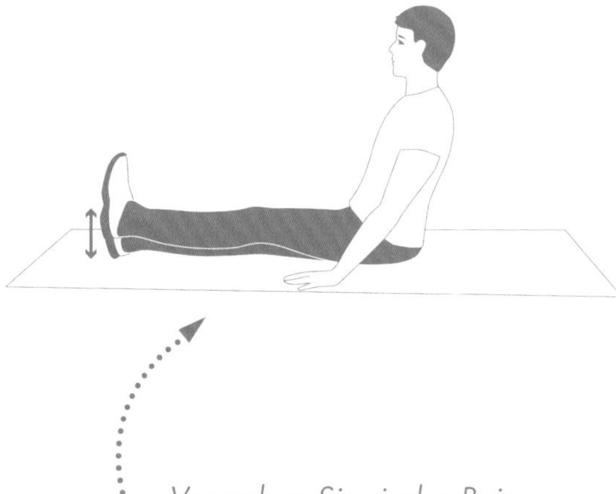

Versuchen Sie, jedes Bein 30 Sekunden hochzuhalten.

KNIE IN BAUCHLAGE DURCHDRÜCKEN

Bei dieser Übung mobilisiert die Streckung das Kniegelenk und fördert die Beweglichkeit. Im Liegen lastet kein Gewicht auf dem Gelenk.

So geht's: Legen Sie sich bäuchlings auf eine Matte. Die Arme platzieren sie dabei neben dem Körper, die Handinnenflächen sind nach oben gerichtet. Stellen Sie eine Fußspitze auf und drücken Sie das Knie durch, um es danach wieder kurz zu lockern, bevor Sie das Bein wechseln.

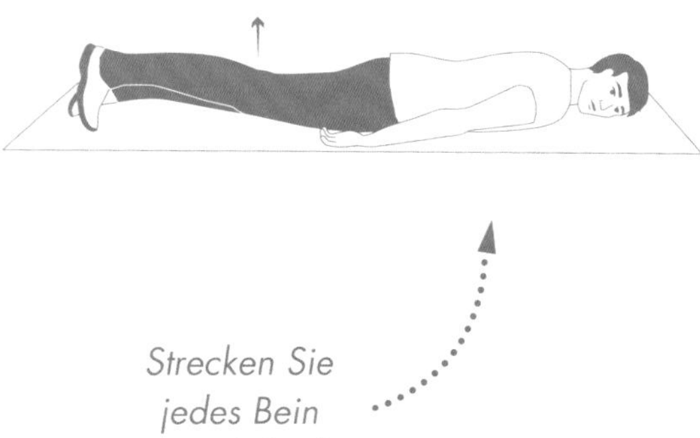

Strecken Sie jedes Bein 10-mal durch.

GEBEUGTES BEIN NACH VORN UND HINTEN

Damit das Kniegelenk von dieser Übung profitiert, knicken Sie das obere Bein nicht nach oben weg, sondern halten Sie es immer auf der Höhe, auf der es auch in der Seitenlage gehalten wird. Das Kniegelenk bleibt während der ganzen Übung gebeugt.

So geht's: Legen Sie sich seitlich auf die Matte und winkeln Sie beide Beine etwa im 90-Grad-Winkel an. Legen Sie dabei den Kopf auf dem unteren Arm ab. Nun ziehen Sie das obere Bein zuerst nach vorn Richtung Bauch und dann nach hinten, sodass die Hüfte gestreckt wird.

Ziehen Sie jedes Bein 10-mal nach vorn und hinten.

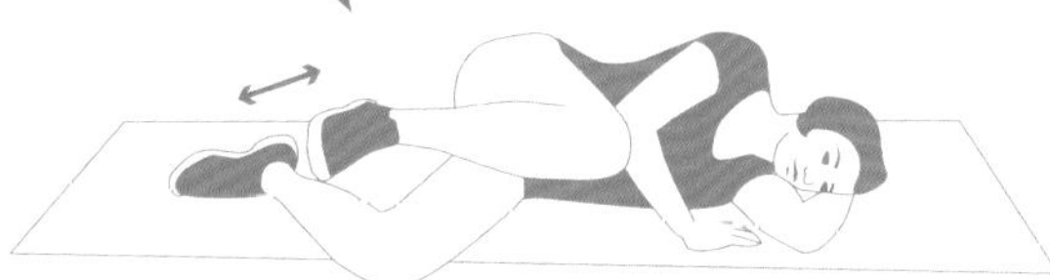

FERSE ZUM GESÄSS ZIEHEN

Mit dieser Übung wird die Stabilität des Kniegelenks verbessert.

So geht's: Begeben Sie sich in die Bauchlage. Die Arme liegen seitlich. Den Kopf legen Sie ebenfalls seitlich auf die Matte. Nun versuchen Sie, eine Ferse zum Gesäß zu ziehen. Auch wenn Sie das Gesäß nicht erreichen, hilft die Übung dabei, das Gelenk beweglich zu halten.

Versuchen Sie, die Position 5-mal jeweils 10 Sekunden zu halten.

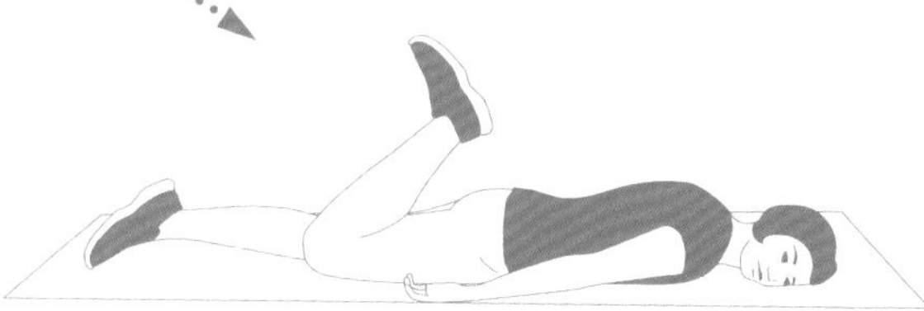

GUTES FÜR DIE KNIE

Wenn Sie im Fitnessstudio trainieren, ist der Crosstrainer ideal für gelenkschonendes Training, denn dabei werden die Bewegungen gut abgefedert. Es kann auch sinnvoll sein, Bandagen zu tragen, die die Gelenke stützen. Sogenannte Schuhzurichtungen wie Pufferabsätze verschaffen Erleichterungen im Alltag. Solche Hilfsmittel verordnet der Arzt; die Kosten tragen häufig die Krankenkassen.

ÜBUNGEN FÜR DEN RÜCKEN

Nicht nur Rheumapatienten haben häufig Rückschmerzen – Beschwerden im Kreuz sind mittlerweile eine Volkskrankheit geworden. Mit unseren Übungen beugen Sie Versteifungen vor und entspannen gleichzeitig den Rücken.

AUF DEM RÜCKEN DIE KNIE FALLEN LASSEN

Hier wird die Rumpfmuskulatur in der Rückenlage gestärkt (Bild 1). Wenn Sie die Übung intensivieren möchten, legen Sie die Arme dabei gestreckt über dem Kopf auf den Boden (Bild 2).

So geht's: Legen Sie sich auf den Rücken und stellen Sie die Beine angewinkelt auf. Nun lassen Sie die Knie erst nach rechts fallen, stellen Sie sie wieder auf und lassen sie nach links fallen. Die Knie bleiben jeweils kurz am Boden, die Beine die ganze Zeit geschlossen.

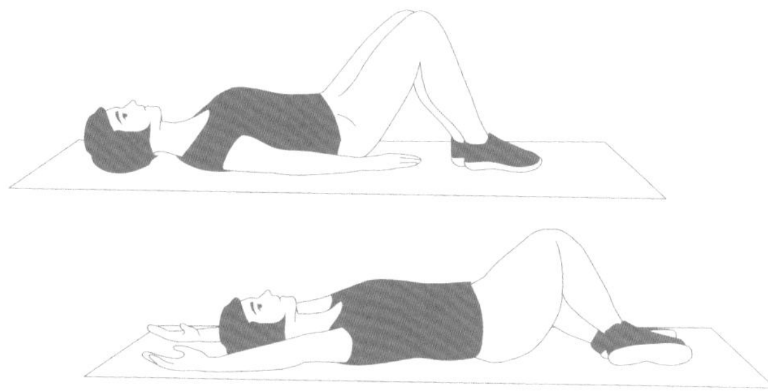

Lassen Sie die Knie 10-mal nach rechts und links fallen.

OBERKÖRPER DREHEN

Mit dieser Übung wird die Brustwirbelsäule mobilisiert. Um die Wirkung zu verstärken, achten Sie darauf, dass Sie die Füße während der ganzen Übung fest auf den Boden drücken.

So geht's: Setzen Sie sich auf einen Stuhl und drücken Sie die Füße dabei auf den Boden. Legen Sie die Hände auf die jeweils gegenüberliegende Schulter. Drehen Sie den Oberkörper in dieser Position abwechselnd nach links und rechts. Halten Sie die Position jeweils ein bis zwei tiefe Atemzüge lang.

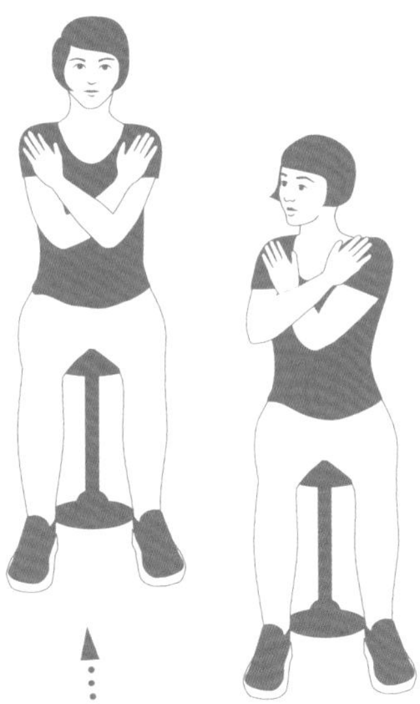

Drehen Sie den Oberkörper 10-mal zu jeder Seite.

3 BAUCHMUSKELN STÄRKEN

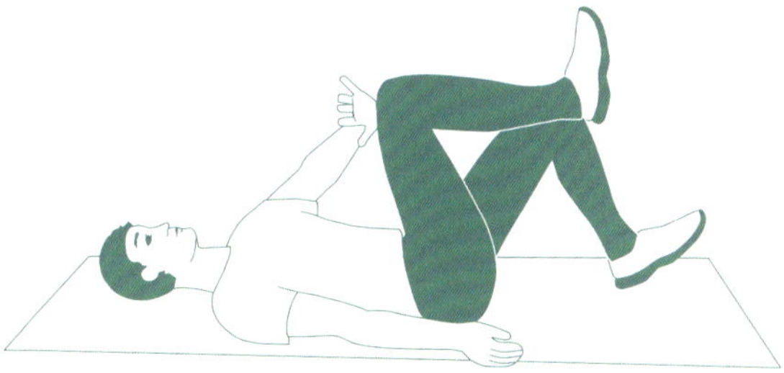

Um dem Rücken etwas Gutes zu tun, ist es wichtig, auch die Bauchmuskulatur zu trainieren. Achten Sie bei dieser Übung darauf, dass der Bauch immer angespannt ist und die Lendenwirbelsäule auf den Boden gedrückt wird.

Jede Seite wird 5-mal gedrückt.

So geht's: Legen Sie sich auf den Rücken auf die Matte. Die Beine sind leicht angewinkelt, die Füße nach oben gerichtet. Ziehen Sie ein Knie an und drücken Sie mit der gegenüberliegenden Hand 3 bis 5 Sekunden lang dagegen. Danach wechseln Sie die Seite.

4 DEN UNTEREN RÜCKEN DEHNEN

Machen Sie die Übung 5-mal.

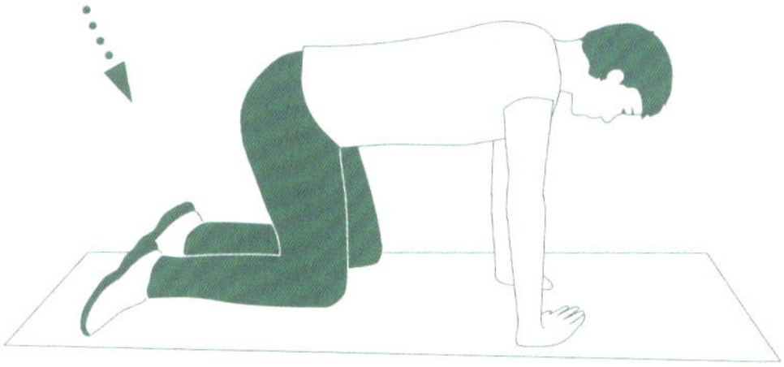

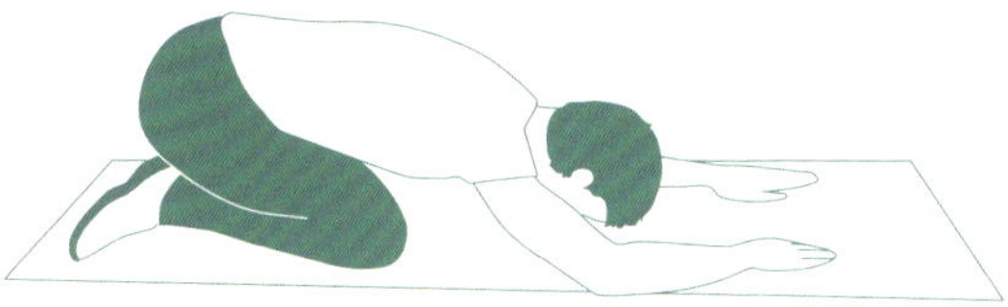

Diese Dehnübung ist Stärkung und Entspannung zugleich.

So geht's: Beginnen Sie im Vierfüßlerstand. Die Beine sind hüftbreit geöffnet. Die Hände stehen unter den Schultern, der Kopf bleibt gerade als Verlängerung der Wirbelsäule. Schieben Sie aus dieser Position heraus das Gesäß zu den Fersen und den Kopf auf den Boden. Dehnen Sie die Körpermitte dabei zwei bis drei tiefe Atemzüge lang und gehen Sie danach wieder in den Vierfüßlerstand.

BESSER LEBEN TROTZ BESCHWERDEN

IN SCHWEREN ZEITEN DIE SEELE STÄRKEN

Wer mit Schmerzen zu kämpfen hat, kennt das nur zu gut: Die Stimmung ist am Boden. Alles erscheint sinnlos. Man fühlt sich einfach nicht mehr wohl im eigenen Körper. Leider lassen sich Schmerzen nicht verhindern, aber den Umgang damit kann man beeinflussen. Wie gelingt es, trotz Beschwerden gut zu schlafen? Was kann ich für mich selbst tun, um meine Seele zu stärken? Was hilft mir, wenn es unter Stress vermehrt zu Schüben kommt? Welche Rolle spielt mein Umgang mit Gefühlen? Wo finde ich praktische Unterstützung im Alltag und im Beruf?

DEN SCHMERZ BESSER BEWÄLTIGEN

Schmerzen, Niedergeschlagenheit, Erschöpfung – wenn der Körper nicht mehr funktioniert wie gewohnt, fühlt man sich nicht mehr wohl in seiner Haut. Denn das Schmerzempfinden und das Seelenleben eines Menschen hängen eng zusammen. Zum Glück hat jeder Einfluss darauf.

Wie stark jemand Schmerzen empfindet, hängt vom eigenen Erleben ab. In unserer Praxis sehen wir das häufig: Es gibt Rheumapatienten mit schwer geschädigten Gelenken, die kaum Schmerzen spüren, und andere, deren Gelenke sich bisher fast gar nicht verändert haben, die aber über erhebliche Beschwerden klagen. Das zeigt, dass die Intensität des Schmerzes nicht vom Grad der Zerstörung eines Gelenks abhängt, sondern vom individuellen Empfinden. Daraus lässt sich schlussfolgern, dass das Schmerzempfinden beeinflussbar ist und jeder Patient selbst an seinem Krankheitsverlauf mitwirken kann.

VON AKUT ZU CHRONISCH

Normalerweise sind Schmerzen ein Warnzeichen, also ein wichtiger und sehr nützlicher Überlebensfaktor. Sie kommen, sind unangenehm, weisen darauf hin, dass etwas nicht stimmt – und sobald das abgestellt ist, vergehen sie wieder. Doch es gibt körperliches Leid, das hartnäckig bleibt und weder durch gezielte Behandlungen noch von allein wieder verschwindet. Nach drei Monaten spricht man von chronischen Schmerzen. Die Betroffenen geraten in einen Teufelskreis. Sie haben akute Schmerzen und meiden zuerst Bewegungen, die Beschwerden verursachen. Das führt zu Schonhaltungen, die neue körperliche Qualen auslösen. Aus einem akuten Schmerz wird ein chronischer. Wer selbst ausprobiert, was gut für ihn ist, kann das rechtzeitig verhindern –

Eine Atemübung gegen den Schmerz

Einfache Übungen können Rheumapatienten dabei unterstützen, Schmerzen besser zu bewältigen. Dazu gehören zum Beispiel Atemübungen. Vielleicht wollen Sie es gleich einmal ausprobieren? Suchen Sie sich ein ruhiges Plätzchen, an dem Sie möglichst ungestört sind. Legen Sie nun eine Hand über die Brust und die andere auf den Bauch. Atmen Sie tief ein und aus und spüren Sie Ihrem Atem bewusst nach: Welche Hand bewegt sich mehr? Am Anfang ist das meist die auf der Brust. Ihr Ziel ist es nun, die Atmung in den Bauch zu verlagern, sodass sich die Hand auf dem Bauch stärker bewegt. Wenn Ihnen das gelingt, atmen Sie ein paar Minuten lang tief ein und aus, sodass sich die Hand auf dem Bauch langsam bewegt. Die Wirkung der Atemübung basiert darauf, dass Sie sich selbst spüren und ein Werkzeug an der Hand haben, mit dem Sie den Schmerz in den Hintergrund drängen und bewusst loslassen können.

und zwar nicht nur mit Medikamenten, sondern auch mit anderen Verfahren.

„SCHMERZKILLER" AKTIVIEREN

- Ist es durch Schmerzen zu einer Schonhaltung gekommen, müssen die jeweiligen Gegenspieler der verkrampften Muskulatur bewegt und gestärkt werden. Dafür brauchen die Patienten individuell abgestimmte Physiotherapie.
- Ängste können Schmerzen verstärken. Wer Wege kennt, mit denen er sich selbst helfen kann, ist deshalb besser aufgestellt. Allein das Gefühl „Ich bin meinem Schicksal hilflos ausgeliefert" verschlimmert Beschwerden. Umgekehrt gilt: Wer die eigenen Ängste aktiv bekämpfen kann, hat weniger Schmerzen. Bewältigungsstrategien, wie zum Beispiel die Biografiearbeit (siehe Seite 198), helfen dabei.
- Bewegung ist nicht nur für den Körper gut. Wer regelmäßig in Schwung kommt, ohne sich zu überfordern, stärkt auch die Seele. Bewegung hilft gegen Depressionen, macht gute Laune, verbessert das Selbstbewusstsein und das Wohlbefinden, was Botenstoffe freisetzt, die wiederum Schmerzen lindern. Dazu gehören körpereigene „Schmerzkiller" wie Endorphine, Dopamin, Noradrenalin und Serotonin, die bereits bei Gedanken an etwas Schönes oder bei Tätigkeiten, die einem Freude bereiten, aktiviert werden.
- Achten Sie im Alltag auf einen festen Lebensrhythmus. Das gibt Sicherheit und verbessert den Schlaf, der bei Rheumapatienten oft schmerzbedingt gestört ist. Der Tag sollte mit einem regelmäßigen Wechsel aus Ruhephasen und Aktivitäten strukturiert sein (siehe Seite 58), denn ein körperliches und seelisches Gleichgewicht reduziert Schmerzen und Beschwerden.
- Bei chronischen Schmerzen lassen sich auch mit Akupunktur, Massagen oder Behandlungen aus der Osteopathie gute Erfolge erzielen.
- Einreibungen kann jeder selbst machen oder man bittet jemand anderen darum, die schmerzenden Stellen zum Beispiel mit Arnikaöl einzureiben.
- Eine besondere Kunst sind rhythmische Einreibungen mit natürlichen Ölen und Salben, die sehr tief wirken und nur von ausgebildeten Fachleuten durchgeführt werden dürfen. Dabei entsteht durch die saugende Grifftechnik Wärme und Entspannung, die körperliche und seelische Blockaden löst.
- In der ganzheitlichen Medizin sind äußere Anwendungen wie Auflagen, Kompressen und Wickel Bestandteile der Behandlung (siehe Seite 56).

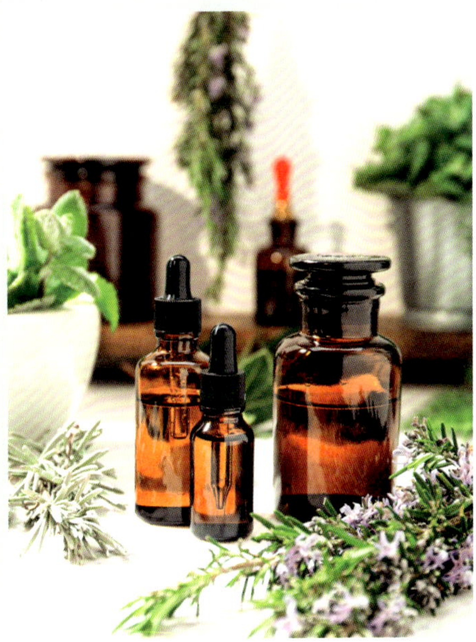

FÜR GUTE NÄCHTE TROTZ RHEUMA

Tiefer, erholsamer Schlaf ist wichtig für die Gesundheit und fürs Wohlbefinden. Leider ist das bei Rheumapatienten nicht immer gewährleistet. Einfache Maßnahmen können das Ein- und Durchschlafen erleichtern.

Große Schwierigkeiten bereitet Rheumapatienten häufig die Nacht. Bei Schmerzen ist an Schlafen kaum zu denken. Chronische Beschwerden und Schlafmangel führen in einen Teufelskreis, der die Krankheit verschlimmert. Die Liste der Probleme, die durch fehlende Nachtruhe entstehen, ist sehr lang. Die Leistungsfähigkeit lässt nach. Man kann sich tagsüber nicht mehr richtig konzentrieren. Es fehlt die Zeit für Erholung und Regeneration. Reizbarkeit und Depressionen nehmen zu. Etwa die Hälfte aller Betroffenen leidet im akuten Stadium unter erschwertem Ein- und Durchschlafen. Das bleibt nicht ohne Folgen. Da Medikamente gegen Schlafstörungen unerwünschte Nebenwirkungen haben, sollte man es erst einmal mit anderen Maßnahmen probieren. Hier finden Sie einige Anregungen.

1.

DIE RICHTIGE UMGEBUNG

Die richtige Temperatur im Schlafzimmer: Probieren Sie, wie Wärme oder Kälte auf Ihr Wohlbefinden wirkt, und stellen Sie die Heizung entsprechend ein. Verbannen Sie elektronische Geräte wie Fernseher, Handy und Computer aus dem Schlafzimmer.

2.

RHYTHMUS UND BEWEGUNG

Stehen Sie jeden Tag zur gleichen Zeit auf. Bleiben Sie tagsüber wach, auch wenn Sie sich zwischendurch einmal müde fühlen. Schlaf am Tag beeinträchtigt die Nachtruhe. Bewegen Sie sich an der frischen Luft. Laufen, Gehen, Fahrradfahren und gezieltes Training machen müde. Am Abend sollten Sie sich nur noch sanft bewegen – zum Beispiel bei einem Abendspaziergang.

3.

LEICHTE KOST

Essen Sie abends nur leicht Verdauliches, möglichst mindestens drei Stunden vor dem Einschlafen. Den letzten Kaffee trinken Sie am besten nachmittags. Als Schlummertrunk eignet sich warmer Tee (zum Beispiel Lavendel, Baldrian, Melisse, Kamille).

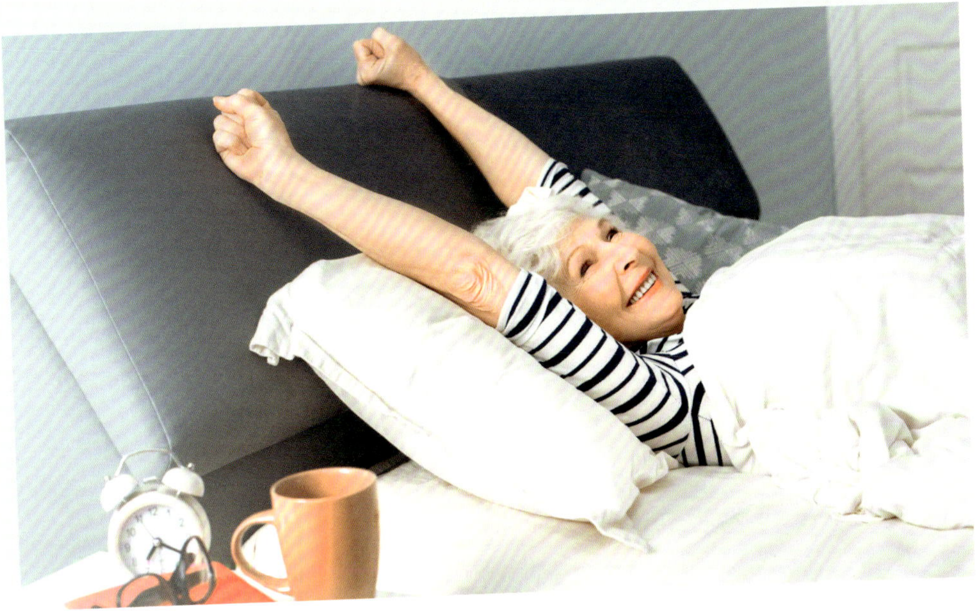

4.

DEN KOPF FREI KRIEGEN

Versuchen Sie, abends aus belastenden Gedankenkreisen herauszukommen. Das kann gelingen, indem Sie zum Beispiel aufschreiben, was Sie belastet, und die Lösung des Problems auf den nächsten Tag vertagen, um den Kopf frei zu kriegen. Rufen Sie sich vor dem Einschlafen Ihren Tag rückwärts (also vom Abend bis zum Morgen) mit allen Stationen ins Gedächtnis. Wählen Sie Ihre Erlebnisse so aus, dass der schlaffördernde Tagesrückblick etwa fünf Minuten dauert.

5.

WIE MAN SICH BETTET …

Auf welchen Kissen schlafe ich am besten? Wie liege ich optimal? Was ziehe ich an? Wie dick soll die Decke sein? Auch das ist individuell verschieden. Probieren Sie es aus, um den besten Weg zu finden. Achten Sie darauf, dass Materialien im Bett naturbelassen sind, denn das wirkt entzündungshemmend. Lassen Sie sich beim Matratzenkauf beraten und erkundigen Sie sich nach Möglichkeiten zur orthopädischen Lagerung. Sogenannte Gedächtnisschaum-Matratzen passen sich dem Körper sehr gut an. Vielleicht denken Sie auch über ein Wasserbett nach? Das verhindert Druckschmerzen beim Liegen. Es bilden sich keine Kuhlen, die Druckverteilung ist optimal. Härtegrad und Temperatur lassen sich individuell einstellen.

6.

ZUR BERUHIGUNG

Stehen Sie wieder auf, wenn Sie das Gefühl haben, dass Sie nur genervt Richtung Uhr blicken. Gehen Sie einer ruhigen, nicht aufwühlenden Tätigkeit nach, bei der Sie möglichst wenig Licht brauchen.

BIOGRAFIEARBEIT: DAS LEBEN SELBST GESTALTEN

Eine schwere Krankheit wie Rheuma wirft Fragen nach einem roten Faden im eigenen Leben auf. Es kann hilfreich sein, den zu finden, um daraus neue Kraft für Probleme in der Gegenwart zu schöpfen. Biografiearbeit unterstützt dabei.

Aus langjähriger Erfahrung als Ärzte im Krankenhaus können wir sagen, dass viele Autoimmunerkrankungen – und damit auch Rheuma – eine seelische Ursache haben können. Leider fehlt im Krankenhausalltag die Zeit, sich damit zu beschäftigen. Das ist bedauerlich, denn meist ist es sehr hilfreich, sich mit seinem eigenen Leben zu befassen, um Probleme der Gegenwart und der Zukunft bewältigen zu können. In einem unserer Krankenhäuser wurde einmal eine Studie zur Rheumatoiden Arthritis gemacht. Dabei fanden wir heraus, dass einige Frauen, die daran erkrankt waren, in ihrer Kindheit Traumata wie sexuellen Missbrauch erfahren oder zum Beispiel bei der Geburt eines Kindes schlimme Erfahrungen gemacht hatten.

GLEICHE VERHALTENSMUSTER

Dass psychische Probleme zu körperlichen Erkrankungen führen können, ist schon seit Langem bekannt. Für den aus Ungarn stammenden Arzt und Psychoanalytiker Franz Alexander (1891 bis 1950), der zu den Begründern der Psychosomatik gehörte, zählt die Rheumatoide Arthritis neben Magengeschwüren, Colitis ulcerosa, Neurodermitis, Asthma, Bluthochdruck und Schilddrüsenüberfunktion zu den sieben psychosomatischen Erkrankungen, die später als „Holy Seven“ (heilige Sieben) bezeichnet wurden. Auch wenn solche Theorien nach wie vor umstritten sind und es keine typischen „Krankheitspersönlichkeiten“ gibt, zeigen sich bei vielen Kranken ähnliche Muster. Rheumapatienten sind oft pflichtbewusste Menschen, die zum Perfektionismus neigen und sich für andere aufopfern, ohne darin Erfüllung zu finden. Sie unterdrücken Ärger oder Aggressionen und können den eigenen Körper schlecht wahrnehmen. Ob im Beruf oder in der Familie – eine Krise kann einen Rheumaschub auslösen.

DAS EIGENE LEBEN AUFSCHREIBEN

Als sehr wirksame Methode, um schwierige Lebensphasen zu bewältigen, hat sich die sogenannte Biografiearbeit erwiesen. Die kann jeder selbst zu Hause machen – entweder allein oder zu zweit. Mit der professionellen Hilfe eines Psychologen geschieht das in Form von Einzel- oder Gruppengesprächen. Wenn Sie sich allein mit Ihrer Biografie beschäftigen möchten, bietet sich das Aufschreiben an. Nehmen Sie sich dafür etwas Zeit und ein paar Blätter Papier. Unterteilen Sie Ihr bisheriges Leben in Abschnitte – zum Beispiel eine Seite für alle sieben Jahre oder eine für alle zehn Jahre. Sie können auch andere Zeitintervalle wählen, wichtig ist nur, dass alle Stationen des Lebens vorkommen. Blicken Sie nun zurück in die Vergangenheit und stellen Sie sich zu jedem Lebensabschnitt Fragen: Was konnte ich in den einzelnen Phasen gut? Wo war ich erfolgreich? Was lief schief und warum? In welcher Zeit ging es mir gut? Wo habe ich mich besonders wohlgefühlt? Wovor hatte ich Angst? Welche Menschen waren für mich wichtig? Wann war ich glücklich, wann traurig? Schreiben Sie die Antworten auf. Gibt es einen erkennbaren roten Faden? Daraus lässt sich ableiten, was einen zufrieden und erfolgreich macht. Ebenfalls wichtig ist dabei immer die Frage, ob Ihre Entwicklung von außen bestimmt wurde oder ob Sie sie selbst gestaltet haben. Die Beschäftigung mit der eigenen Biografie kann Kräfte wecken, die dabei helfen, mit Stresssituationen besser umzugehen. Dabei geht der Blick zwar zurück, die Orientierung richtet sich aber nach vorn. Gelingt es, ein Gefühl für die Zusammenhänge zwischen zurückliegenden Erlebnissen und Problemen der Gegenwart herzustellen, entstehen Zuversicht und Selbstvertrauen. Die Betroffenen wissen, dass sie es selbst in der Hand haben, Herausforderungen zu bewältigen, und ergeben sich nicht einfach ihrem Schicksal. Sie erkennen Sinnhaftigkeit in ihrem Tun.

DEN LEBENSLAUF SELBST GESTALTEN

Das konnten wir bei einem Patienten sehr genau verfolgen. Der Mann war Mitte 30 und kam mit Morbus Bechterew in die Sprechstunde. Seine Rücken- und Gelenkschmerzen wurden immer schlimmer. Im Rahmen der Biografiearbeit stellte sich heraus, dass er gerne mehr aus sich gemacht hätte. Eine Ehe hielt nur kurz, wechselnde Partnerschaften brachten ihm keine Erfüllung. Er ging pflichtgemäß seinem Beruf nach, ohne dabei Leidenschaft zu empfinden. Kurzum: Er lebte so dahin, ohne selbst etwas zu gestalten. Die Arbeit an seiner Biografie brachte ihn schließlich dazu, Fortbildungen zu machen, in eine leitende Position zu gelangen, Verantwortung zu übernehmen – und erstmals gelang es ihm auch, eine erfreuliche Partnerschaft zu führen. Von da an machte der Morbus Bechterew sich auch ohne Medikamente nur noch selten mit sehr geringen Symptomen bemerkbar.

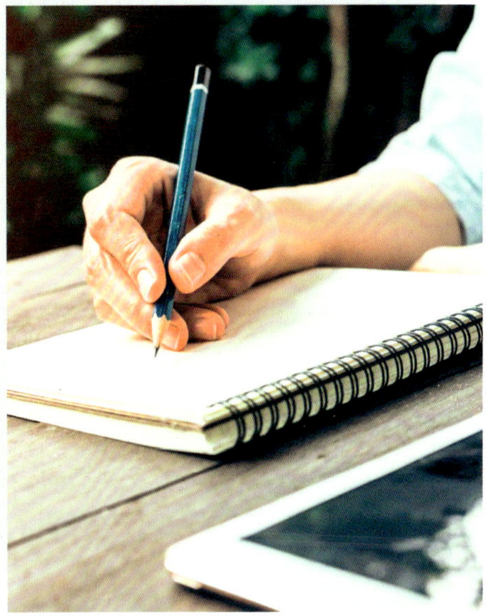

BEI JEDER AUTOIMMUNERKRANKUNG HILFREICH

Die Praxis zeigt auch, dass Ängste, Depressionen und andere psychosomatische Beschwerden nicht mehr so häufig auftreten, wenn ein Mensch mit dem „Faden seines Lebens“ verbunden ist, also aus der Vergangenheit Zuversicht für die Zukunft schöpft. Biografiearbeit kann keine Psychotherapie ersetzen, aber sie ist bei jeder Autoimmunkrankheit hilfreich. Wenn es gelingt, das eigene Leben verstärkt in die Hand zu nehmen und es wenig fremdbestimmt zu gestalten, kann dies der Krankheit regelrecht den Boden entziehen.

PSYCHOLOGIE: GUTES FÜR DIE SEELE

Wenn Rheuma entsteht, sind verschiedene Faktoren daran beteiligt. Neben genetischen Ursachen spielen auch Stress, Ängste und belastende Erlebnisse eine wichtige Rolle. Etwa 60 Prozent aller Betroffenen leiden unter psychischen Folgeerkrankungen, die die Krankheit verschlimmern.

Während Rheumatologen die körperlichen Beschwerden ihrer Patienten in der Regel gut diagnostizieren und lindern können, bleiben die seelischen Folgen der entzündlichen Erkrankung häufig unbemerkt. Dabei wäre auch psychologische Hilfe äußerst sinnvoll, wie die Deutsche Gesellschaft für Rheumatologie (DGRh) empfiehlt. Verschiedene Studien zeigen, dass mehr als die Hälfte der Betroffenen unter Depressionen oder Ängsten leidet; eine neue Untersuchung aus China ermittelte sogar mehr als 60 Prozent. Typisch für seelische Folgen sind Schuldgefühle, Schlafstörungen oder gar Suizidgedanken, die in psychiatrische Behandlung gehören. Diese Erkenntnis hat leider noch lange keinen Eingang in den medizinischen Alltag gefunden.

BESSER UMGEHEN MIT GEFÜHLEN

Die Tatsache, dass die Seele bei einer chronischen Krankheit wie Rheuma leidet, kann auch auf äußeren Einflüssen basieren. Eine schlechte Versorgung mit Vitamin D fördert einer Studie zufolge depressive Symptome. Hier beginnt ein Teufelskreis: Wer unter Depressionen leidet, zeigt stärkere körperliche Beschwerden, heftigere Schmerzen und häufiger Beeinträchtigungen. Hilfreich können verschiedene psychologische Verfahren sein. Das reicht von Verhaltenstherapien über Entspannungstechniken und Stressbewältigung bis hin zu Methoden der Selbstregulation, in denen es darum geht, mit den eigenen Krankheitsgefühlen besser umzugehen.

KOGNITIVE VERHALTENSTHERAPIE

Wie teile ich meine Kraft ein? Wie setze ich mir Ziele, die mich glücklich machen, wenn ich sie erreiche? Die kognitive Verhaltenstherapie gehört zu den am weitesten verbreiteten Formen der Psychotherapie. Dabei wird die Verhaltenstherapie mit der kognitiven Therapie kombiniert. Das Ziel: Die Rheumapatienten lernen, ihr Verhalten mit ihren Gedanken so zu steuern, dass das Wohlbefinden sich verbessert. Oftmals wird diese Form der Therapie mit Entspannungstechniken verbunden und zum Beispiel in Patientenschulungen angeboten.

HILFE EINES PSYCHOTHERAPEUTEN

Sie können sich aber auch selbst Hilfe von Psychotherapeuten holen. Besprechen Sie am besten mit Ihrem Rheumatologen oder Ihrem Hausarzt, welche Form der Therapie für Sie die richtige sein könnte. Sogenannte psychologische Schmerztherapien helfen bei Beschwerden, die sich mit Medikamenten kaum beeinflussen lassen. Sie gehören bei Patienten mit chronischen Schmerzen zum Behandlungskonzept. Dabei werden die Betroffenen dazu angeregt, Faktoren zu erkennen, die die Schmerzen verstärken oder abschwächen, um eben diese mit Regeln aus der Verhaltenstherapie gezielt zu meiden beziehungsweise Schmerzen besser kontrollieren zu können. Auch Methoden zur Ablenkung, Entspannung und Konzentration auf andere Dinge als die körperlichen Schmerzen werden erlernt.

TRAUMATHERAPIE: ERINNERUNG BEWÄLTIGEN

Viele Probleme der Gegenwart haben eine Vorgeschichte in der Vergangenheit, die eventuell zum Entstehen einer Krankheit beigetragen hat, vielleicht sogar ursächlich ist. Psychologen sprechen von Traumata, die sich in zwei Gruppen unterteilen lassen: Die einen wurden jemandem von einem oder mehreren Menschen zugefügt; die anderen – zum Beispiel Naturkatastrophen, Kriegserlebnisse und der Verlust von Angehörigen – gelten als Schicksalsschläge. Bei Autoimmunerkrankungen ist nach unseren Erfahrungen häufig das Erste der Fall. Vor allem Frauen mussten in der Kindheit oft sexuellen Missbrauch erfahren und haben das so verdrängt, als hätten sie es vergessen. Beim Ausbruch einer Immunerkrankung ahnt niemand einen Zusammenhang. In solchen Fällen ist eine sogenannte Traumatherapie hilfreich, in der Erinnerungen im Gespräch zurückkehren und besser bewältigt werden können. Wir hatten eine 40-jährige Patientin mit einem systemischen Lupus erythematodes, die als Mädchen von ihrem Vater missbraucht worden war und das in einer dreijährigen Traumatherapie aufarbeitete. Danach gingen die Gelenkschmerzen und Hautsymptome zurück und sie konnte ihre Medikamente reduzieren.

Patientenschulungen

Wenn die Diagnose Rheuma feststeht, geht das Leben nicht einfach weiter wie bisher – und es ist alles andere als einfach. Denn über die medizinische Behandlung hinaus muss jeder seinen Alltag mit Schmerzen und Einschränkungen auf eine neue Weise bewältigen, um nicht in Verzweiflung zu versinken. Patientenschulungen können dabei hilfreich sein. Sie sind vor allem direkt nach der Diagnose und bei eventueller Umstellung der Therapie sinnvoll. In den Schulungen geht es zum einen um wichtige Informationen zur Krankheit und zur Behandlung, zum anderen aber auch um Strategien für den Umgang mit Stress, Schmerzen, Bewegungseinschränkungen und Ängsten. Patientenschulungen finden in einer Gruppe oder einzeln statt. Angebote gibt es beispielsweise über die Deutsche Rheuma-Liga (www.rheuma-liga.de), die Deutsche Gesellschaft für Rheumatologie (www.dgrh.de), in Reha- und Fachkliniken und in Rheumazentren. Auch Ihr Rheumatologe kann Auskunft geben. Mit einer ärztlichen Verordnung ist es unter bestimmten Voraussetzungen möglich, dass die Krankenkassen die Kosten für eine Schulung übernehmen.

VERMEHRTE SCHÜBE UNTER STRESS

Viele Rheumapatienten haben diese Erfahrung gemacht: In stressigen Phasen geht es ihnen schlechter. Obwohl der Zusammenhang zwischen der Krankheit und Stress noch nicht endgültig geklärt ist, gibt es wissenschaftliche Hinweise, die den Einfluss der seelischen Überforderungen auf den Verlauf belegen. So treten zum Beispiel vermehrte Schübe auf, die länger anhalten, wenn die Patienten unter Druck stehen, den sie nicht bewältigen können. Wer sich dessen bewusst ist, kann gegensteuern.

AUTOGENES TRAINING ZUM EINSTIEG

Besonders geeignet für Einsteiger ist das autogene Training oder die progressive Muskelentspannung nach Jacobson. Das autogene Training basiert auf der Grundlage der Hypnose. Begeben Sie sich dafür in eine entspannte Position im Sitzen oder Liegen. Schließen Sie die Augen und spüren Sie in sich hinein. Atmen Sie tief durch. Sagen Sie in Gedanken „Ich bin ganz ruhig". Wiederholen Sie diesen Satz, bis Sie fühlen, dass Sie tatsächlich abschalten. Nun konzentrieren Sie sich auf Schwere und Wärme. Dafür gehen Sie im Kopf den ganzen Körper durch. Stellen Sie sich vor, wie Ihre Beine schwer werden. Unterstützen Sie das mit Sätzen wie „Meine Beine sind ganz schwer". Danach sind die Arme dran, dann der ganze Körper. Anschließend fokussieren Sie sich auf Wärme („Meine Beine sind ganz warm"). Versuchen Sie, das Training mindestens fünf Minuten durchzuhalten.

ENTSPANNEN DURCH ANSPANNEN

An- und Entspannung im Wechsel – das ist das Prinzip der sogenannten progressiven Muskelentspannung nach Jacobson. Ziehen Sie sich dafür an einen ruhigen Ort zurück und legen Sie sich hin. Spannen Sie die Muskeln einige Sekunden fest an und lassen Sie sie dann wieder locker. Fangen Sie mit den Händen an, danach folgen Arme, Kopf, Nacken, Rücken, Beine und Füße jeweils nacheinander. In fünf bis zehn Minuten können Sie damit den ganzen Körper lockern. Ähnlich wirksam ist die Feldenkraismethode, mit der Sie lernen, sich trotz Schmerzen besser und freier zu bewegen und dabei sanft zu entspannen. Diese Körperschule lässt sich am besten in einem Kurs lernen.

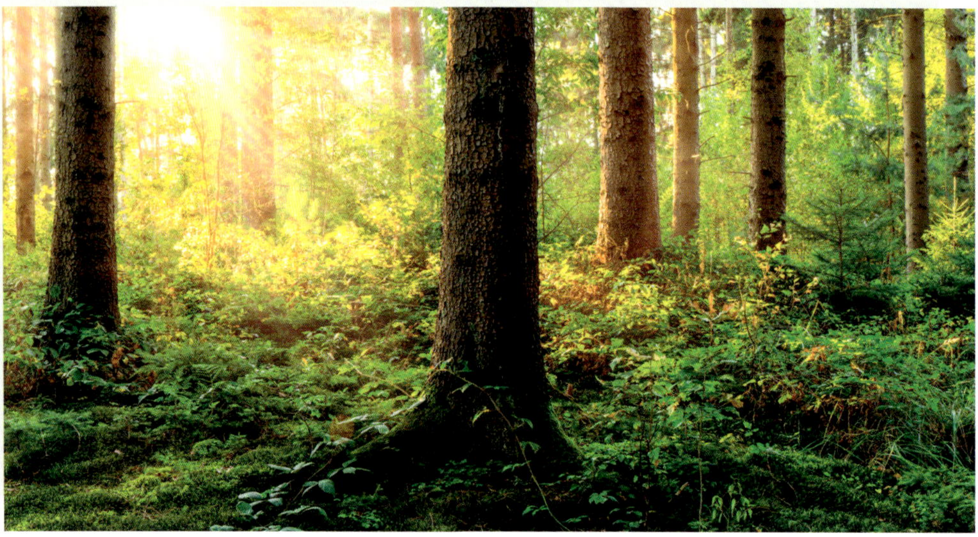

KÜNSTLERISCHE THERAPIEN: WENIGER SCHMERZEN, WENIGER KORTISON

Therapien mit kreativen Tätigkeiten können das Befinden von Rheumapatienten sehr wirkungsvoll verbessern. Hier berichten Patienten von ihren Erfahrungen:

Eine **Sprachtherapie** hilft nicht nur bei Sprechstörungen, sie wird auch in der Inneren Medizin und in der Psychosomatik eingesetzt. „*Ich hatte vor der Therapie große Hemmungen und musste erst lernen, mich abzugrenzen und auch mal Nein zu sagen. Eine Sprachtherapie gab mir mehr Selbstvertrauen. Die Wirkung auf die Atmung verhalf mir zu tieferen Empfindungen. Nach einem Jahr mit wöchentlichen Sitzungen bei einer Sprachtherapeutin hatte ich weniger Schmerzen.*"

Die **Musik- und Gesangstherapie** fördert Begegnungen mit sich selbst und mit anderen Menschen. Sie harmonisiert die Atmung und ist bei allen Autoimmunerkrankungen hilfreich. „*Beim Singen von Vokalen konnte ich Verspannungen im Kopf lösen. Bei Gongschlägen erlebte ich das Vibrieren, Durchwärmen und Entspannen meiner Muskulatur. Nach fünf Therapieeinheiten waren meine Füße und Hände nicht mehr kalt. Nach sechs Monaten konnte ich das Kortison absetzen.*"

Eine **Maltherapie** kann sehr vielfältig eingesetzt werden. Bei chronischen Entzündungen (systemischer Lupus erythematodes, Rheumatoide Arthritis) hat sich das Zeichnen mit Kohle oder Stift bewährt, bei verhärtenden Immunkrankheiten (Morbus Bechterew, Sklerodermie) das mit Wasserfarben. „*Beim Umgang mit Blau erlebte ich eine Art Durchwärmung im ganzen Körper. Später kam Rot dazu. Meine Bewegungen wurden ruhiger. Ich konnte wieder besser Konturen erkennen.*"

Bei der **Heileurythmie** aus der Anthroposophischen Medizin werden Sprache und ihre Elemente, bestimmte Töne und musikalische Intervalle mit Bewegung dargestellt. Der Patient lernt, diese Lautbewegungen, gegliedert nach dem System der Sprache, langsam und bewusst auszuführen, und muss dafür zum Handelnden werden. Wenn das gelingt, verbindet es Geist und Körper, wirkt auf Herz und Lunge, wärmt die Hände und Füße. Die Stimmung steigt. Patienten berichten, dass sie sich nach der Heileurythmie heiterer und geborgen fühlen. „*Ich konnte schon kurz nach der Diagnose Rheuma nicht mehr arbeiten. Medikamente schlugen bei mir nicht an. Durch Heileurythmie hatte ich weniger Schmerzen, war nicht mehr steif, wurde glücklicher und hoffe, dass ich bald wieder arbeiten kann.*"

RHEUMA UND BERUF: DAS SIND IHRE RECHTE

Berufstätig bleiben mit Rheuma und Hilfe in Anspruch nehmen, die einem zusteht? Geht es ums Arbeiten und ums Finanzielle, ist die Unsicherheit groß. Mit dem nötigen Wissen und möglichst vielen Informationen lassen sich einige Probleme beheben und Ängste beseitigen.

Die Sorgen sind allzu verständlich: Wird die Krankheit dazu führen, dass ich meinen Beruf eines Tages nicht mehr ausüben kann? In welchem Bereich sollte ich eine Ausbildung machen? Könnte ich umschulen oder meine Arbeitszeit reduzieren? Wovon lebe ich, wenn ich berufsunfähig werde? Mit solchen Fragen müssen sich Rheumapatienten beschäftigen, denn die Erkrankung trifft nicht nur Menschen im Rentenalter. Viele unserer Patienten sind zum Zeitpunkt der Diagnose berufstätig, eventuell sogar noch in der Ausbildung oder im Studium und müssen den Anforderungen trotz gesundheitlicher Einschränkungen gerecht werden.

EINSCHRÄNKUNGEN AUSGLEICHEN

Ist man nicht in einem Bereich tätig, in dem schwere körperliche Belastungen verlangt werden, lässt sich das heute zum Glück in den meisten Fällen bewerkstelligen. Oftmals sind Wechsel in andere Abteilungen eines Unternehmens möglich, wenn die Betroffenen zum Beispiel schwere körperliche Arbeiten nicht mehr schaffen und besser am Schreibtisch arbeiten könnten. Allerdings erfordert das Eigeninitiative. In vielen Fällen kümmern die Patienten sich selbst darum, die Arbeitsbedingungen entsprechend zu gestalten. Teamwork, flexible Arbeitszeitmodelle, die Unterstützung eines effizienten Gesundheitsmanagements und technische Hilfsmittel wie ein Stehpult können Einschränkungen ausgleichen.

OFFENER UMGANG MIT DER KRANKHEIT

Patientenorganisationen und Selbsthilfegruppen raten heute zum offenen Umgang mit der Erkrankung, wenn die Leistungsfähigkeit eingeschränkt ist. Denn Verstecken macht alles noch schlimmer. Es führt zu Fehl- oder Überbelastungen und schürt unnötige Ängste. Gut zu wissen: Wird Rheuma frühzeitig diagnostiziert, richtig behandelt und am Arbeitsplatz angemessen unterstützt, bleiben die meisten Patienten langfristig arbeitsfähig. Und das wiederum wirkt sich positiv auf den Verlauf aus. Es bedeutet, selbstbewusst und finanziell unabhängig zu bleiben, Kontakte zu haben und sich von der Krankheit ablenken zu können.

ENTGELTZAHLUNG UND KRANKENGELD

Bei längerer oder dauerhafter Arbeitsunfähigkeit sind Sie als Rheumapatient – zumindest eine Zeit lang – abgesichert. Wer fest angestellt arbeitet, hat als Arbeitnehmer bei Krankheit erst einmal ein Recht auf die sogenannte Entgeltzahlung. Das heißt, dass Sie für sechs Wochen Ihr Gehalt weiterhin bekommen, auch wenn Sie nicht mehr arbeiten können. Danach zahlt der Arbeitgeber zwar nicht mehr, aber Sie erhalten von der Krankenkasse Krankengeld. Das ist etwas niedriger als das Nettogehalt und wird innerhalb von drei Jahren höchstens eineinhalb Jahre lang für dieselbe Krankheit gezahlt. Dieses Krankengeld richtet sich nach Ihrem regelmäßigen Einkommen und beträgt in der Regel 70 Prozent des Bruttogehalts und höchstens 90 Prozent des Nettogehalts. Auch wenn Sie Arbeitslosengeld beziehen, haben Sie ein Recht auf Krankengeld. Selbstständige decken das Risiko meist mit einer Krankentagegeldversicherung ab. Um spätestens nach dieser Zeit in den Beruf zurückzukehren, haben die Betroffenen einen Anspruch auf eine Reha (Antrag beim Rentenversicherungsträger stellen). Hier gilt der Grundsatz: Reha vor Rente. Danach folgen berufliche Wiedereingliederungsmaßnahmen.

ERWERBSMINDERUNGSRENTE UND CO.

Erst wenn eine Wiedereingliederung nicht möglich ist, greift die Erwerbsminderungsrente – entweder in der vollen Version (weniger als drei Stunden täglich) oder teilweise (drei bis sechs Stunden täglich). Die Höhe der Rente hängt von den bis dahin erworbenen Rentenansprüchen ab. Ältere Menschen, die ihr Leben lang Beiträge geleistet haben, sind hier besser aufgestellt als Jüngere, die meist nur sehr geringe Ansprüche haben. Wer in den letzten fünf Jahren vor Eintritt nicht mindestens drei Jahre Pflichtbeiträge geleistet hat, geht leer aus. Eine Erwerbsminderungsrente wird zunächst befristet auf drei Jahre gewährt und muss dann verlängert werden. Erst nach neun Jahren wird daraus eine Dauerrente. Brauchen die Betroffenen zu Hause Hilfe, besteht die Möglichkeit, Pflegegeld zu beantragen.

Urlaub mit Rheuma

Mal abschalten vom Berufsalltag und entspannt Urlaub machen? Das ist für viele Rheumapatienten gar nicht so einfach, mit der richtigen Planung aber trotzdem möglich.

- Gut geeignet sind Ziele in den Bergen oder am Mittelmeer im Frühling, Frühsommer oder Herbst, wenn es warm, aber nicht heiß ist. Meiden Sie Urlaubsorte mit Nässe, Kälte und häufigen Wetterwechseln ebenso wie tropisches Klima mit hoher Luftfeuchtigkeit.
- Transportieren Sie notwendige Medikamente in einer Reisekühltasche. Nehmen Sie ruhig mehr mit, als Sie brauchen, damit es bei Verlust nicht zu Engpässen kommt. Lassen Sie sich vor der Reise vom Arzt beraten.
- Informieren Sie sich vorher, welche Ärzte und Krankenhäuser es in der Nähe Ihrer Urlaubsunterkunft gibt.
- Mit einer Reiserücktrittsversicherung gehen Sie kein finanzielles Risiko ein, wenn Sie krankheitsbedingt absagen müssen. Eine Auslandskrankenversicherung ist sinnvoll – vor allem bei Reisen außerhalb der Vertragsländer der EU. Allerdings sollten Sie sich vorher genau informieren, wie sich die Versicherung bei chronischen Erkrankungen verhält.

Mehr Infos bietet das Faltblatt „Gute Reise – Urlaubsplanung mit Rheuma“, das die Deutsche Rheuma-Liga zum Download anbietet (www.rheuma-liga.de).

KLEINE HILFEN FÜR ZU HAUSE

Menschen mit Rheuma sollten ihre Gelenke zwar sanft bewegen, doch nicht unnötig belasten. Dafür gibt es zahlreiche Hilfsmittel, die den Alltag erleichtern. Die sollten Sie ruhig zeitig einsetzen, um die Gelenke zu schonen. Hier eine Übersicht für Haushalt und Beruf.

IM HAUSHALT

- Nutzen Sie elektrische Küchenmaschinen zum Zerkleinern von Lebensmitteln.
- Abgewinkelte Messer verhindern, dass das Handgelenk beim Schneiden abgeknickt wird. Scharfe Messer und Schäler halten den Kraftaufwand gering.
- Speziell geformte Dosen- und Flaschenöffner erleichtern das Öffnen. Auch sogenannte Hebelöffner sind hilfreich.
- Rühren Sie in Gefäßen auf rutschfesten Unterlagen. Das gilt auch, wenn Sie ein Glas oder eine Dose öffnen. Ess- und Schneidebrettchen mit Saugnäpfen sind ebenfalls sinnvoll.
- Kaufen Sie Töpfe, Pfannen und Schüsseln immer mit zwei Griffen, damit das Gewicht auf beide Arme verteilt wird.
- Legen Sie Küchenutensilien, die Sie oft brauchen, nicht zu hoch in den Schrank, denn wenn Sie über den Kopf greifen müssen, werden die Schultergelenke überfordert.
- Getränkekästen, Einkaufstaschen oder -körbe, die auf dem Boden stehen, heben Sie mit beiden Händen und gehen dabei in die Knie, statt die Kraft aus dem Kreuz zu holen. Tragen Sie schwere Gegenstände immer nah am Körper.
- Besteck mit besonders großen Gummigriffen lässt sich leichter halten. Dafür können Sie spezielle Griffverdickungen nutzen.
- Auch für Schlüssel, Türklinken und Wasserhähne gibt es sinnvolle Griffaufsätze.
- Für Rheumapatienten, die Tassen und Gläser schlecht halten können, stehen spezielle Trinkgefäße zur Verfügung.
- Tragen Sie keine schweren Einkaufstaschen, sondern verwenden Sie ziehbare Körbe und Trolleys. Ansonsten gilt bei Transporten: lieber öfter mal eine kleine Einheit als große Gewichte.

IM BADEZIMMER

- Nähen Sie Schlaufen an Handtücher, damit Sie sich mit steifen Gelenken besser abtrocknen können.
- Nutzen Sie für die Haare Kämme und Bürsten mit verlängertem und gebogenem Griff.
- Fußwaschhilfen in Form von Bodenmatten, Duschhocker und Badewannenlifter ermöglichen Waschen ohne Bücken.
- Strumpfanzieher, Knöpfhilfen und Gestelle an der Wand speziell für Oberteile erleichtern das Anziehen.

AM SCHREIBTISCH

- Schreiben Sie nicht mit Kugelschreibern, die Sie kräftig aufdrücken müssen. Stattdessen eignen sich leichtgängige Stifte, eventuell mit Griffverdickung.
- Damit das Handgelenk an der PC-Maus nicht geknickt wird, legen Sie eine Schaumstoffunterlage unter den Arm.
- Wechseln Sie regelmäßig die Körperhaltung, wenn Sie länger am Schreibtisch sitzen. Kreisen Sie die Schultern, stehen Sie immer mal wieder auf. Auch Füße auf dem Tisch sind (zu Hause) erlaubt.
- Halten Sie die Handgelenke bei möglichst allen Tätigkeiten gerade, um die kleinen Fingergelenke zu entlasten.
- Ein Keilkissen auf dem Schreibtischstuhl tut dem Rücken gut.
- Zum Schneiden gibt es Scheren, die sich von selbst öffnen.

WER ZAHLT HILFSMITTEL?

Wenn Sie sich nützliche Dinge vom Arzt verschreiben und von der Krankenkasse genehmigen lassen, können die gesetzlichen Krankenkassen die Kosten bis auf einen Eigenanteil übernehmen. Im Pflegefall springt eventuell die Pflegekasse ein. Geht es darum, die Arbeitskraft zu erhalten, kommt auch die Rentenversicherung infrage. Unfallversicherungen und Sozialämter können ebenfalls Ansprechpartner sein. Lassen Sie sich beraten.

SERVICE

RHEUMA ALLGEMEIN

- Die Deutsche Gesellschaft für Rheumatologie (DGRh) ist die größte medizinisch-wissenschaftliche Fachgesellschaft in Deutschland im Bereich der Rheumatologie (www.dgrh.de).
- Die Selbsthilfeorganisation Deutsche Rheuma-Liga klärt auf, unterstützt die Forschung, informiert und berät Betroffene unabhängig und frei von kommerziellen Interessen (www.rheuma-liga.de).
- Rheuma-online ist eine rheumatologische Plattform mit Informationen und Services (www.rheuma-online.de).
- Die Webseite www.psoriasis.info informiert über Schuppenflechte und Psoriasis-Arthritis.

SELBSTHILFEGRUPPEN

Sie würden gerne Kontakt zu anderen Betroffenen finden? Mehr als 16 Landesverbände der Deutschen Rheuma-Liga bieten lokale Veranstaltungen, Bewegungsprogramme und Unterstützung von Gleichgesinnten und Experten. Mehr Informationen unter www.rheuma-liga.de, in Österreich unter www.rheumaliga.at und in der Schweiz unter www.rheumaliga.ch.
Lokale Selbsthilfegruppen finden Bechterew-Patienten unter www.bechterew.de.

ERNÄHRUNG

- Ernährungsmediziner in Ihrer Nähe nennt der Bundesverband Deutscher Ernährungsmediziner (www.bdem.de).
- Informationen über gesunde Ernährung gibt es bei der Deutschen Gesellschaft für Ernährung e. V. (www.dge.de).
- Wer sich für Anthroposophische Medizin, Anthroposophische Kunsttherapie oder Naturheilverfahren interessiert, findet Informationen bei der Gesellschaft Anthroposophischer Ärzte in Deutschland e. V. (www.gaed.de), beim Berufsverband für Anthroposophische Kunsttherapie e. V. (www.anthroposophische-kunsttherapie.de) und beim Zentralverband der Ärzte für Naturheilverfahren und Regulationsmedizin e. V. (www.zaen.org).
- Sie möchten Ihre Ernährung verbessern und mehr Lebensmittel aus der biodynamischen Landwirtschaft essen? Unter www.demeter.de finden Sie Produkte und Einkaufsstätten in Ihrer Nähe.
- Der Bürger- und Patientenverband Gesundheit aktiv e. V. hat es sich zur Aufgabe gemacht, die ganzheitliche Integrative Medizin zu fördern (www.gesundheit-aktiv.de).

WELCHE KUREN GIBT ES?

Kuren kann man ambulant, teilstationär oder stationär machen. Bei einer ambulanten Reha können die Patienten zu Hause wohnen und zur Therapie in die entsprechenden Einrichtungen in ihrer Nähe kommen. Bleiben sie den ganzen Tag, kehren aber abends wieder nach Hause zurück, spricht man von einer teilstationären Maßnahme. Zur stationären oder vollstationären Kur bleiben die Patienten drei bis vier Wochen in einer Rehaeinrichtung. Sie essen und übernachten dort, werden ärztlich betreut und bekommen die notwendigen Therapien.

DIE AUTOREN

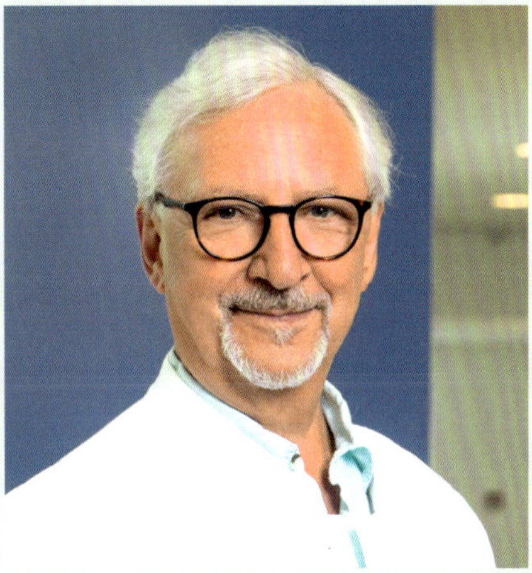

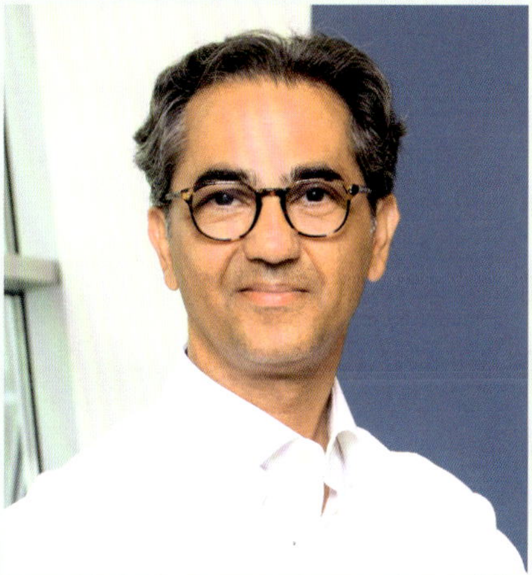

DR. MED. JÖRN KLASEN

ist Facharzt für Innere Medizin mit Schwerpunkt Magen-, Darm- und Lebererkrankungen, Ernährungsmediziner sowie Arzt für Anthroposophische Medizin und Naturheilverfahren. Über 15 Jahre war er Chefarzt und 10 Jahre stellvertretender ärztlicher Direktor am Asklepios Westklinikum Hamburg. Seit 2015 ist er leitender Arzt des Zentrums für Integrative Medizin am Medizinicum Hamburg. Er ist Diplom-Heilpädagoge sowie Lehrbeauftragter an der Universität Hamburg. Zudem hat er Lehraufträge in Athen, Sofia und Zürich.

DR. MED.KEIHAN AHMADI-SIMAB

ist Facharzt für Innere Medizin, Rheumatologie, Klinische Immunologie sowie Gastroenterologie und zählt zu den renommiertesten Fachärzten Deutschlands. Er gründete und leitete als Chefarzt die Abteilung für Rheumatologie in der Asklepios Klinik Altona. Seit 2014 ist er Ärztlicher Direktor des Medizinicum in Hamburg und u. a. Gründer der Autoimmun-Akademie Hamburg.

SACHREGISTER

Q/R

S

T

U

V/W

Y/Z

REZEPTREGISTER

Bildnachweis
Mathias Neubauer: 132, 133, 135, 138, 143, 144, 146, 147, 149, 156, 157; Shutterstock: 21, 26, 37, 46, 48, 51, 55, 56, 58, 60, 120, 173, 195, 197, 199, 202; Claudia Timmann: Cover; 5, 13, 16, 17, 44, 65, 209; Katrin Winner: 130, 131, 134, 136, 137, 142, 145, 148, 150, 151, 152, 153, 154, 155, 158, 159, 160, 161, 162, 163, 164, 165, 166, 167, 168, 169

Kaiserstraße 14 b
D-80801 München

ISBN 978-3-96584-028-7
2. Auflage 2022

Projektleitung: Kathrin Ullerich
Redaktionelle Mitarbeit und Texte: Franziska Pfeiffer
Rezepte: Martina Kittler
Lektorat: Kathrin Gritschneder
Cover- und Layoutgestaltung: ZERO Werbeagentur, München
Satz: ZERO Werbeagentur, Karin Miller, Catharina Burmester
Coverfoto und Porträtfotos: Claudia Timmann (andere Bilder siehe Bildnachweis)
Illustrationen (Übungen): Michaela Spatz (andere Illustrationen: Shutterstock)
Herstellung: Frank Jansen
Producing: Jan Russok
Druck und Bindung: optimal media GmbH, Röbel

Kurze Wege schonen die Umwelt
Dieses Buch wurde in Deutschland gedruckt

ZS - ein Verlag der Edel Verlagsgruppe
www.zsverlag.de | www.facebook.com/zsverlag